AF264219

ARISTOTE
HEROPHILE
MONDINI
VESALE
FALLOPE
[illegible]
[illegible]
VAROLE
[illegible]
HARVEY
[illegible]
[illegible]
T. BARTHOLIN
MALPIGHI
WILLIS
[illegible]
LEEUWENHOEK
DUVERNEY
[illegible]
WINSLOW
HALLER
MECKEL
[illegible]
WALTER
[illegible]
MASCAGNI
CALDANI
BICHAT
SOEMMERING
GALL

# TRAITÉ COMPLET
DE
# L'ANATOMIE DE L'HOMME
COMPRENANT
## LA MÉDECINE OPÉRATOIRE,
PAR LE DOCTEUR BOURGERY,

AVEC PLANCHES LITHOGRAPHIÉES D'APRÈS NATURE

PAR N. H. JACOB.

# ATLAS

On peut dire que sans l'art du dessin l'histoire naturelle et l'anatomie, telles qu'elles existent aujourd'hui, auraient été impossibles.

*G. CUVIER. Rapport à l'Académie des sciences sur l'ouvrage de M. M. Bourgery et Jacob. 1er Mai 1833.*

EMPEDOCLE
HIPPOCRATE
ARETEE
GALIEN
AVICENNE
ALBUCASIS
GUY DE CHAULIAC
FERNEL
A. PARÉ
FRANCO
FABRICE DE HILDEN
SEVERIN
SYDENHAM
J. L. PETIT
STAHL
BOERHAAVE
HOFFMANN
CHESELDEN
SAUVAGES
A. LOUIS
SENAC
MORGAGNI
CULLEN
BROWN
DESAULT
SABATIER
JENNER
PINEL
CORVISART
LAENNEC

## TOME SEPTIÈME

PARIS MDCCCXXXX

C. DELAUNAY ÉDITEUR.

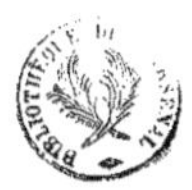

N. H. JACOB INV.　　Mlle S. AHLROM, DE STOCKHOLM, DEL.　　LEMERCIER, BENARD ET Cie IMP.

# TOME VII. PLANCHE 1.

## ANATOMIE CHIRURGICALE DES CAVITÉS DE LA FACE.

### ADULTE GRANDEUR NATURELLE.

Cette planche a pour objet de montrer les dimensions et les rapports des cavités de la face, et le mot de cathétérisme des conduits avec le trajet que parcourent les instrumens.

### FIGURE 1.

Sur un côté de la face, représentée de trois quarts, on a disséqué les paupières, ouvert les voies lacrymales, et emporté la masse osseuse jugo-maxillaire pour montrer l'anatomie des voies lacrymales et les rapports du canal nasal avec le sinus maxillaire. La *figure* 1 *bis* répète le calque des voies lacrymales pour en faciliter le numérotage.

#### *Région oculaire.*

Figures 1 et 1 *bis*. Section de la peau et du muscle orbiculaire palpébral, pratiquée circulairement au travers du sourcil.

2, 3, 4, 5. Bord osseux de l'orbite. 2, os frontal, 3, os malaire; 4, plancher orbitaire du maxillaire supérieur; 5, tubercule lacrymal, saillie formée par la racine montante de l'os maxillaire supérieur, au-devant de la jonction du sac lacrymal et du canal nasal, et qui sert de guide pour la ponction avec le bistouri dans l'opération de la tumeur lacrymale. Le bord libre seulement du tubercule lacrymal est conservé; au-dessous, l'épaisseur de l'apophyse montante est enlevée (6, 7) pour laisser voir le commencement du canal nasal (18), le pont osseux conservé du tubercule lacrymal séparant ce canal du sac lacrymal. (17). Au-dessous de la naissance du canal nasal se voit l'épaisseur de la cloison naseuse (0) qui sépare ce canal d'avec le sinus maxillaire.

9, 9. Fragmens de l'orbiculaire palpébral coupé.

10, 10. Graisse de l'orbite renfermée par flocons dans un tissu cellulaire séreux.

11, 11. Surface des paupières, la peau enlevée. Elle montre le plan des fibro-cartilages revêtus de leur enveloppe fibro-celluleuse; sur la paupière supérieure s'épanouit son releveur.

12, 12. Bords palpébraux auprès desquels est coupée la peau au contour.

13. Glande lacrymale.

14. Caroncule lacrymale située dans l'écartement des conduits lacrymaux.

15. Conduit lacrymal supérieur dans lequel est engagée une soie pour en montrer le trajet.

16. Conduit lacrymal inférieur ouvert dans toute son étendue entre son orifice palpébral ou extérieur, le point lacrymal, et son orifice intérieur auprès de son congénère, dans le sac lacrymal.

17. Sac lacrymal ouvert dans toute son étendue, sa double enveloppe étant coupée sur le contour.

18. Commencement du canal nasal, séparé du sac lacrymal, sur la *figure*, par l'anneau qui forme le tubercule lacrymal.

19. Vaisseaux et nerfs frontaux.

20. Vaisseaux ethmoïdaux.

#### *Région zygomato-maxillaire.*

21. Intérieur du sinus maxillaire, dont la paroi osseuse antérieure est enlevée avec les parties molles.

22. Saillie de la gouttière nasale ouverte sur l'autre face dans la fosse nasale, et qui se dessine en relief dans l'intérieur du sinus maxillaire.

23. Antre d'Hygmore, orifice du sinus maxillaire dans la fosse nasale correspondante.

24. Vaisseaux et nerfs sous-orbitaires saillans en dehors de leur canal interrompu par la section de l'os.

25. Canal salivaire de Sténon, provenant de la parotide (27), et qui traverse le buccinateur (26) pour s'ouvrir sur la membrane muqueuse de la bouche, en regard de la seconde dent grosse molaire. (Voy. *fig*. 3.)

27. Portion du masseter.

28. Portion de l'orbiculaire labial.

29, 30. Artère et veine faciales. Elles sont interrompues au-devant de la section de l'os maxillaire.

### FIGURES 2 ET 5.

INTÉRIEUR DES FOSSES NASALES ET DE LA CAVITÉ PHARYNGIENNE.

La tête, dans les *figures* 2 et 3, est sciée verticalement sur le plan moyen, la cloison nasale étant enlevée.

#### *Objets communs aux deux figures.*

*Plan de section des os.* a, des os de la base du crâne; b, des six premières vertèbres cervicales; c, du maxillaire supérieur garni de ses dents, dont l'avant-dernière est enlevée pour laisser voir l'orifice salivaire du canal de Sténon; d, du maxillaire inférieur; e, de l'os hyoïde; f, de la cage cartylagineuse du larynx.

*Plan de section des parties molles.* g, le nez; h, la lèvre supérieure; i, l'épiglotte; k, la lèvre inférieure; l, la langue avec son muscle génio-glosse.

*Plan des cavités.* — *Cavité nasale.* m, cornet supérieur; n, cornet moyen; o, cornet inférieur; p, cul-de-sac ou sommet de la voûte naso-pharyngée; q, orifice inférieur du canal nasal; r, orifice de la trompe d'Eustache. — *Cavité buccale.* s, arcade dentaire supérieure; t, piliers du voile du palais. — u, *Cavité du pharynx*, ouvrant en haut dans les fosses nasales et en avant dans la cavité buccale.

#### *Applications chirurgicales.*

Les *figures* 2 et 3 représentent des cathétérismes différens :

1° A. *Cathétérisme nasal avec la sonde de Laforest.* Sur la *figure* 2, l'instrument disparaît sous le cornet inférieur; sur la *figure* 3, la paroi ostéo-muqueuse est enlevée de manière à montrer en dedans toute la longueur du canal nasal avec la sonde qui le remplit.

2° B. *Cathétérisme de la trompe d'Eustache.* Sur les deux *figures*, la sonde de M. Deleau est offerte en position, introduite dans la trompe d'Eustache. Sur la *figure* 3, le corps du sphénoïde est enlevé pour montrer la continuation de la trompe d'Eustache dans l'intérieur du rocher, au-dessous et en avant de la courbure de l'artère carotide dans le trou déchiré antérieur. Une ouverture faite dans la paroi de la trompe elle-même laisse voir la sonde dans son canal.

3° C. Figure 2. *Cathétérisme maxillaire*, avec un stylet introduit dans l'antre d'Hygmore.

4° D. Figure 3. *Cathétérisme salivaire.* Un stylet introduit dans l'orifice du conduit de Sténon, on a enlevé la dent grosse molaire en regard pour laisser voir cet orifice sur la *figure*.

5° E. Figure 3. *Sonde de Bellocq.* Introduite dans la fosse nasale, son ressort arrive dans la cavité buccale, prêt à retirer le fil auquel est lié le tampon postérieur pour arrêter les hémorrhagies des fosses nasales.

6° F. Figure 2. *Cathétérisme œsophagien.* La sonde est vue à demeure dans son trajet de la bouche dans l'œsophage.

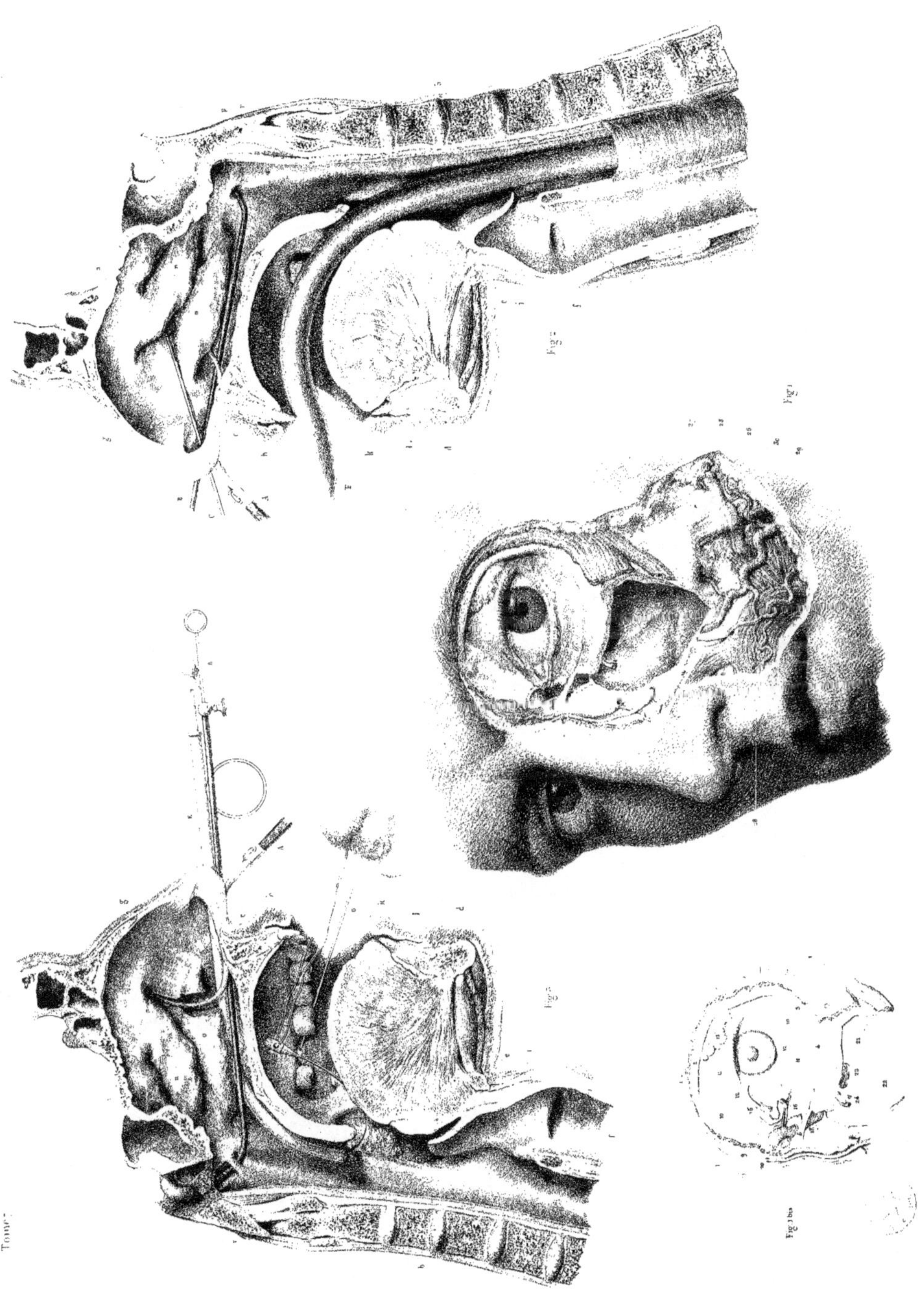

# TOME VII. PLANCHE 2.

# INSTRUMENS

## DES OPÉRATIONS QUI SE PRATIQUENT SUR L'OEIL.

GRANDEUR RÉELLE.

INSTRUMENS SPÉCIAUX DES MALADIES DE LA PAUPIÈRE ET DE LA CONJONCTIVE.

1. *Crochet élévateur des paupières de Pellier*. Cet instrument modifié est simple, et reçu par une extrémité dans une lame d'écaille à bord cylindrique, qui forme un élévateur.
2. *Autre élévateur de B. Bell*.
3. *Pince épilatoire* pour arracher les cils.
4. *Cautérisateur de M. L. Sanson*. C'est un anneau d'argent, offrant sur le plat une cannelure ou gouttière circulaire ou demi-circulaire, dans laquelle on coule du nitrate d'argent fondu.

INSTRUMENS PROPRES A AGIR DANS LES VOIES LACRYMALES.

5. *Seringue d'Anel* pour l'injection par les points lacrymaux. A cette seringue sont joints des siphons de rechange a et b. Dans le tube capillaire (b) on laisse un fil de laiton très fin pour en prévenir l'obstruction.
6. *Stylet de Méjean*. La pointe est boutonnée comme pour le stylet d'Anel. Il y a un stylet de Desgranges, dont la pointe est contournée en crochet pour retirer le fil conducteur dans le procédé de Méjean.

*Cathétérisme par les fosses nasales.*

7. *Sonde de Laforest*. C'est la première imaginée pour le cathétérisme par l'orifice inférieur du canal nasal.
8. *Cathéter de M. Gensoul*. En raison de sa courbure (c), appropriée à la forme du canal nasal, ce cathéter est double, un pour chaque côté.
9. *Sonde nasale de M. Gensoul*. Cet instrument se compose d'une sonde graduée flexible, avec un mandrin porte-caustique pour la cautérisation de bas en haut du canal nasal.

   Le cathétérisme par la sonde de Laforest, le cathéter ou la sonde de M. Gensoul, est assez facile quand une fois on s'est rendu familier le tour de main approprié à chacune de ces opérations.
10. *Sonde de M. Serres d'Uzès*.
11. *Sonde nasale à dard de M. Manec*. Cet instrument dont la courbure est imitée du cathéter de M. Gensoul, renferme un mandrin terminé par un dard. Il a pour objet de suppléer à l'incision en perçant la peau de dedans en dehors, après l'introduction de la sonde de bas en haut dans le canal nasal.
12. *Sonde cannelée*, et 13, *Stylet*. L'un et l'autre servent à désobstruer le canal nasal.
14. *Tige en ivoire* ou *algalie* pour laisser à demeure et obtenir par dilatation l'élargissement du canal nasal.
15. *Canule de Desault*, avec son ressort boutonné (a) et le stylet (d) qui sert à la désobstruer.
16. *Bistouri de J. L. Petit* pour inciser la tumeur lacrymale et ouvrir la voie dans le sac lacrymal et le canal nasal. Il est muni latéralement, près du dos, d'un bord saillant formant sillon conducteur pour les mandrins porte-canules.
17. *Mandrin coudé de Dupuytren* pour introduire dans le canal nasal les diverses canules à conduire.
18. *Autre mandrin coudé de Dupuytren* pour retirer la canule du canal nasal. L'extrémité libre de cet instrument est bifide et terminée par deux petits crochets (e); fermée d'abord par un petit anneau ou coulant d'acier, elle s'ouvre au-dessus de la canule, qu'elle accroche par ses bords latéraux.
19. *Autre mandrin à crochet de M. J. Cloquet*. Cet instrument, formé par un fil d'acier élastique, que termine un bec, est plus simple que le précédent, agit de même et est plus facile à dégager de la canule.
20. *Canule de Pamard*.
21. *Canule de Dupuytren*.
22. *Canule de M. Blandin*.
23. *Canule de M. Malgaigne*.
24. *Canule de M. Gerdy*.

25. *Clous en plomb de Scarpa*.
26. *Trocart de M. Laugier* pour pratiquer une route artificielle en perforant le sinus maxillaire. Cet instrument n'est autre que le poinçon de Pellier pour la perforation de l'os unguis.

INSTRUMENS DE CATARACTE ET DE PUPILLE ARTIFICIELLE.

27 à 32. *Ciseaux fins*. — 27. Ciseaux droits à une pointe boutonnée. — 28, 29, 30. Ciseaux coudés à diverses inclinaisons sur le bord. — 31. Ciseaux coudés sur le plat. Ces instruments servent à la fois pour la pupille artificielle et pour de petites excisions dans plusieurs maladies des yeux. — 32. Ciseaux à pupille de M. Maunoir. — Plusieurs de ces ciseaux portent une pointe boutonnée : c'est ce bouton que l'on présente d'abord en avant aux parties pour ne pas les piquer.
33. *Pinces fines à excision*, les mors denticulés.
34 à 37. *Pinces à pupilles*, dont les branches sont dans la forme ordinaire des pinces à disséquer, les mors seuls étant différens. — 34. *Pince à cannelure*. L'une des extrémités offre en dedans une cannelure dans laquelle est reçue l'autre extrémité en forme de baguette cylindrique : un bord membraneux étant saisi par cette pince, il est facile de l'enrouler autour. —35. *Pince à curettes.*— 36. *Pince à griffes*. Le dessin des griffes, l'une simple, l'autre bifide, est reproduit au-dessus grossi. — 37. *Pince courbe à œillets*. Chaque mors présente un œillet et un tenon qui se reçoivent d'un côté à l'autre.

COUTEAUX A CATARACTE. (Extraction.)

38. *Cératotome de Beer*.
39. *Cératotome de Richter*.
40. *Couteau double à coulisse de Jaeger*.
41. *Autre cératotome de Richter*, peu différent de celui de Wenzel.
42. *Couteau lancéolaire de Beer*.
43. *Serpette de Cheselden*, modifiée par Tenon, puis par Boyer. L'instrument est terminé par une curette à l'autre extrémité.
44. *Curette de M. Velpeau*.

AIGUILLES A CATARACTE. (Abaissement et kératonyxis.)

45. *Aiguille de Scarpa*.
46. *Aiguille de Dupuytren*.
47. *Aiguille à kératonyxis de Walther*.
48. *Aiguille de Hey*.
49. *Kystitome de Beer*.
50. *Instrument à broyer le cristallin*.
51. *Aiguille à crochet de Beer*.

ÉRIGNES. (Pupille artificielle.)

52. *Érigne de Beer*. Même instrument que le coréoncion de Walther.
53. *Érigne de M. Pamard*.
54. *Pince-érigne double de Reisenger*. (f) montre de face le crochet qui retient les mors fermés.

DARDS-ÉRIGNES. (Pupille artificielle.)

Nous rangeons en commun, sous cette dénomination, des instrumens composés d'un dard ou fer de lance et d'une érigne, un crochet ou une pince, et qui remplissent le double objet de saisir et de couper la cloison membraneuse, soit que l'une des deux actions suive ou précède l'autre. Tous ces instrumens sont à coulisse et composés de deux tiges dont l'une glisse sur l'autre.

55. *Raphiankistron d'Emden*. Érigne qui amène sur un fer de lance.
56. *Pince à dard d'Onsenort*. La pince, à deux petites palettes denticulées saisit, et le dard remonte dessus en fermant les mors.
57. *Aiguille-érigne de M. Luzardi*. C'est l'aiguille de Scarpa, formant en arrière un crochet sur lequel fait pince une tige montante à ressort.
58. Autre du même en fer de lance, où la tige montante est latérale.
59. *Aiguille à fer de lance et à crochet de M. Clémot*, sur laquelle monte à ressort une tige coupante.

Les instrumens 53, 55, 56, 57, 58, 59 sont dessinés doubles, de face et de profil.

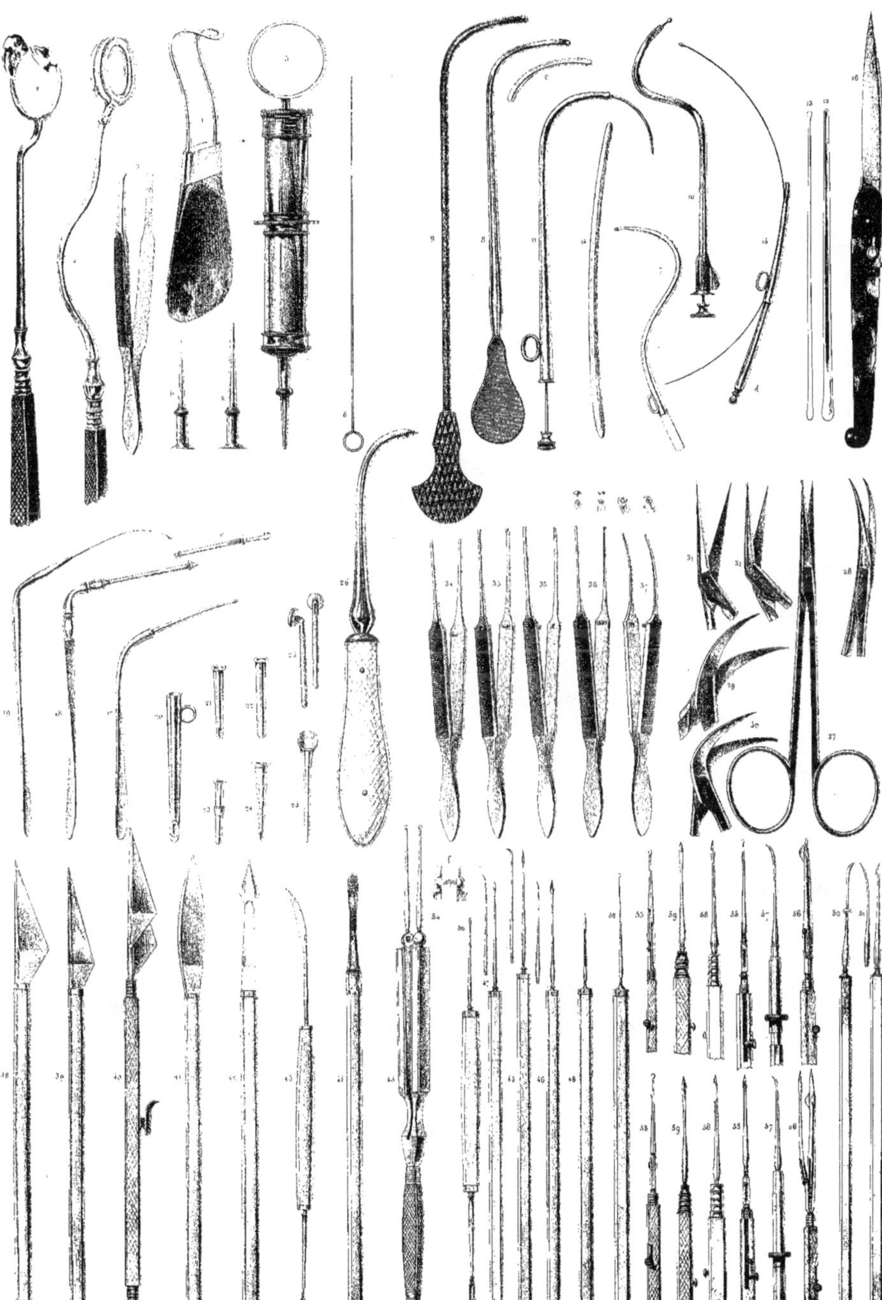

# TOME VII. PLANCHES 3 ET 4.

## PLANCHE 3.

### FIGURE 1.

*Position figurée de la tête*, dans les opérations qui se pratiquent sur les yeux et au travers des fosses nasales. Le malade étant assis, sa tête, légèrement inclinée en haut et en arrière, est contenue par un aide placé debout derrière, qui la fixe des deux mains (a, b) sur sa poitrine, les petits doigts écartés ou abaissés, suivant qu'ils peuvent ou non gêner l'opérateur. La tête, en outre, s'incline un peu en sens opposé pour offrir de face au chirurgien le côté sur lequel il opère. Sur cette *figure*, on a présenté en regard les instrumens qui ont rapport aux principales opérations : (c), le couteau prêt à piquer la cornée dans la cataracte par extraction; (d), le bistouri pour la ponction du sac lacrymal et du canal nasal; (e), le cathéter des voies lacrymales par le procédé de Laforest.

### FIGURES 2 ET 3.

*Cathétérisme du canal nasal* par le procédé de Laforest , *figure 2*, avec la sonde de cet auteur; *figure 3*, avec le cathéter de M. Gensoul,

FIGURE 2. Elle représente les trois temps de l'opération.

1. Introduction horizontale de la sonde.
2. Le moment où le bec de la sonde arrive à l'orifice du canal nasal.
3. Le temps d'abaissement en obliquant vers la première dent incisive du côté opposé, mouvement qui amène le bec de la sonde dans le sac lacrymal où on le voit en saillie (a).

Une ligne ponctuée de 1 en 2 et en 3 indique le parcours extérieur du manche de l'instrument, tandis que la *figure 2 bis* montre le parcours intérieur de la sonde.

FIGURE 3. *Cathétérisme de M. Gensoul.*

1. Introduction verticale du bec du cathéter.
2. Moment où le bec arrive à l'orifice inférieur du canal nasal.
3. Abaissement effectué, le bec du cathéter montrant sa saillie dans le sac lacrymal.

Comme dans la *figure* précédente, la position des doigts varie; une ligne ponctuée de 1 en 2 et en 3 indique le parcours extérieur du manche de l'instrument, tandis que la *figure 3 bis* montre le parcours intérieur du cathéter.

## PLANCHE 4.
### OPÉRATIONS SUR LES VOIES LACRYMALES.

### FIGURE 1.

*Injection par le point lacrymal inférieur* avec la seringue d'Anel. Un doigt indicateur du chirurgien abaisse la paupière et fait saillir le point lacrymal, tandis que l'autre main, armée de la seringue, opère l'injection.

### FIGURE 2.

*Cathétérisme par le conduit lacrymal supérieur.* Le stylet de Méjean, introduit par le conduit lacrymal supérieur, est descendu dans le canal nasal jusque dans le méat inférieur, d'où il a été amené au-dehors pour remonter en sens inverse le fil conducteur du séton.

### FIGURE 3.

*Incision du sac lacrymal* par deux procédés : celui de *J.-L. Petit* (a), à la peau, entre la caroncule et la saillie du tubercule lacrymal; et celui de *Ponteau* (b), en dedans de la paupière, sur la caroncule. Les deux bistouris, dont les pointes sont engagées, sont mis en regard sur l'un et l'autre côté, suivant la direction du canal nasal, pour montrer l'angle réel qu'ils forment plus aigu qu'on ne le suppose, la rencontre des deux lignes convergentes, suivant que nous nous en sommes assuré d'après plusieurs sujets, ayant lieu à deux pouces et non un seul au-dessus des arcades sourcilières pour une largeur moyenne de la racine du nez. Une ligne prolongée indique le trajet continué du canal, répondant sensiblement au sillon des ailes du nez pour une largeur moyenne de cet organe.

### FIGURE 4.

*Introduction de la canule de Dupuytren.*

a. Bistouri que l'on retire d'une main après la jonction en l'inclinant en avant et en dehors pour faciliter l'introduction du mandrin.
b. Introduction du mandrin qui porte la sonde en suivant la cannelure dorsale du bistouri.

### FIGURE 5.

*Perforation de la cloison du sinus maxillaire* pour pratiquer une voie nasale artificielle. L'opération est celle de M. Laugier pratiquée avec son trocart.

### FIGURE 6.

*Perforation des tégumens* de dedans en dehors avec le trocart de M. Manec, le cathétérisme étant effectué par le procédé de Laforest.

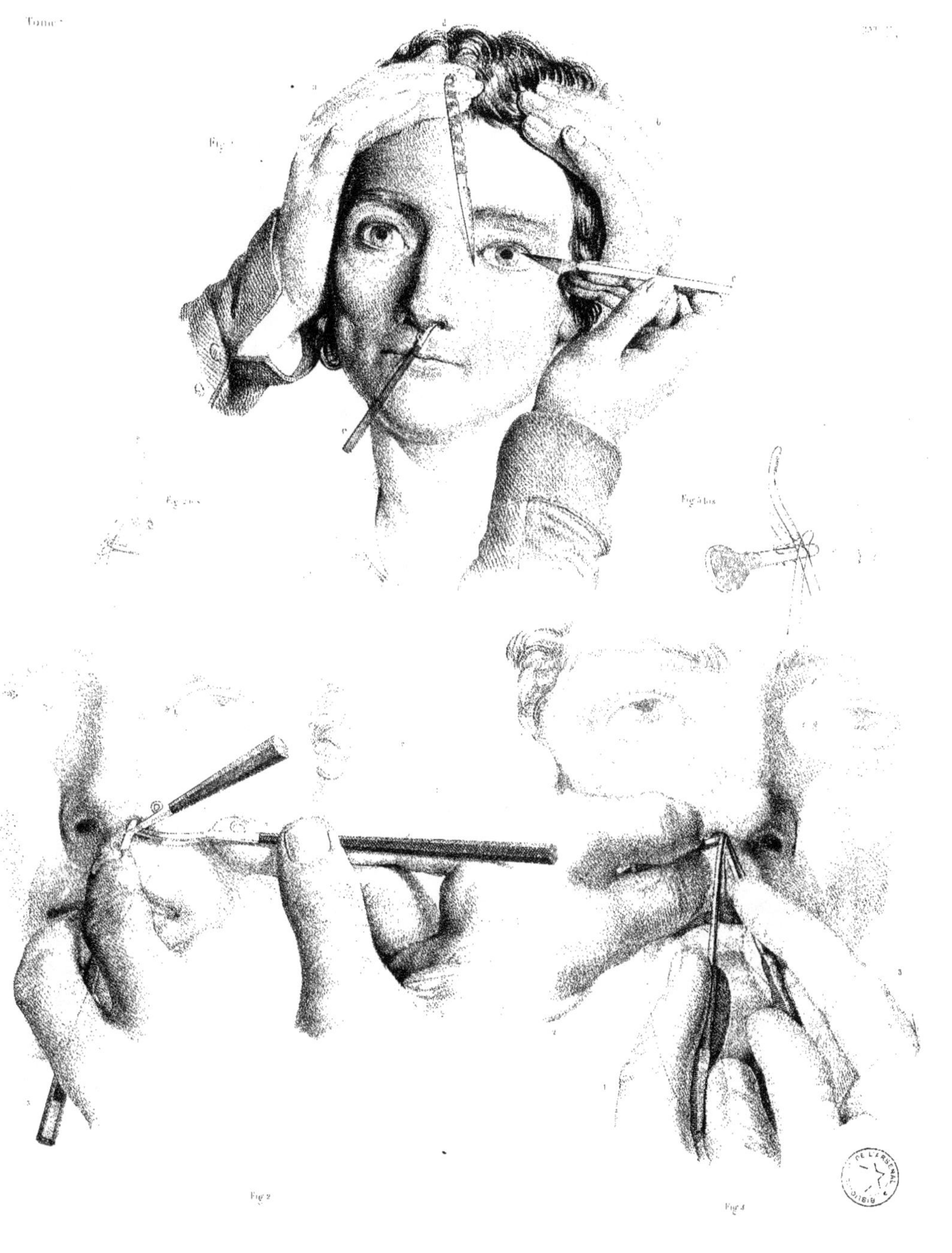

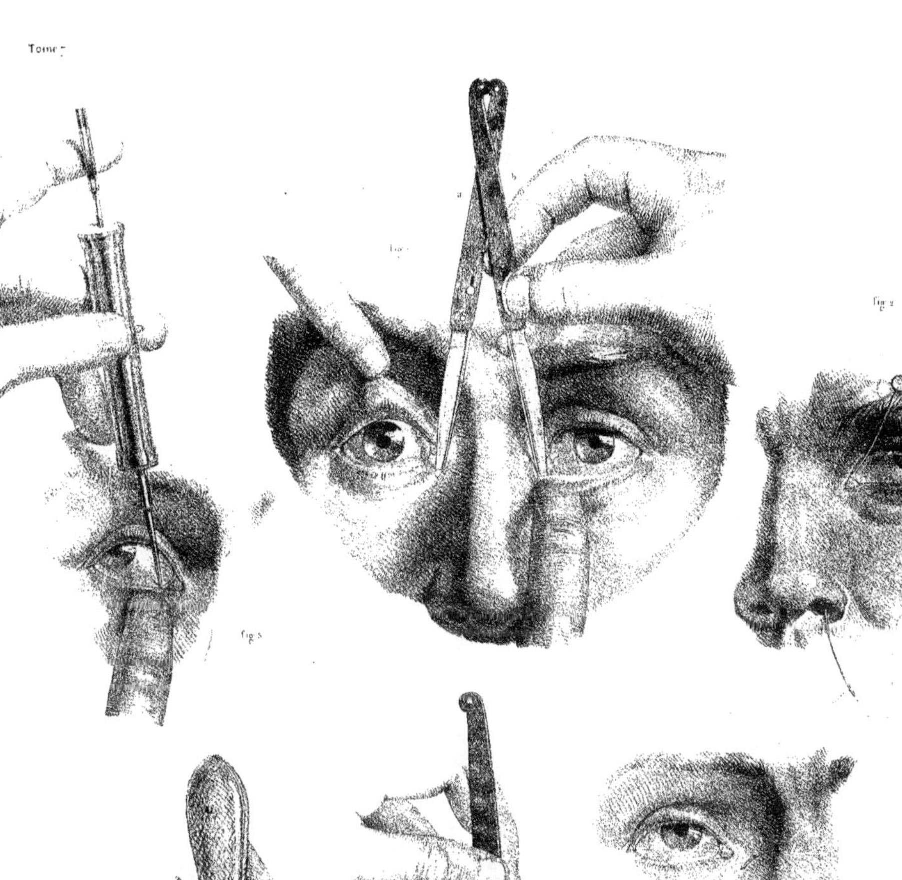

fig 1.
fig 2.
fig 3.
fig 4.
fig 5.
fig 6.

# TOME VII. PLANCHES 5 ET 6.

## PLANCHE 5.

# OPÉRATIONS CURATIVES
# DE LA BLÉPHAROPTOSE ET DE L'ECTROPION.

GRANDEUR NATURELLE.

FIGURE 1. Excision d'un fongus avec le bistouri et une érigne.

FIGURE 2. Excision de la conjonctive avec la pince et les ciseaux.

FIGURE 3. Excision d'un lambeau médian du cartilage tarse pour un ectropion de la paupière inférieure (Weller).

FIGURES 4 *et* 5. Excision d'un lambeau triangulaire de la paupière inférieure pour les mêmes maladies, par le procédé d'Adams. — *Figure* 4. Section du lambeau. — *Figure* 5. Réunion par une suture des bords de la paupière rétrécie.

FIGURE. 6. *Double ectropion.* L'excision d'une portion de la conjonctive, à travers une incision à la peau, est représentée à la paupière supérieure (procédé de Dieffenbach).

FIGURE 7. La même opération pratiquée à la paupière inférieure reée par le fait de l'excision.

FIGURES 8, 9 et 10. *Blépharoptose et ectropion.* — *Figure* 8. Élévation permanente de la paupière par des bandelettes agglutinatives. — *Figures* 9 et 10 (procédé de Hunt). *Figure* 9. Lambeau elliptique enlevé aux dépens de la région sourcilière et palpébrale supérieure. — *Figure* 10. Rapprochement, par des sutures, des bords de la perte de substance d'où résulte l'élévation forcée de la paupière et l'ouverture de l'œil.

FIGURES 11 et 12 (procédé ordinaire). — *Figure* 11. Ablation d'un lambeau elliptique de la paupière supérieure. — *Figure* 12. Rapprochement par des sutures entraînant l'élévation de la paupière et l'ouverture de l'œil.

## PLANCHE 6.

# OPÉRATIONS
# QUI SE PRATIQUENT SUR LES PAUPIÈRES.

GRANDEUR NATURELLE.

FIGURES 1, 2, 3, 4. *Blépharoplastique* (Græfe, Dzondi).

FIGURES 1 *et* 2. *Restauration de la paupière supérieure.* — *Figure* 1. Pour corriger une cicatrice vicieuse de la paupière supérieure, le lambeau qui renferme la cicatrice étant enlevé, le chirurgien vient de tailler un autre lambeau de recouvrement (a) aux dépens de la peau de la région fronto-sourcilière. Suivant le procédé de M. Lallemand, le bord le plus près de la perte de substance vient rejoindre l'angle de la plaie : tandis que l'autre reste à une distance de quelques lignes, le pédicule vasculaire se trouvant compris entre les deux incisions latérales. Nous avons taillé ce lambeau presque à angle droit avec la plaie et non sur la ligne horizontale qui la prolongeait sur la tempe ; suivant la règle générale de l'autoplastique, de tailler le lambeau suivant la ligne la plus rapprochée du parallélisme pour diminuer le plus que l'on peut la torsion du pédicule.

*Figure*. 2. *Pansement des deux plaies.* Le lambeau de restauration est appliqué sur la solution de continuité de la paupière, et fixé par des sutures.

FIGURES 3 et 4. *Restauration de la paupière inférieure.* — *Figure* 3. (b) Plaie par enlèvement de la peau de la paupière difforme. (c) Lambeau taillé aux dépens des tégumens de la pommette.

FIGURE 4. (d) Application du nouveau lambeau fixé par des sutures. (e) Pansement de la plaie qui a fourni le lambeau.

FIGURE 5. *Incision de l'adhérence palpébrale.* Pour remédier à l'ankyloblépharon congénial, une piqûre étant faite vers l'angle de l'œil sur le voile palpébral soulevé, une sonde cannelée, de courbure convenable, est insinuée sous les paupières, et, dans la cannelure de la sonde, on glisse un bistouri qui opère la section suivant la ligne normale dont ordinairement la trace est apparente.

FIGURE 6. *Extirpation de la glande lacrymale.* Une incision curviligne partant du milieu de l'arcade sourcilière descend sur la paupière, passe un peu au-dessus de l'angle externe de l'œil et se prolonge de huit lignes en dehors sur la saillie fronto-jugale. Elle diffère de celle de M. Velpeau en ce que la commissure palpébrale elle-même n'est point intéressée par une seconde incision. La glande carcinomateuse, isolée, est amenée au dehors avec une érigne, tandis que des ciseaux courbes sur le plat coupent ses dernières adhérences.

FIGURES 7 et 8. *Excision de végétations fongueuses de la conjonctive.* — *Figure* 7. Excision sur le bord palpébral supérieur avec la pince et les ciseaux. — *Figure* 8. Excision sur la paupière inférieure avec la pince et le bistouri (voyez, pour des cas de cette nature, Demours, *pl.* 19).

FIGURES 9 et 10. *Excision de kystes des paupières.* — *Figure* 9. Excision à la paupière inférieure par la peau avec la pince et le bistouri. — *Figure* 10. Excision à la paupière supérieure par la surface de la conjonctive.

FIGURE 11. *Excision de l'encanthis pileux* (Demours, *pl.* 64).

FIGURE 12. *Excision d'excroissances vasculaires et charnues de la conjonctive.* (f) Cautérisation d'une petite plaie, après excision, avec le nitrate d'argent coulé dans la cannelure d'une petite sonde. (g) Excision d'une autre excroissance.

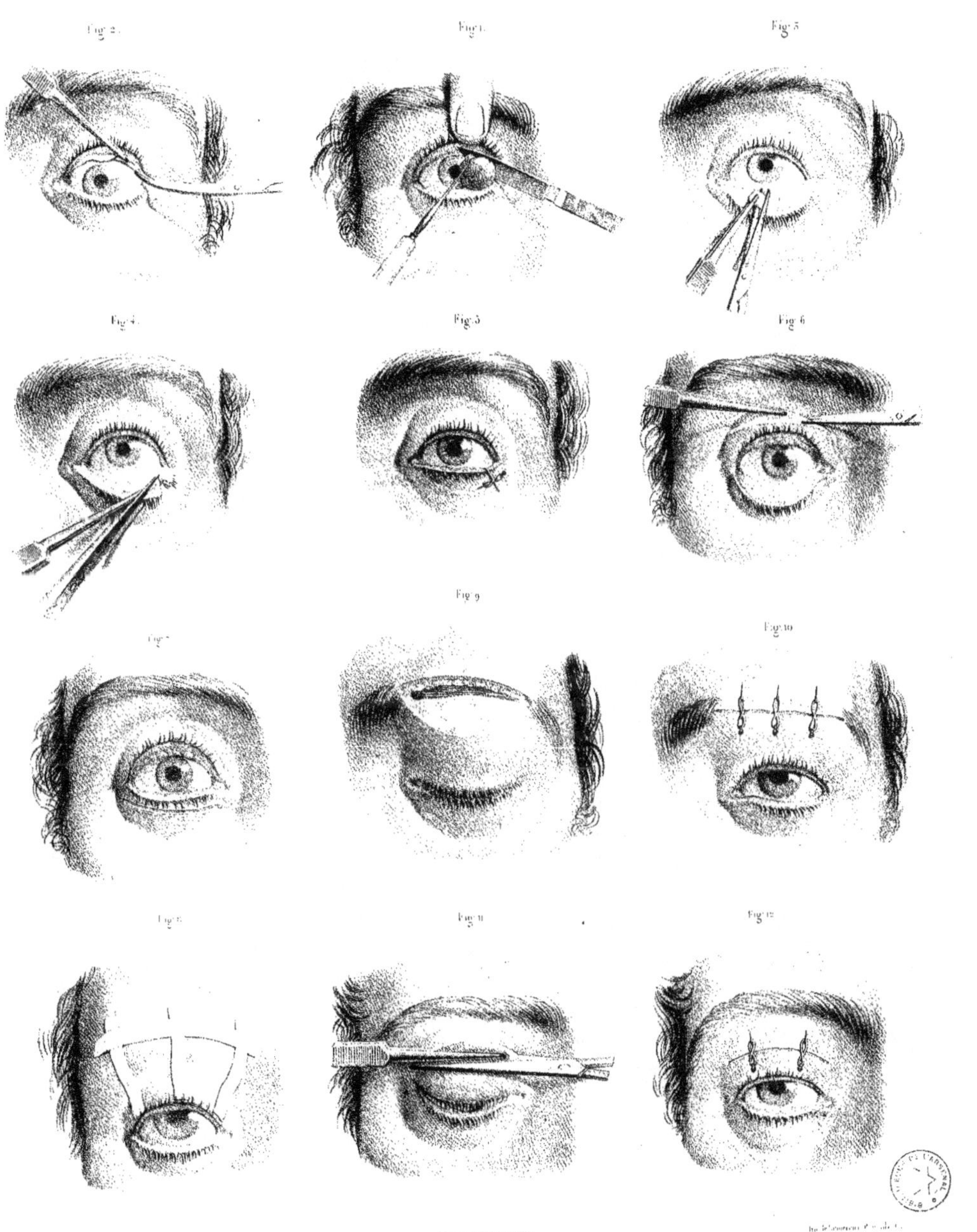


Fig. 2.
Fig. 1.
Fig. 3.
Fig. 4.
Fig. 5.
Fig. 6.
Fig. 7.
Fig. 9.
Fig. 10.
Fig. 8.
Fig. 11.
Fig. 12.

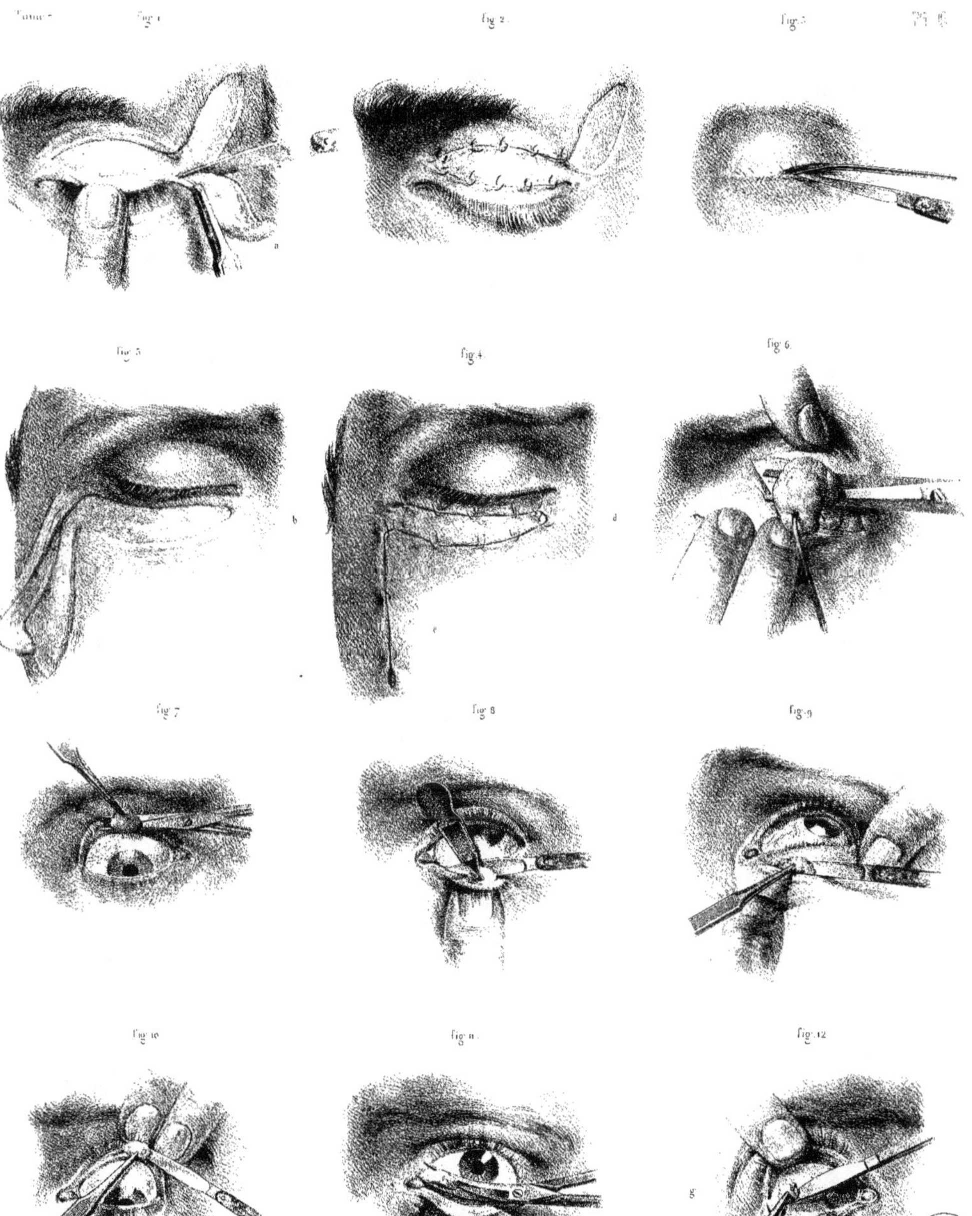


fig. 1.
fig. 2.
fig. 3.
Pl. 16
fig. 5.
fig. 4.
fig. 6.
fig. 7.
fig. 8.
fig. 9.
fig. 10.
fig. 11.
fig. 12.

# PLANCHE 7.

## OPÉRATIONS
## QUI SE PRATIQUENT SUR LES PAUPIÈRES.

### GRANDEUR NATURELLE.

FIGURE 1. (a) *Orgeolet*. Ponction avec une lancette. (b) Excision du pinguécula.

FIGURES 2 *et* 3. (*Ectropion*) *Excision du cartilage tarse* (Saunders).

*Figure* 2. L'élévatoire en écaille (c) étant glissé sous la paupière supérieure et maintenu par un aide qui attire en même temps le bord de la paupière avec une pince plate (d); après avoir pratiqué une incision à la peau, parallèle au bord palpébral, puis disséqué de bas en haut et coupé, sur son bord supérieur, la conjonctive avec le cartilage tarse, le chirurgien saisit ce cartilage avec une pince (e), et l'enlève par la section de l'attache de son bord inférieur avec un petit bistouri ou mieux avec des ciseaux courbes sur le plat (f).

*Figure* 3. Réunion de la plaie palpébrale par des sutures.

FIGURES 4 *et* 5. (*Ectropion*) *Section du cartilage tarse* (Guthrie). — *Figure* 4. Les deux incisions latérales de l'épaisseur de la paupière sont pratiquées et permettent à la paupière d'être relevée entre les deux sections. — *Figure* 5. *Pansement l'opération terminée.* Après avoir pratiqué, dans un second temps, l'excision perpendiculaire au bord palpébral d'une portion surabondante des chairs de la paupière, trois anses de fils passées entre les lèvres de la plaie en affrontent les bords; deux autres anses rapprochent les bords des sections latérales. Tous les chefs des fils sont relevés vers le sourcil et fixés par une bandelette agglutinative de manière à maintenir l'œil ouvert par le soulèvement total de la paupière. Toutefois la portion médiane, intermédiaire aux deux sections latérales, étant retrécie par la perte de substance, la section transversale est plus soulevée que les angles latéraux avec lesquels elle fait un ressaut difforme sur le bord palpébral.

FIGURE 6. (Dzondi, Champesme) *Arrachement des bulbes ciliaires* mis à découvert par la dissection de bas en haut d'un petit lambeau palpébral cutané.

FIGURE 7. *Trichiasis*, et FIGURE 8. *Distichiasis* (Demours, *pl*. 20, *fig*. 1). L'une et l'autre maladie ne se guérissent que par arrachement des cils.

FIGURES 9 *et* 10. *Ptérygion* (Cas analogues, Demours, *pl*. 40, *fig*. 1 et 2; et Weller, *pl*. 1, *fig*. 9). — *Figure* 9. *Ptérygion charnu.* — *Figure* 10. Excision du ptérygion avec la pince et le bistouri du sommet vers la base (Rognetta).

FIGURES 11 *et* 12. *Pannus* (Weller: *pl*. 1, *fig*. 8). *Figure* 11. Pannus très avancé. — *Figure* 12. Excision du pannus avec la pince et les ciseaux courbes sur le plat à pointes mousses.

# PLANCHE 8.

## MALADIES QUI MOTIVENT LES OPÉRATIONS
## SUR LA CORNÉE, LE CRISTALLIN, ET L'IRIS.

### GRANDEUR NATURELLE.

FIGURE 1. Cataracte lenticulaire complète (Demours, *pl*. 22, *fig*. 3).

FIGURE 2. Cataracte capsulo-lenticulaire (Demours, *pl*. 38, *fig*. 3).

FIGURE 3. Cataracte centrale (Demours, *pl*. 28, *fig*. 2).

FIGURE 4. Cataracte noire (Cas analogue, Weller, *pl*. 2, *fig*. 2).

FIGURE 5. Cataracte lenticulaire sur un homme âgé de 83 ans (Weller, *pl*. 2, *fig*. 4).

FIGURE 6. Cataracte capsulo-lenticulaire chez un homme de 62 ans (Weller, *pl*. 2, *fig*. 6).

FIGURE 7. Cataracte capsulo-lenticulaire chez un enfant (Beer, dans Weller, *pl*. 2, *fig*. 7).

FIGURE 8. Cristallin opaque qui a spontanément rompu ses adhérences et est tombé presque en entier derrière l'iris (Demours, *pl*. 22, *fig*. 7).

FIGURE 9. Ponction de la chambre antérieure dans un cas d'hydrocapsulite (Procédé de Wardrop).

FIGURE 10. Hypopion (Cas analogue, Demours, *pl*. 29).

FIGURE 11. Hypopion succédant à une iritis. Deux petits abcès existent dans l'épaisseur de l'iris, la pupille déformée est presque oblitérée (Weller, *pl*. 3, *fig*. 1).

FIGURE 12. Pupille ovale par le fait d'une iritis légère causée par une contusion (Demours, *pl*. 48, *fig*. 3).

FIGURES 13 et 14. Pupilles artificielles (Demours, *pl*. 43 et 44).

FIGURES 15 et 16. Pupilles artificielles (Blasius).

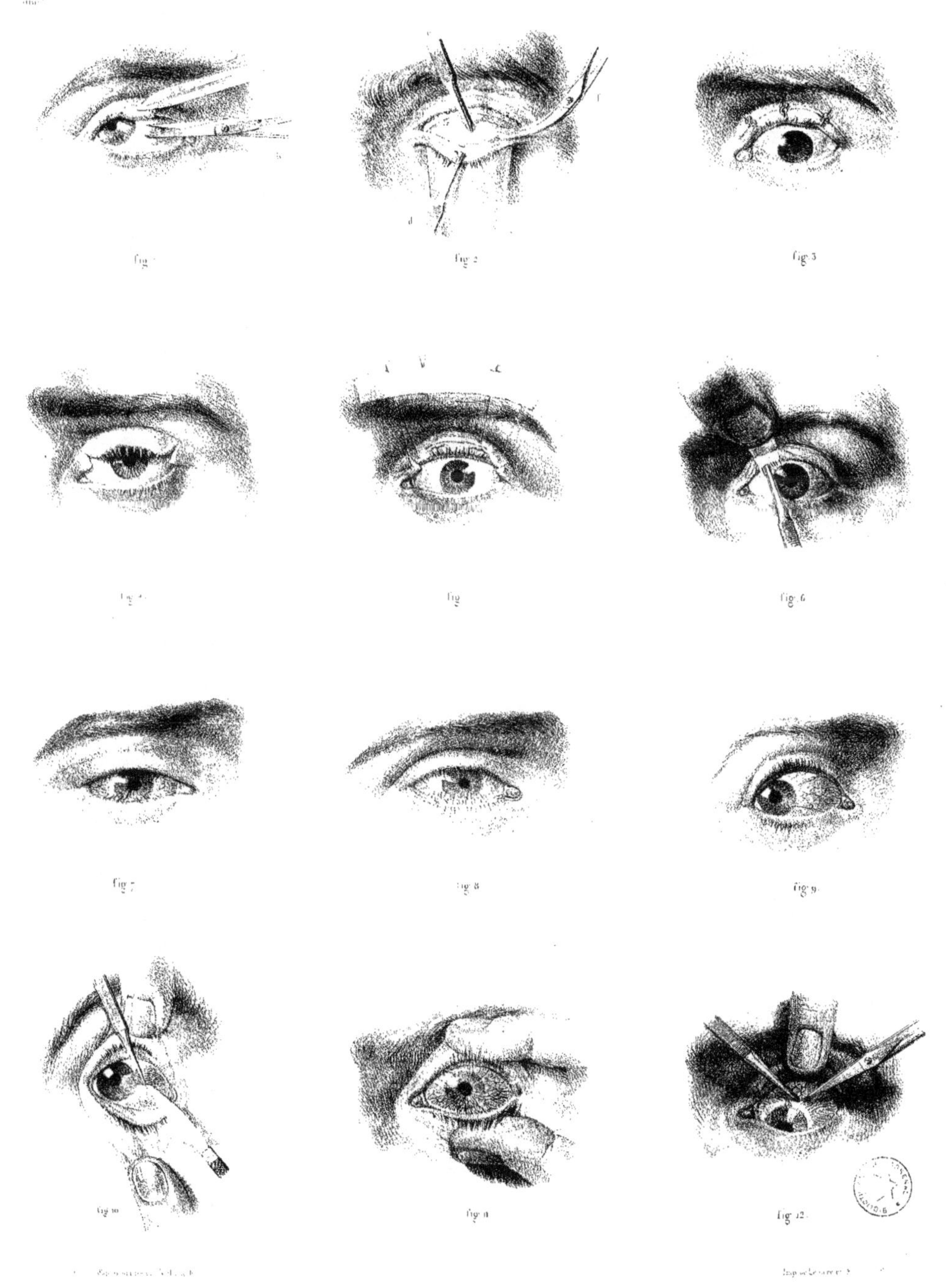

fig. 1
fig. 2
fig. 3
fig. 4
fig. 5
fig. 6
fig. 7
fig. 8
fig. 9
fig. 10
fig. 11
fig. 12

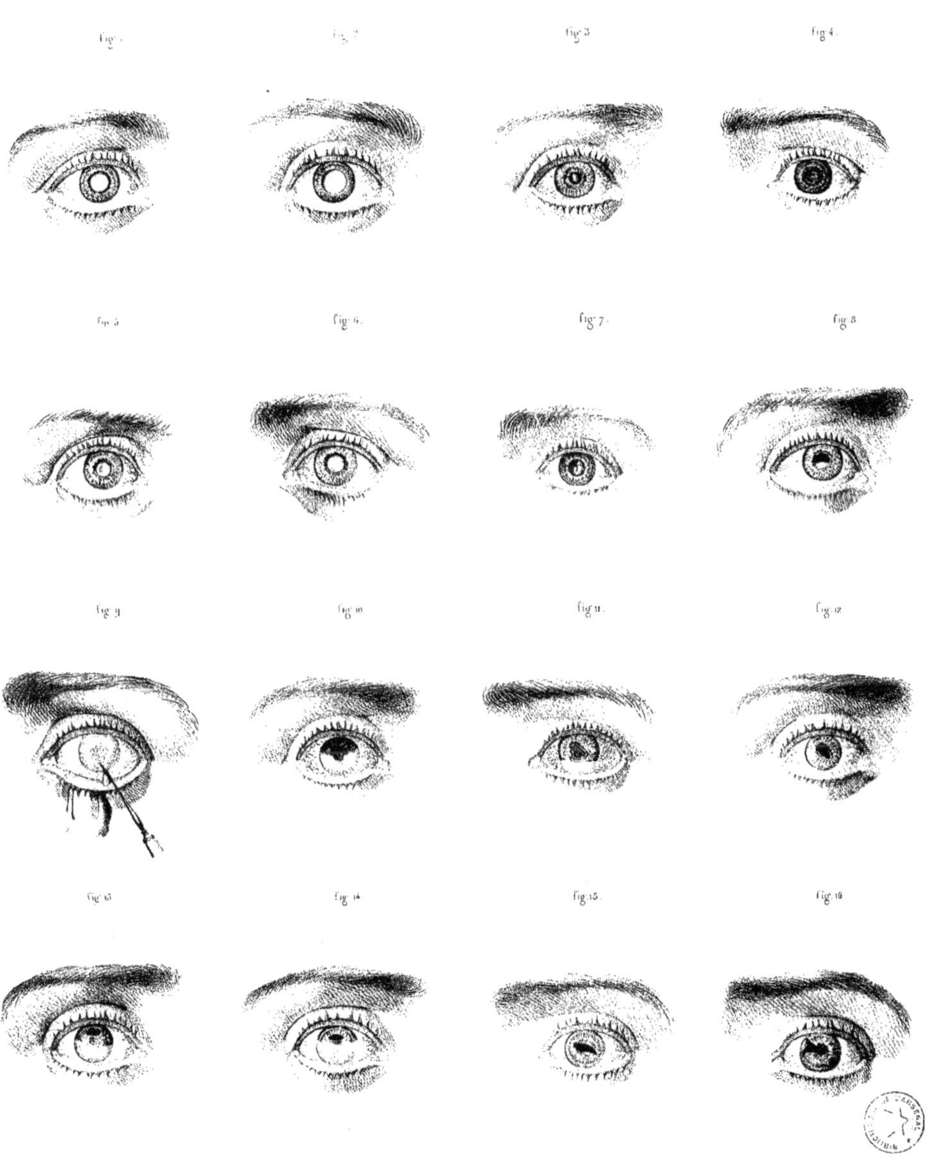

fig. 1.    fig. 2.    fig. 3.    fig. 4.

fig. 5.    fig. 6.    fig. 7.    fig. 8.

fig. 9.    fig. 10.    fig. 11.    fig. 12.

fig. 13.    fig. 14.    fig. 15.    fig. 16.

## PLANCHE 9.

# OPÉRATIONS DE LA CATARACTE PAR EXTRACTION.

### GRANDEUR NATURELLE.

FIGURE 1. KÉRATOMIE INFÉRIEURE (*avec le couteau de Richter*). La première ponction faite et le couteau ayant glissé horizontalement dans la chambre antérieure, le moment choisi est celui où la pointe de l'instrument ressort à l'extérieur après avoir pratiqué la contre-ponction d'arrière en avant. La paupière supérieure est soulevée par les doigts indicateur et médius d'un aide (a), et la paupière inférieure abaissée par les mêmes doigts de la main gauche du chirurgien (b), de manière à fixer au besoin l'œil entre les deux pressions. L'instrument est tenu de la main droite de l'opérateur (c), appuyé par les deux derniers doigts sur la saillie de la pommette.

FIGURE 2. Même section de la cornée au moment où elle s'achève.

FIGURE 3. Incision de la capsule cristalline avec le kystitome tenu par la main droite du chirurgien.

FIGURE 4. *Plan de la section médiane d'un œil de profil.* L'objet de cette figure est de montrer le trajet que décrit le cristallin pour son expulsion au dehors sous la double pression du doigt indicateur au-dessous de l'œil (d), et du manche du kystitome ou de la curette (e) présenté horizontalement au-dessus; (f) est l'image pâle du cristallin dans son ancienne position, (g) la lentille elle-même dans l'inclinaison qu'elle subit : elle déprime en arrière et en bas le segment inférieur de l'iris (h) et repousse en avant et en haut le segment supérieur (i) : (k) est la cornée aplatie en haut par l'évacuation de l'humeur aqueuse et saillante en bas, au-dessus de la section, par la saillie du cristallin.

FIGURE 5. Sortie du cristallin au dehors sous la pression du doigt et du manche de l'instrument. C'est le moment où la pression doit être enlevée.

FIGURE 6. Extraction avec des pinces des débris de la capsule cristalline quand il y a lieu.

FIGURE 7. KÉRATOMIE SUPÉRIEURE (*avec le couteau de Richter*). L'opération étant pratiquée sur l'œil droit, cet organe est vu la tête renversée; le chirurgien, pour plus de facilité, étant placé derrière le malade: le moment choisi est celui où la lame, en glissant, achève la section de la cornée.

FIGURE 8. *Plan de la section médiane d'un œil de profil.* L'objet de cette figure est le même que dans la figure 4; on y voit également le déplacement que subit le cristallin pour son expulsion par la plaie de la cornée. Les deux modes de pression sont renversés, et les inclinaisons du cristallin et des segmens de l'iris inverses de la figure 4 comme la situation de la plaie extérieure.

FIGURE 9. *Kératomie oblique* pratiquée avec le couteau de Wenzel.

## PLANCHE 10.

# OPÉRATION DE LA CATARACTE.
## EXTRACTION ET ABAISSEMENT.

### GRANDEUR NATURELLE.

FIGURES 1, 2, 3, 4. — EXTRACTION. — KÉRATOMIE-KYSTOTRITIE (Procédé de M. Furnari).

FIGURE 1. *Kératome à double lance de M. Furnari* (vu de face et de profil). Cet instrument se compose de deux fers de lance de grandeur différente qui se succèdent en une seule lame. L'extrémité terminale, ou la pointe (a), représente le kystitome de Beer; elle sert, dans le premier temps, à ponctionner la cornée et, dans le second, à diviser la capsule cristalline. Cette aiguille est séparée par un collet de rétrécissement (b) de la grande lame (c) assez semblable au couteau lancéolaire de Beer et qui pratique la section de la cornée. L'épaisseur de la lame augmente graduellement vers le talon pour s'opposer à l'évacuation prématurée de l'humeur aqueuse.

Le mode d'action de ce kératome est ingénieux. Mais la plaie qu'il fait à la cornée est trop petite pour extraire le cristallin sans l'écraser. Peut-être une lame plus large, telle qu'elle est représentée (*fig. 2 bis*), serait-elle plus convenable.

FIGURES 2 et 2 bis. *Kystotriteur de M. Furnari.* Vu de face (2) et vu de profil (2 bis). Les branches, terminées par deux petites palettes denticulées (d), sont fermées par l'élasticité de deux ressorts (e) et s'ouvrent à la volonté de l'opérateur par la pression sur deux boutons (f). Cette pince introduite fermée est destinée à saisir et au besoin à écraser et morceler le cristallin et enlever ses débris et ceux de sa capsule.

Le *kystotriteur* nous paraît très incommode à l'usage, la main qui le fait agir étant suspendue sans point d'appui. Nous lui préférons de beaucoup une pince (*fig.* 4) dont les mors seraient ceux du kystotriteur.

FIGURE 3. *Section latérale de la cornée.* L'instrument étant tenu comme le couteau de Richter, la pointe a ponctionné perpendiculairement la cornée, puis a glissé transversalement dans la chambre antérieure en même temps que la grande lame a converti en une incision la piqûre de la cornée. Le couteau lancéolaire parvenu sur le cristallin est prêt à opérer la division de sa capsule.

FIGURE 4. *Préhension du cristallin* entre les mors de la pince substituée au kystotriteur.

OPÉRATION DE LA CATARACTE PAR SCLÉRATONYXIS.

FIGURE 5. *Ponction.* L'aiguille de Scarpa (g), tenue comme une plume à écrire, pratique la ponction de la sclérotique; l'instrument est abaissé obliquement, la convexité de sa pointe en haut (ligne a, b, *fig.* 8). Le point d'appui est pris avec les deux derniers doigts en dehors de la saillie de la pommette.

FIGURE 6. *Division de la capsule cristalline.* L'aiguille, qui a glissé transversalement, sa convexité en avant, sur la face postérieure de l'iris, apparaît au milieu de l'ouverture pupillaire préalablement dilatée par l'instillation de l'extrait de belladone ; la pointe tournée vers le cristallin commence la division de sa capsule. — *Figure 6 bis.* L'aiguille incise successivement, à mesure qu'elle pénètre, la demi-circonférence externe, la surface et la demi-circonférence interne de la capsule cristalline jusqu'à la ligne e, f, où elle se trouve à la partie supérieure du cristallin.

FIGURE 7. *Abaissement du cristallin* (suivant la ligne g, h, *fig.* 8).

FIGURE 8. *Résumé du trajet de l'aiguille.* La pointe, qui a pénétré d'abord au point A suivant la ligne a, b, se trouve, au commencement de l'opération, au-devant du cristallin, suivant la ligne c, d : puis, par une série de mouvemens de bascule sur le point A ; après avoir incisé la capsule, elle se trouve en haut du cristallin suivant la ligne e, f : enfin élevant le manche de l'instrument en haut, en avant et en dehors, suivant la ligne g, h, la pointe abaisse le cristallin en bas, en dehors et en arrière sous le corps vitré.

FIGURE 9. *Trajet de l'abaissement du cristallin.*

FIGURE 10. *Réclinaison du cristallin.* La lentille, par la pression de l'aiguille en avant de son contour supérieur subit, sur le plan horizontal, un mouvement de bascule tel que sa face antérieure devient supérieure; et son bord inférieur, antérieur.

FIGURE 11. *Trajet, sur la section verticale d'un œil de profil, de la dépression du cristallin* après le mouvement de bascule en quart de cercle ou la réclinaison.

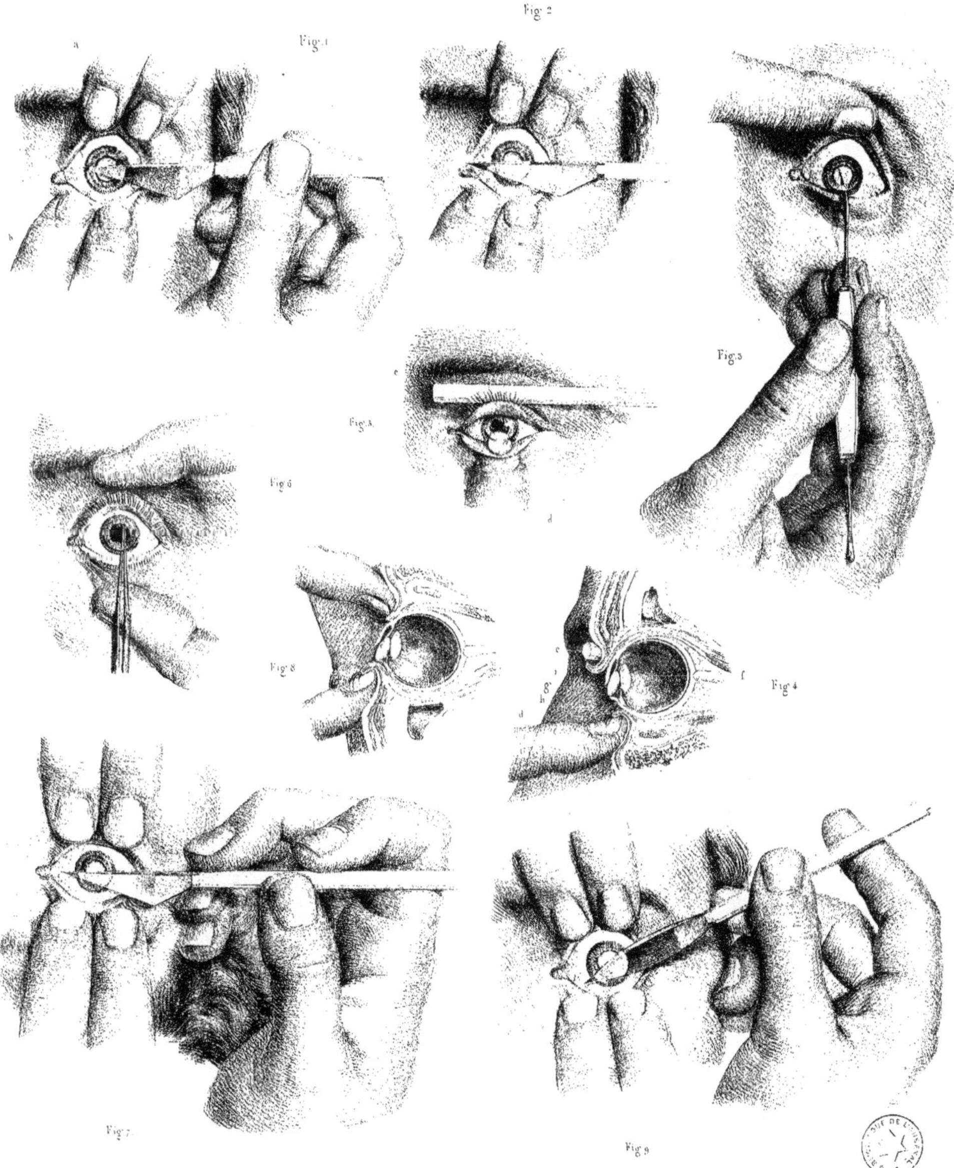
Fig. 1
Fig. 2
Fig. 3
Fig. 5
Fig. 6
Fig. 8
Fig. 4
Fig. 7
Fig. 9

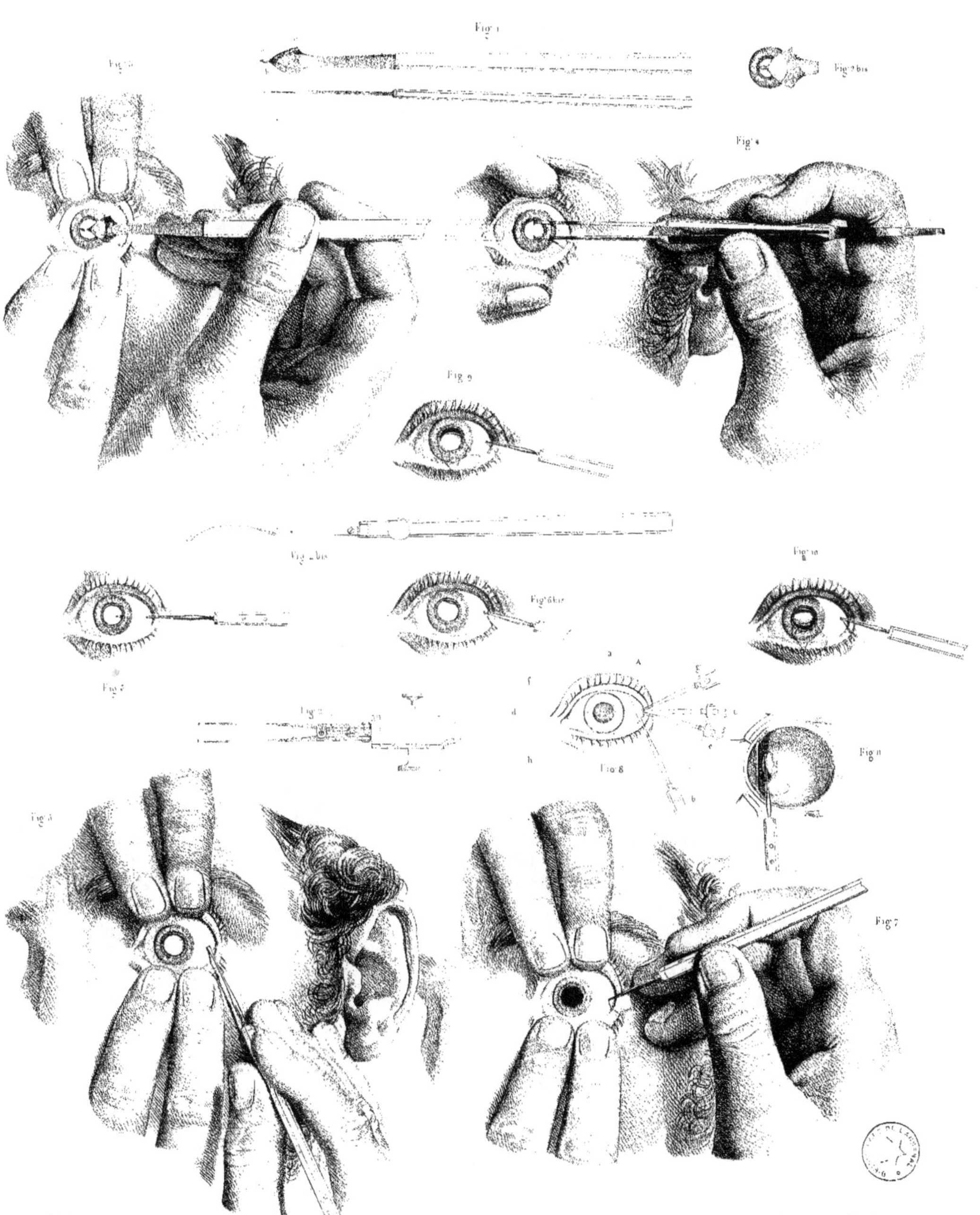

Pl. 13.
Fig. 1
Fig. 3
Fig. 2 bis
Fig. 4
Fig. 9
Fig. 5 bis
Fig. 10
Fig. 7
Fig. 6 bis
Fig. 5
Fig. 3
Fig. 8
Fig. 11
Fig. 6
Fig. 7
Imp. de Lemercier, Paris.

# OPÉRATIONS DE PUPILLES ARTIFICIELLES.

## GRANDEUR NATURELLE.

### MÉTHODE PAR INCISION.

FIGURE 1 (*procédé de Cheselden*). Incision transversale de l'iris d'arrière en avant, ou de la chambre postérieure vers la chambre antérieure.

FIGURE 2 (*procédé de Sharp et de W. Adams*). Incision transversale de l'iris d'avant en arrière, ou de la chambre antérieure vers la chambre postérieure.

FIGURE 3 (*procédé de Janin*). Section verticale de l'iris avec des ciseaux fins introduits au travers d'une incision préalable de la cornée.

FIGURE 4 (*procédé de M. Maunoir*). Double incision verticale de l'iris en V.

FIGURE 5 (*procédé de M. Velpeau ou de Wenzel sans excision*). Section en un seul temps de l'iris et de la cornée avec un petit couteau à double tranchant.

### MÉTHODE PAR EXCISION.

FIGURE 6 (*procédé de Wenzel*). La double incision étant faite comme l'a, depuis, pratiquée M. Velpeau, qui s'arrête à ce premier temps, pratiquer la section du lambeau avec des pinces et des ciseaux.

FIGURE 7 (*procédé de M. Guérin*). Une double incision à l'iris étant faite en croix, pratiquer isolément avec des ciseaux l'excision des quatre lambeaux.

FIGURE 8 (*procédé de Gibson*). Excision, avec des ciseaux, du centre de l'iris imperforé. Dans la figure, au lieu de pratiquer l'excision sur l'iris faisant hernie dans la plaie, cette membrane est saisie avec une érigne qui l'engage entre les ciseaux.

### MÉTHODE PAR DÉCOLLEMENT.

FIGURE 9 (*procédé de Scarpa*). Décollement de la partie interne et supérieure de l'iris avec l'aiguille à cataracte.

FIGURE 10 (*procédé de Donegana*). Décollement avec incision par une aiguille tranchante appliquée, dans la figure, à l'arc externe et supérieur de l'iris qui fournit plus de jour que l'arc interne.

FIGURE 11 (*figure empruntée de Blasius*). Divers exemples d'introduction de l'érigne au travers d'une moitié opaque de la cornée pour pratiquer le décollement sur un point quelconque de l'iris en regard de la moitié transparente de la cornée.

FIGURE 12. Excision du lambeau décollé par l'érigne (*figure empruntée de Blasius*).

FIGURE 13 (*procédé de Langenbeck*). Décollement de l'iris, dont le lambeau est amené dans la piqûre de la cornée où il se trouve pincé et contracte une adhérence.

FIGURE 14. Extension de la pupille naturelle, dont un bord tiraillé est engagé dans la plaie de la cornée (*procédé de Langenbeck*).

FIGURE 15. Exemple d'extraction du cristallin au travers d'une ouverture pupillaire artificielle.

FIGURE 16. Section de l'iris, en un seul temps, avec la pince à dard de M. Onsenort. Cette figure est donnée comme un exemple du mode d'action des divers dards-érignes propres à l'incision et au décollement et figurés pl. 2, n° 55-59.

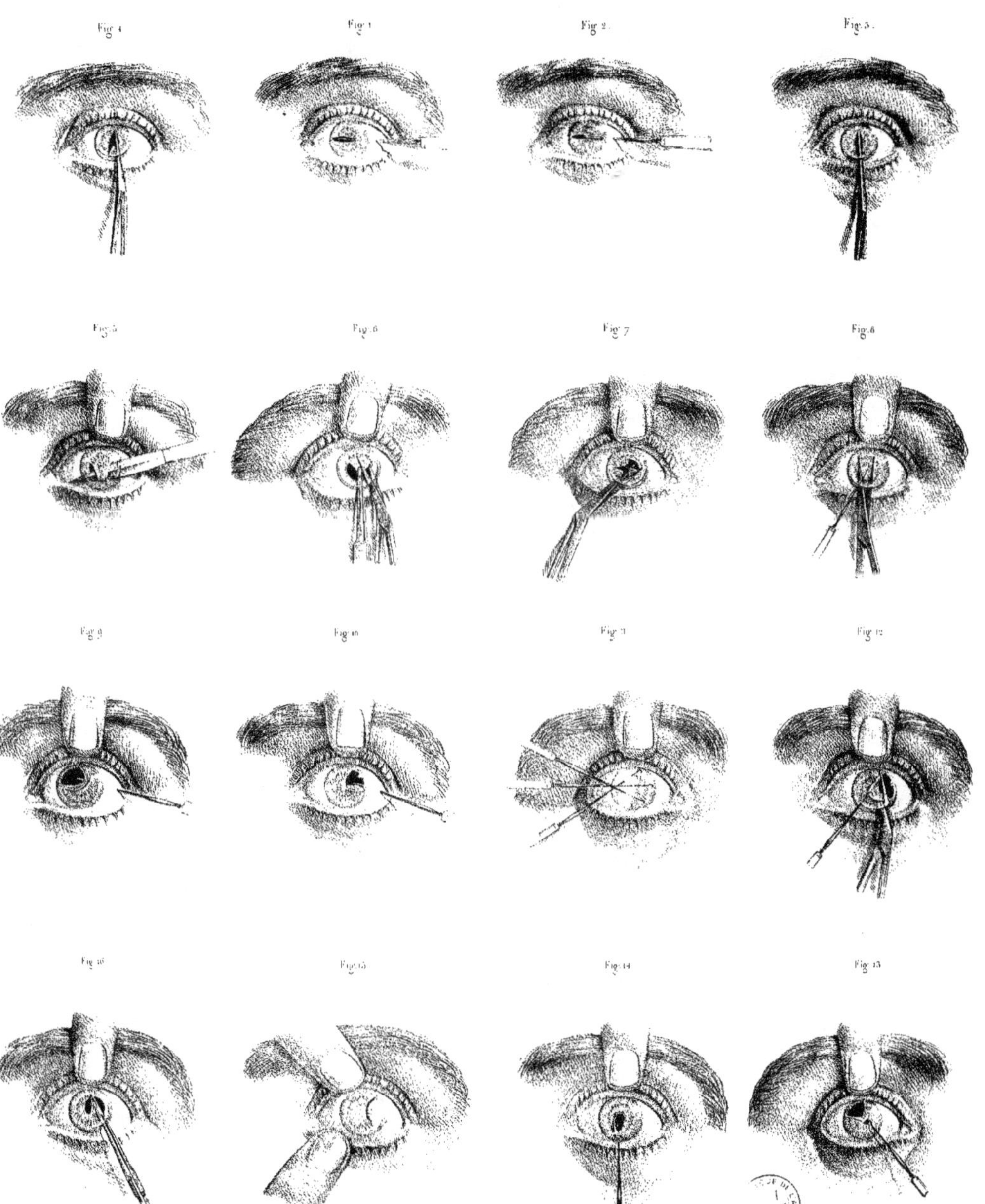

Fig. 4.
Fig. 1.
Fig. 2.
Fig. 3.
Fig. 5.
Fig. 6.
Fig. 7.
Fig. 8.
Fig. 9.
Fig. 10.
Fig. 11.
Fig. 12.
Fig. 16.
Fig. 15.
Fig. 14.
Fig. 13.

# TOME VII. PLANCHE 12.

# OPÉRATIONS QUI SE PRATIQUENT SUR L'OREILLE.

ADULTE, GRANDEUR NATURELLE.

CATHÉTÉRISME DE LA TROMPE D'EUSTACHE.

*Instrumens.*

FIGURE 1. *Cathéter à double courbure de M. Fabrizj.*

FIGURE 2. *Cathéter* dont nous avons calculé les courbures suivant le trajet à parcourir. La forme précise de cette tige est, selon nous, celle que l'on devrait donner à tous les instrumens de cathétérisme de la trompe, pour y entrer sans tâtonnemens.

FIGURE 3. *Sonde de M. Itard* pour les injections de la trompe.

FIGURE 4. *Sonde de M. Gairal.* Des chiffres, inscrits sur les faces du pavillon de la sonde, servent de repère au chirurgien pour s'assurer de l'arc de cercle décrit profondément, par le bec de la sonde, pour son introduction dans l'orifice de la trompe.

FIGURE 5. *Sonde de M. Deleau.* La sonde creuse, flexible (a), graduée suivant sa longueur pour se rendre compte de la profondeur à laquelle elle a pénétré, est garnie d'un mandrin en argent que l'on fait glisser dans la trompe d'Eustache, quand l'orifice trop épais de la sonde ne peut s'avancer plus loin. Pour s'assurer de la longueur dont il pénètre, ce mandrin lui-même, à son bout extérieur, est gradué dans l'étendue de 25 millimètres; une virole avec une vis de pression (c) empêche la sonde de remonter sur le mandrin. Enfin, en retirant le mandrin, à cette sonde s'adapte un petit pavillon ou entonnoir en argent qui facilite les injections d'air pratiquées par M. Deleau, et fournit, par deux petits anneaux, un point d'appui pour fixer la sonde. Un autre moyen de la fixer, dû au même auteur, consiste en un fil métallique tordu et faisant pince par son ressort; la *figure* 6 montre ce petit appareil en position.

Le cathétérisme lui-même, ne pouvant être compris que par une vue sur le profil, ne peut fournir aucune figure de médecine opératoire assez significative; nous renvoyons donc à l'anatomie opératoire, pl. I de ce volume, où cette manœuvre est clairement exprimée.

FIGURES 7 et 8. LIGATURE D'UN POLYPE DU CONDUIT AURICULAIRE (*procédé de M. Fabrizj*).

M. Fabrizj pratique en plusieurs temps la ligature des polypes pour en obtenir la section : ou plutôt il fait deux ou trois ligatures successives pour atteindre graduellement au plus près de la racine. Les instrumens dont il se sert sont des sondes d'argent, longues de onze centimètres, épaisses seulement de deux millimètres, faisant office de serre-nœud et divisées, pour isoler les fils, par une goupille à l'extrémité qui porte l'anse: un anneau latéral au pavillon sert à attacher les fils à l'autre extrémité.

La *figure* 7 indique la manœuvre d'une seconde opération de ce genre. Une première ligature ayant été appliquée avec une canule de M. Fabrizj, la tumeur étranglée dans l'anse d'un fil métallique noué sur le pavillon de la sonde, le chirurgien attire en dehors le polype avec l'instrument, glisse sur cette première canule l'anse du fil d'une seconde, et la confie à la main d'un aide (a) qui l'écarte en dehors et continue à tirer sur la tumeur. Dans le moment choisi pour la figure,

le chirurgien, tenant la seconde canule d'argent avec les doigts de la main gauche (b), est occupé à faire glisser l'anse de cette seconde canule avec un stylet tenu de la main droite ( c ), pour placer cette anse en arrière de la première sur la racine du pédicule.

La *figure* 8 représente la même manœuvre, en profil, sur une section du canal.

Si la tumeur a pu être étranglée assez profondément, il ne s'agit plus que de tordre le fil pour en pratiquer la section. Dans le cas contraire on procède à une troisième application qui fait le sujet de la figure 9.

FIGURE 9 (même vue de profil). Troisième ligature faite par un fil de chanvre porté par une canule en plomb; la canule tordue avec le fil, et la base de la tumeur, sont coupées au niveau de la conque auriculaire.

PERFORATION DE LA MEMBRANE DU TYMPAN.

*Instrumens.*

FIGURE 10. *Perforateur ou trépan de la membrane du tympan de M. Deleau.* L'instrument se compose d'une tige renfermée dans une canule et terminée à son extrémité par un petit cône portant à son contour un tranchant à pas de vis. L'extrémité de la canule étant appliquée sur la membrane du tympan, en communiquant un demi-tour au levier (a) qui commande la tige, le cône perforateur (b), sortant de la canule, doit traverser la membrane du tympan : en complétant l'autre demi-tour du levier, le cône perforateur rentre brusquement dans la canule, par la détente d'un ressort, et doit emporter, entre sa base et la canule, un disque de la membrane. En réalité, cet effet n'a point lieu ; ce trépan déchire la membrane sur son passage et ne fait pas emporte-pièce. L'instrument qui suit est de beaucoup préférable.

FIGURES 11, 12 et 13. *Trépan de la membrane du tympan de M. Fabrizj.* — *Figure* 11. Tige de l'instrument portée par un manche. Le talon de la tige porte un pas de vis sur lequel se meut le renflement de la canule (b, *fig.* 12 ). L'autre extrémité de la tige (c) est un fil spiral qui perce la membrane du tympan. — *Figure* 12. Canule de l'instrument. Elle est en argent, sauf l'extrémité libre (d) qui est en acier et fait emporte-pièce par son bord libre qui est coupant. — *Figure* 13. Trépan garni de sa canule. Le fil spiral tordu dépasse l'extrémité de la canule de deux tours.

FIGURE 14. *Perforation de la membrane du tympan par le procédé de M. Fabrizj.*

L'oreille écartée par les deux mains d'un aide (e, f), l'opérateur, tenant le manche de l'instrument de la main gauche (g), imprime, avec les doigts de la main droite (h), un mouvement de rotation à la canule sur la tige.

FIGURE 15. ABLATION DE L'OREILLE CANCÉREUSE.

FIGURE 16. TUMEUR ÉRECTILE DU PAVILLON DE L'OREILLE pour laquelle Dupuytren a pratiqué sans succès la ligature de la carotide.

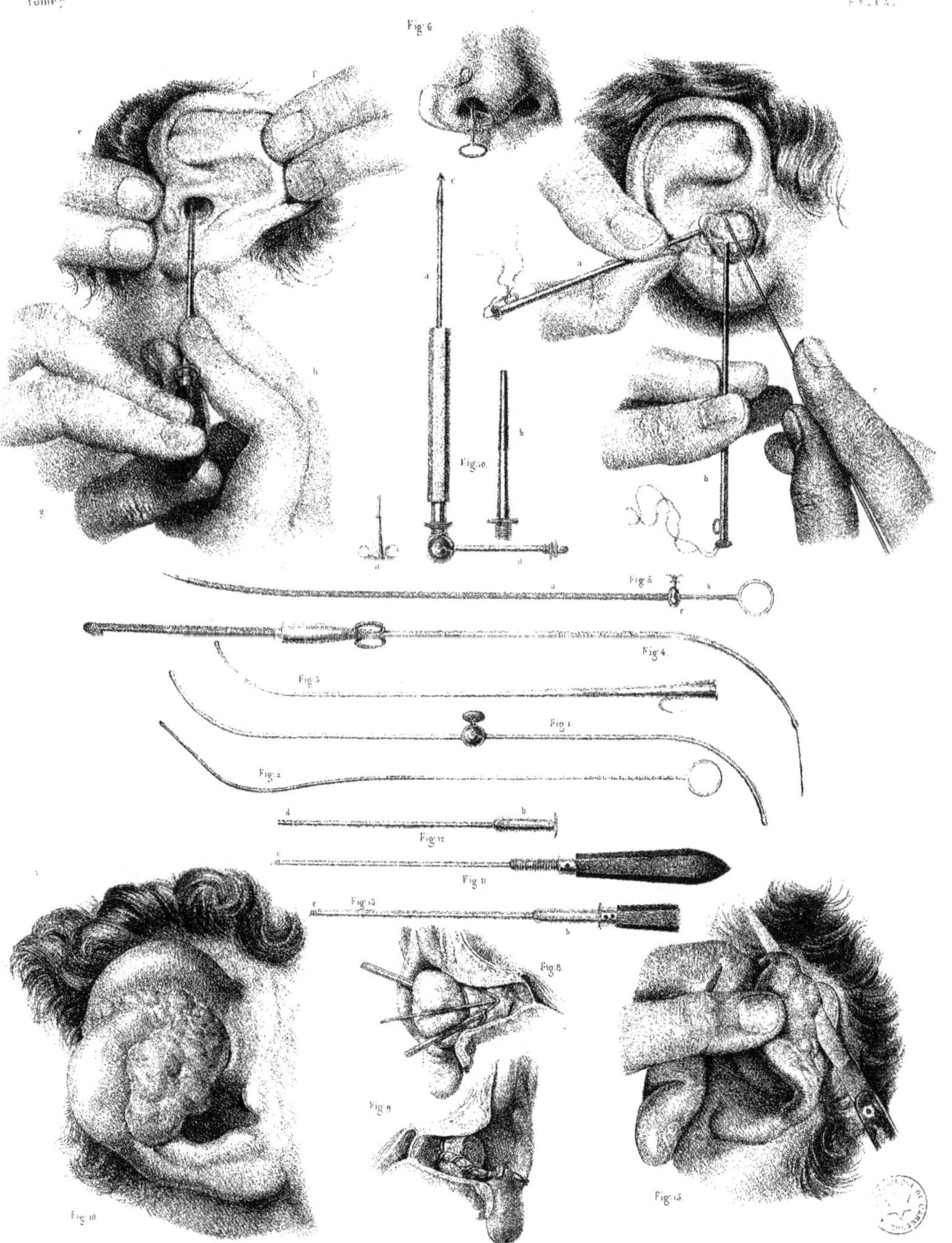

Fig. 6
Fig. 10
Fig. 5
Fig. 4
Fig. 3
Fig. 1
Fig. 2
Fig. 12
Fig. 11
Fig. 13
Fig. 8
Fig. 9
Fig. 16
Fig. 15

# TOME VII. PLANCHE 13.

# OPÉRATIONS QUI SE PRATIQUENT SUR L'OREILLE.

## GRANDEUR NATURELLE.

FIGURES 1, 2, 3, 4. *Anatomie opératoire de l'oreille.*

FIGURE 1. *Os temporal* scié verticalement suivant deux coupes obliques, pour montrer le trajet des voies auditives et le diamètre vertical des deux conduits; la paroi antérieure étant enlevée.

FIGURE 2. Même aspect des voies auditives avec les parties molles; les deux conduits auriculaires isolés, mais intacts.

FIGURE 3. Même section que dans la figure 1, la paroi antérieure osseuse et fibro-cartilagineuse étant enlevée.

FIGURE 4. Section horizontale des voies auditives vues par le plan supérieur dont la paroi est enlevée, et montrant le diamètre antéro-postérieur des deux conduits.

A. *Fig.* 1, 2, 3. Plan de la section verticale de l'os temporal.

B. *Fig.* 4. Plan de la section horizontale de l'os temporal.

C. *Fig.* 1, 2, 3, 4. Pavillon de l'oreille. Il est coupé horizontalement, sur le plan de section, dans la figure 4.

D. *Fig.* 1, 2, 3, 4. Conduit auriculaire externe.

E. *Fig.* 1, 2, 3, 4. Caisse du tympan.

F. *Fig.* 1, 2, 3, 4. Trompe d'Eustache, depuis son orifice, à la partie supérieure du pharynx, jusque dans la caisse. Ce canal se compose de deux parties : l'une fibro-cartilagineuse, et l'autre osseuse. Il est à remarquer que ces deux portions du même canal ne se continuent pas dans une direction rectiligne, mais forment un angle très obtus à leur point de jonction (*fig.* 3).

G. *Fig.* 2, 3. Artère carotide à son entrée et à sa sortie de l'os temporal.

## POLYPES ET CORPS ÉTRANGERS

### INSTRUMENS QUI SERVENT A L'EXTRACTION.

FIGURE 5. *Speculum auris de M. Itard.*

FIGURE 6. *Curette pour l'extraction des corps étrangers.*

FIGURE 7. *Pince de M. Fabrizi pour le même objet.* Ses branches sont coudées en serpentant, suivant les sinuosités naturelles du conduit auditif (*voy.* fig. 3, 4).

FIGURE 8. *Tenettes de Dupuytren pour l'arrachement des polypes.*

FIGURE 9. *Pinces à mors denticulé de M. Charrière pour le même objet.*

FIGURE 10. *Ciseaux à résection, à branches courtes et coudées sur le plat.*

#### OPÉRATIONS.

FIGURE 11. *Extraction d'un corps étranger dans le conduit auditif.* La tête du malade renversée sur le genou du chirurgien, celui-ci, tandis que la main d'un aide (a) fixe le pavillon de l'oreille, extrait le corps étranger avec la curette (b) introduite le long de la paroi inférieure du conduit auditif.

FIGURE 12. *Arrachement d'un polype du conduit auriculaire externe.* Le pavillon de l'oreille fixé par les doigts d'un aide (c), le chirurgien armé de la pince (fig. 9), tenue en plein de la main droite (d), pratique la déchirure, par torsion, du polype. Les doigts de la main gauche (e) saisissent fortement les branches de l'instrument pour les fixer et en empêcher la diduction.

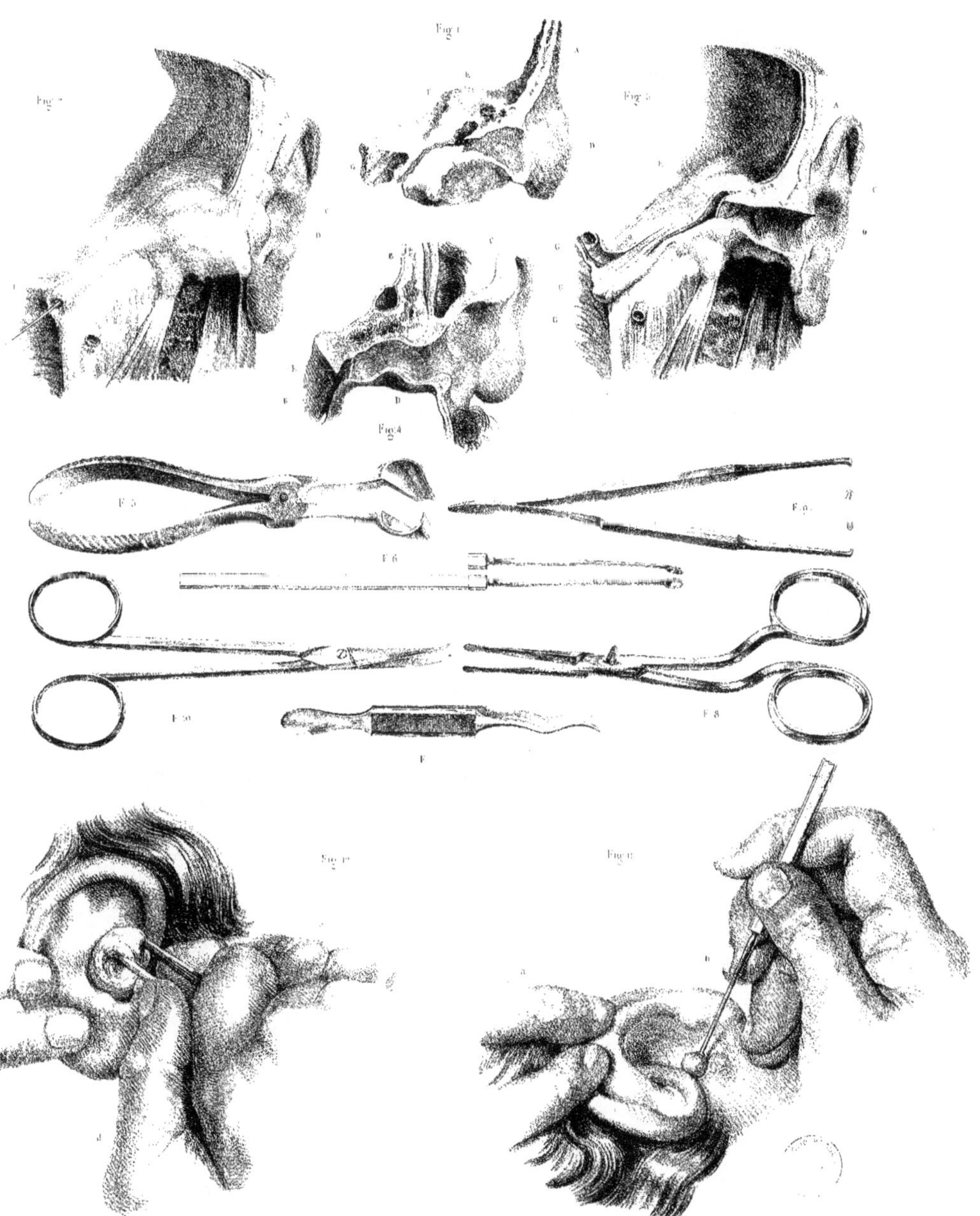


Fig. 1
Fig. 2
Fig. 3
Fig. 4
Fig. 5
Fig. 6
Fig. 7
Fig. 8
Fig. 9
Fig. 10
Fig. 11
Fig. 12

# RHINOPLASTIQUE.

## ADULTE, DEMI-NATURE.

FIGURES 1, 2, 3. RESTAURATION DU NEZ EN ENTIER (*méthode indienne*).

*Figure 1. Aspect du nez après l'ablation des chairs dégénérées ou ulcérées.* La section a ravivé la peau dans tout le contour embrassant l'éminence du nez jusque sur les os propres de cet organe. La plaie montre en dedans le contour osseux (a) de l'orifice antérieur des fosses nasales formé par les os nasaux, les maxillaires supérieurs et, au milieu, par la cloison médiane, le vomer. A la partie supérieure (b) on voit le lambeau taillé sur le front et déjà contourné pour en opérer le renversement.

*Figure 2. Application du lambeau.* (c) Plaie frontale formée par la peau du front taillée pour le lambeau. Elle forme trois triangles : deux latéraux pour les ailes du nez, et un supérieur médian pour la sous-cloison.

(d) Lambeau appliqué sur le nez et maintenu de chaque côté par des points de suture. A la base du lambeau se distingue le pli de torsion qui passe par-dessus les tégumens de la racine du nez ; en bas l'ouverture des narines est maintenue par des corps étrangers.

*Figure 3. Résultat de l'opération* après quinze ou vingt jours.

(e) Plaie frontale rétrécie par le froncement des tégumens.

(f) Nez de nouvelle formation cicatrisé par les bords.

(g) Réunion du pédicule réappliqué au sommet de la plaie avec perte de substance.

(h) Réunion, par des sutures, du pédicule du lambeau avec la peau naturelle de la racine du nez, après le retour du pédicule cutané à sa situation naturelle.

FIGURES 4, 5 et 6. RESTAURATION DE LA MOITIÉ LATÉRALE DROITE DU NEZ, vue de profil (*fig.* 4), et de face (*fig.* 5).

(i) Perte de substance formée sur le front par la taille du lambeau.

(k) Lambeau appliqué sur la moitié refaite du nez.

(l) Torsion du pédicule.

*Figure 6.* Aspect des parties après la section du pédicule.

FIGURES 7 et 8. RHINOPLASTIQUE PAR LA MÉTHODE ITALIENNE.

*Figure 7.* L'opération est représentée lorsque le premier temps vient d'en être achevé ; le lambeau (a) taillé aux dépens de la peau du bras (b) est appliqué et fixé par des sutures. La tête est coiffée du couvre-chef qui doit servir à maintenir le bras en position dans l'appareil de Tagliacozzi.

*Figure 8.* Appareil contentif appliqué.

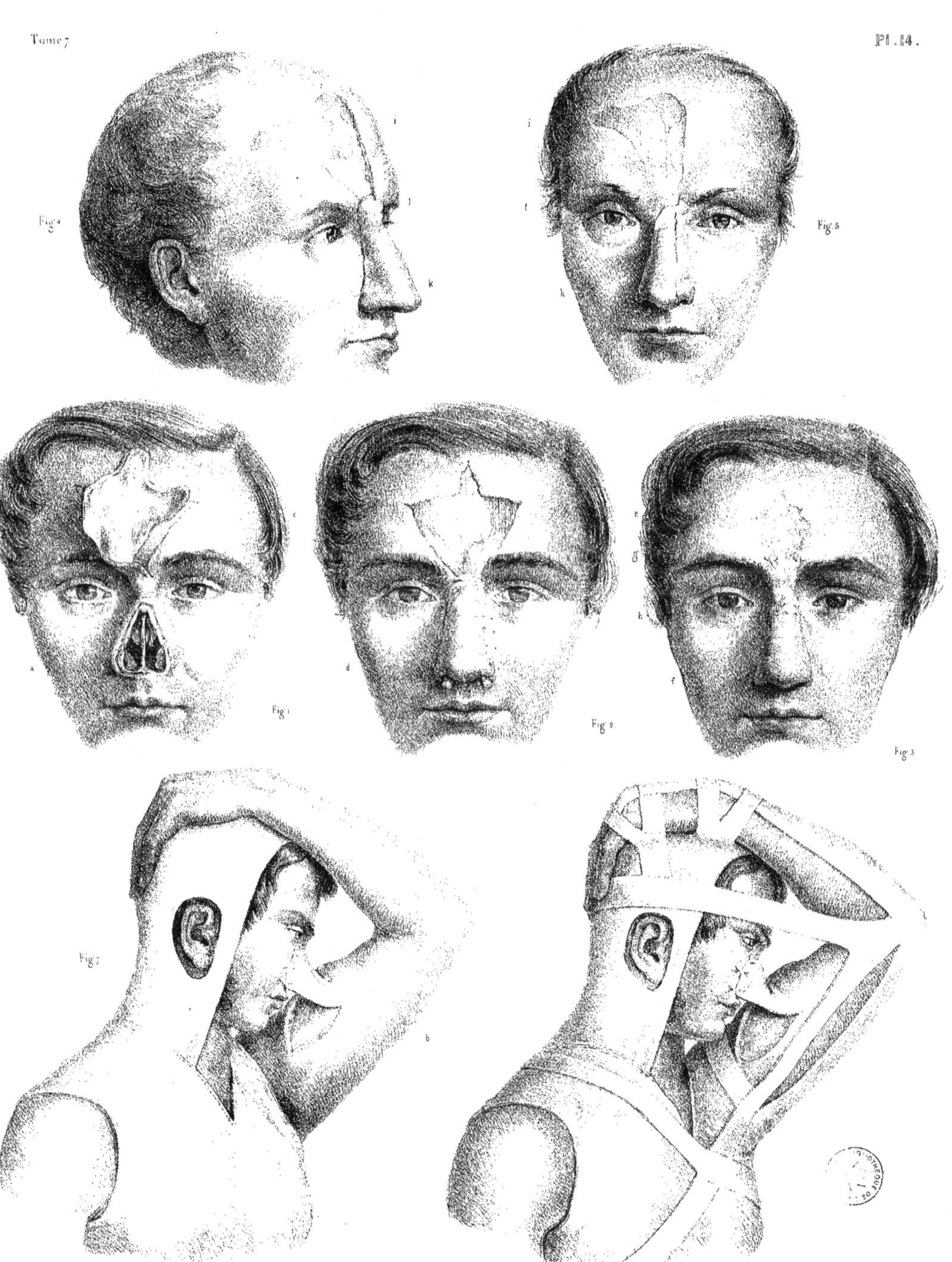
Fig. 4
Fig. 5
Fig. 1
Fig. 2
Fig. 3
Fig. 7

# TOME VII. PLANCHE 15.

# POLYPES DES FOSSES NASALES.

## GRANDEUR NATURELLE.

**FIGURES 1 ET 2. TORSION ET ARRACHEMENT.**

### FIGURE 1. ARRACHEMENT PAR LA NARINE.

Le procédé figuré est celui de Dupuytren lorsque le polype ayant un volume trop considérable pour être amené avec les tenettes au dehors de l'ouverture de la narine, on est obligé, comme l'a imaginé Dupuytren, d'élargir cette dernière en dehors par une incision. Dans le moment choisi de l'opération, le chirurgien, qui a saisi le polype entre les mors de la tenette (a) et lui a communiqué des mouvemens de torsion, l'amène à l'extérieur par une traction forte qui doit en opérer l'arrachement. L'incision ( b ), prolongée entre la base de l'aile du nez et la lèvre supérieure, augmente beaucoup l'ouverture et néanmoins les bords de l'incision sont écartés par le passage du corps étranger.

### FIGURE 2. ARRACHEMENT PAR LA BOUCHE (*procédé de M. Manne*).

La bouche largement ouverte, le polype, saillant en arrière, a été saisi derrière le voile du palais par une tenette courbe(c), guidée par le doigt indicateur gauche du chirurgien. Pour pouvoir saisir plus haut le corps étranger et peser dessus sans trop contendre le voile du palais, une incision (d), de l'attache osseuse au bord libre, a été pratiquée dans cette cloison membraneuse. Cette incision pourra nécessiter ultérieurement une staphyloraphie; mais, provisoirement, elle est d'autant plus utile que le polype est plus volumineux, pour faciliter les différentes manœuvres : soit l'arrachement, l'excision ou même la ligature.

## FIGURES 3 ET 4. LIGATURE.

Cette opération ne pouvant être comprise du lecteur figurée, comme sur le vivant, d'avant en arrière, nous avons dû la convertir en une manœuvre sur le cadavre, en montrant, par une section sur le profil, ce qui se passe dans l'intérieur des fosses nasales.

### FIGURE 3. INTRODUCTION DE LA LIGATURE (*procédé de A. Dubois*).

La figure représente la surface externe d'une fosse nasale sur laquelle est implanté le polype. La cloison est enlevée dans presque toute son étendue. Deux fragmens seulement sont conservés : l'un de la portion cartilagineuse médiane en avant, l'autre de la cloison osseuse du vomer en arrière; de manière à faire comprendre le passage des instrumens par les deux orifices : en avant, la narine; en arrière, l'ouverture pharyngée des fosses nasales.

Dans le moment choisi de l'opération, les extrémités des trois fils, soit de la ligature (e, e), soit du fil de couleur(f) qui gouverne le segment de gomme élastique, ont été ramenées par la narine où ils pendent au dehors. Par la bouche sort le quatrième fil (g) destiné à gouverner en arrière et ramener au besoin l'anse de la ligature. Le doigt indicateur gauche du chirurgien ( h ), introduit par la bouche et recourbé en haut derrière le voile du palais, essaie de remonter la ligature derrière le polype pour embrasser son pédicule. Dès que cette manœuvre aura réussi, le segment de gomme élastique sera enlevé, en tirant sur le fil de couleur ( f ), et la ligature serrée par l'introduction du serre-nœud sur ses extrémités ( e, e ). Si le polype n'est point embrassé, le quatrième fil (g) est destiné à ramener la ligature dans la bouche pour recommencer toute la manœuvre.

### FIGURE 4. LIGATURE PAR LE PROCÉDÉ DE M. FÉLIX HATIN.

La figure est la même que la précédente. Le moment choisi de l'opération est celui où, l'instrument (i) ayant été introduit par la bouche, la tige (k) atteint le sommet de la voûte du pharynx. Il ne reste plus qu'à faire tirer, par un aide, les deux extrémités du fil (l, l) pour embrasser le pédicule du polype (m).

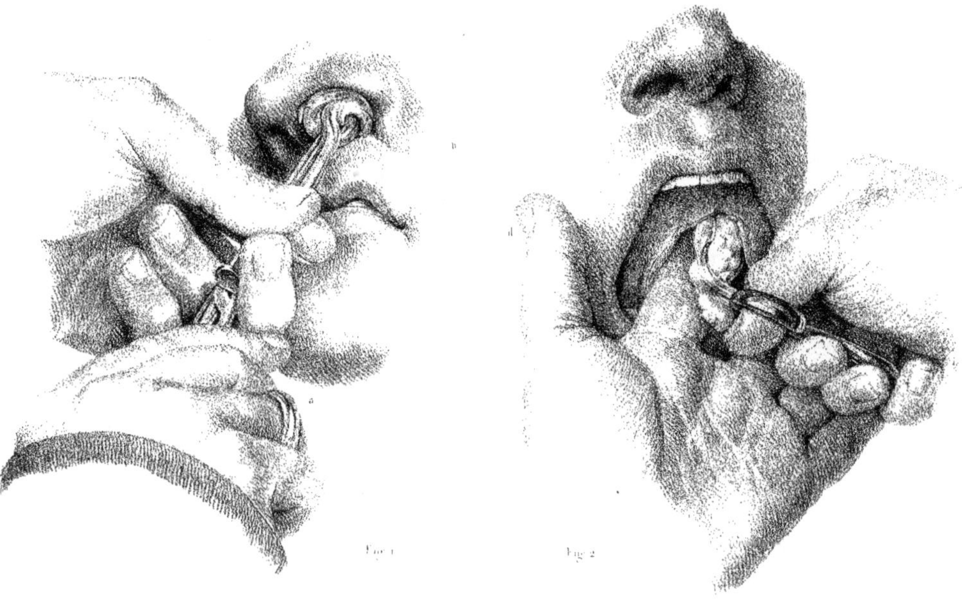

Fig. 1.     Fig. 2.

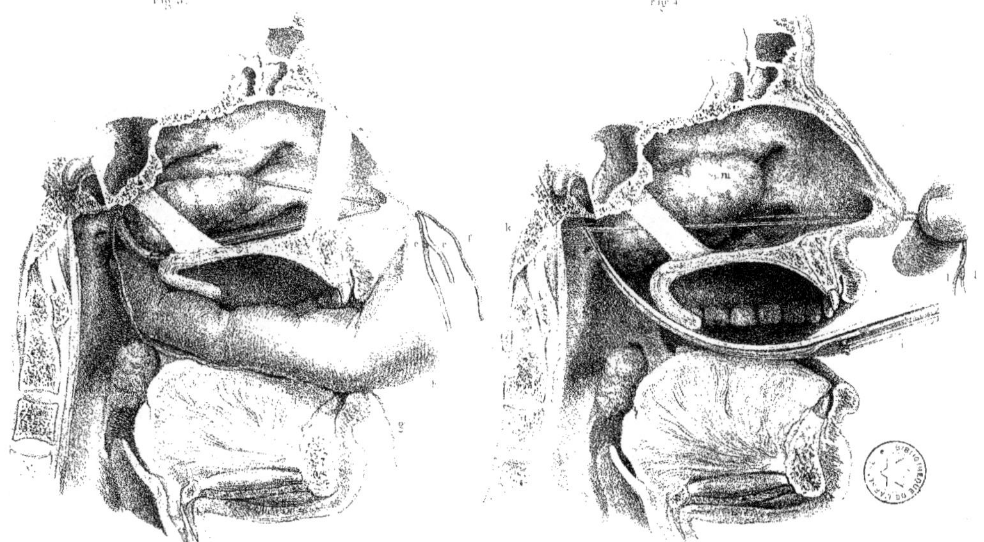

Fig. 3.     Fig. 4.

# GÉNOPLASTIQUE.

## OPÉRATIONS QUI SE PRATIQUENT SUR LES FOSSES NASALES.

DEMI-NATURE.

### FIGURES 1, 2 ET 3. GÉNOPLASTIQUE.

#### FIGURES 1 et 2. PROCÉDÉ DE M. LALLEMAND.

Ces figures sont faites en imitation d'une opération pratiquée par le célèbre professeur de Montpellier et que lui-même a dessinée.

##### *Figure 1. Section des lambeaux.*

a. Emplacement d'une dent déviée dont il a fallu pratiquer l'arrachement.

b. Surface de la perte de substance dont le lambeau a été enlevé.

c. Lambeau taillé aux dépens des tégumens du cou. Il vient d'être disséqué par le chirurgien, qui le fait glisser de bas en haut sur son pédicule (d) pour l'appliquer sur la surface de la plaie.

##### *Figure 2. Aspect des parties après la réunion par des sutures.*

e. Sommet du lambeau cutané pris sur le cou au point f (*fig.* 1, 2).

g. Autre sommet en dehors de la commissure auquel se fixent le point (h) du lambeau cervical et le bord (i) de la lèvre inférieure (*fig.* 1, 2).

Des points de suture sont posés aux deux extrémités de la perte de substance pour commencer le rapprochement des bords de la peau.

d. Pédicule.

#### FIGURE 3. PROCÉDÉ DE CELSE.

Ablation d'une tumeur cancéreuse en dehors de la commissure. La maladie a été cernée entre deux incisions elliptiques : les deux lèvres et la joue, disséquées en dessous, sont rapprochées en une plaie linéaire ; les sutures sont posées sur la moitié supérieure, il ne reste plus qu'à les appliquer sur la moitié inférieure et la commissure.

### FIGURE 4. TAMPONNEMENT DES FOSSES NASALES.

L'opération ne pouvant être bien comprise par l'extérieur, nous l'avons simulée sur le cadavre sur une section au profil des fosses nasales, la cloison conservée et le trajet des fils ponctués (voyez, pour les figures analogues, *pl.* 1, *fig.* 2 et 3 ; et *pl.* 15, *fig.* 3 et 4).

Un fil double ayant été introduit avec la sonde de Bellocq (*pl.* 1, *fig.* 3), la sonde a ramené d'arrière en avant un tampon de charpie (l) qui bouche, en s'y appliquant, l'orifice postérieur des fosses nasales. Le double fil tendu dans la gouttière inférieure de la fosse nasale, et dont on voit le trajet ponctué (m), embrasse entre ses extrémités un autre tampon de charpie (n) sur lequel les deux bouts sont noués, et qui bouche en avant l'ouverture de la narine.

#### PERFORATION DES SINUS.

##### FIGURE 5. PERFORATION DES SINUS FRONTAUX.

Une incision étant pratiquée en regard du sinus frontal, l'opérateur est occupé à enlever la table de l'os avec une petite couronne de trépan.

##### FIGURES 6 et 7. PERFORATION DU SINUS MAXILLAIRE.

###### *Figure 6. Perforation par les alvéoles.*

La seconde dent petite molaire a été arrachée ; le trépan perforatif de Dupuytren est employé à percer le fond de son alvéole, qui correspond au point le plus déclive du sinus maxillaire.

###### *Figure 7. Perforation par la paroi externe.*

L'angle labial est écarté en dehors avec les doigts (o, p) des deux mains d'un aide, de manière à relever la lèvre supérieure sur la joue. Le chirurgien a incisé dans la gouttière de réflexion de la membrane muqueuse et disséqué de bas en haut les chairs dans la fosse canine pour mettre à nu la surface osseuse. Au moment choisi de l'opération la tréphine est appliquée pour enlever un disque de l'os, qui laissera pénétrer dans le sinus.

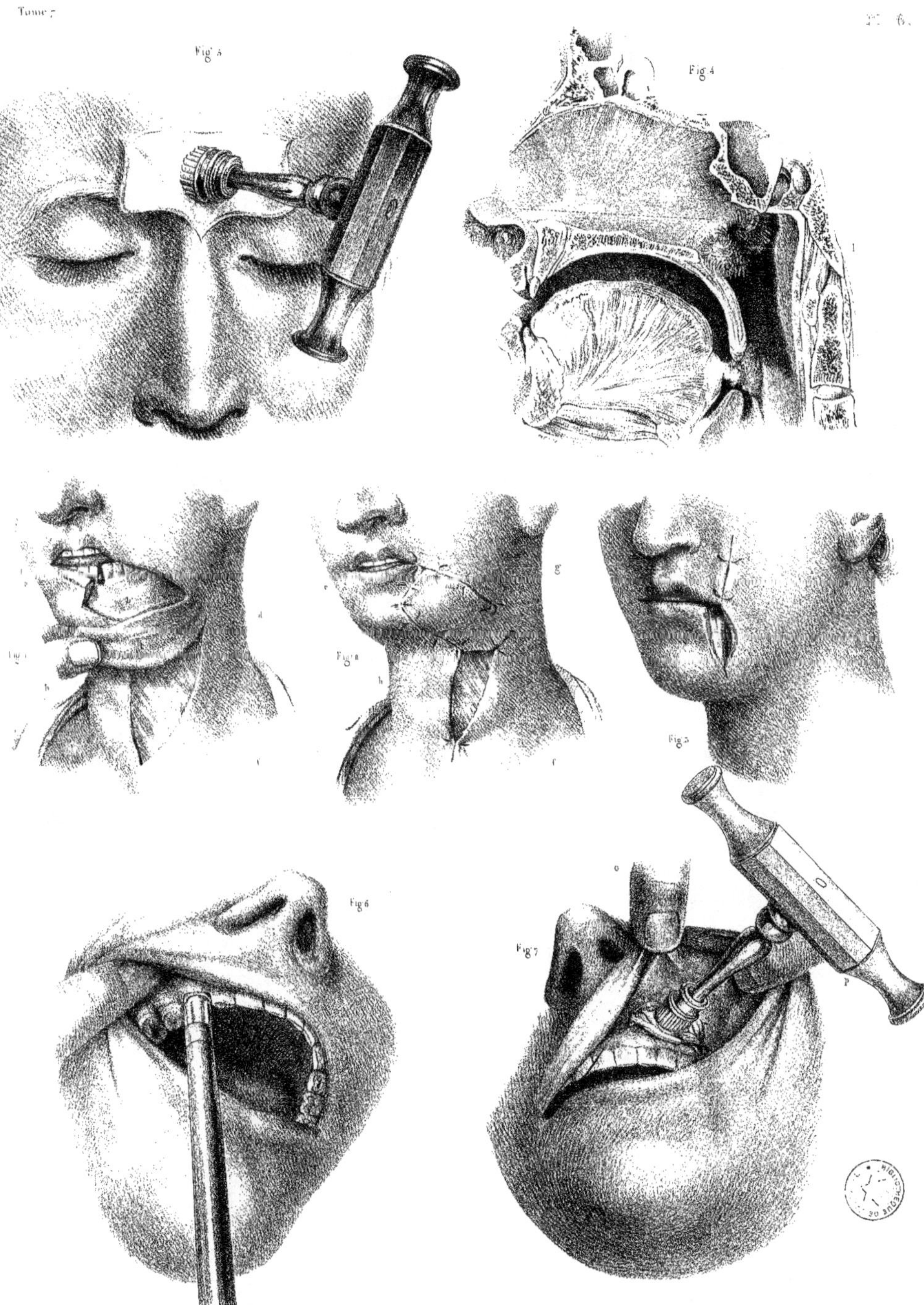

Fig 3
Fig 4
Fig 1
Fig 2
Fig 5
Fig 6
Fig 7

# CHÉILOPLASTIQUE.

ADULTE, DEMI-NATURE.

FIGURES 1 et 2. ABLATION PAR UN LAMBEAU EN V (*procédé ancien*).

*Figure 1. Cancer de la lèvre inférieure* avec l'indication des quatre incisions qui constituent l'opération. — a, a. Incisions descendantes qui se réunissent inférieurement à un sommet (b), au-dessous de l'os hyoïde, pour circonscrire la maladie dans un lambeau triangulaire qu'on enlève. — c, c. Tracé des incisions horizontales qui prolongent, sur les joues, les deux commissures labiales jusqu'au point (d). — Le lambeau tenu de la main gauche, le chirurgien est occupé à le détacher avec le bistouri.

*Figure 2. Pansement après l'opération.* Les deux lambeaux latéraux sont réunis par des sutures, l'un avec l'autre, sur la ligne médiane, et chacun d'eux avec la joue correspondante, jusqu'aux commissures de nouvelle formation. Le bord libre des lambeaux constituant la nouvelle lèvre inférieure n'est d'abord qu'une surface saignante qui se recouvre plus tard d'un tissu cutané accidentel.

FIGURES 3 et 4. ABLATION PAR UN LAMBEAU QUADRILATÈRE (*procédé de Chopart*).

*Figure 3. Cancer de la lèvre inférieure* avec l'indication des lignes des trois incisions. — De a en b. Les deux incisions verticales qui, des commissures, descendent sous la mâchoire jusqu'au-dessous de l'os hyoïde. — c. Ligne de l'incision horizontale qui circonscrit en bas la portion des chairs altérées. — d. Les deux angles du lambeau qui s'étend, de chaque côté, jusqu'en (b) et doit être isolé, par dissection, pour être ramené de bas en haut, par extension, jusqu'au niveau de l'orifice buccal, afin de constituer la lèvre inférieure de nouvelle formation.

*Figure 4. Réunion du lambeau* avec les chairs des deux côtés à l'aide de la suture entortillée.

FIGURES 5 et 6. ABLATION PAR UN LAMBEAU DEMI-ELLIPTIQUE (*procédé de M. Roux de Saint-Maximin*).

*Figure 5.* La maladie est représentée circonscrite entre les deux incisions de l'auteur. — De a en b. Incision prolongeant, sur la joue, la commissure labiale pour cerner le cancer en haut. — De c en b. Incision inférieure demi-elliptique qui cerne le cancer en bas.

Le lambeau unique inférieur, ayant été isolé par dissection, est réuni dans une portion de son étendue avec l'incision supérieure; le reste est destiné à former la lèvre, mais avec une incurvation en bas qui la laisse pendante.

*Figure 6. Le même procédé modifié.* D'après M. Lisfranc, le lambeau inférieur a été partagé au milieu, par une incision verticale, en deux lambeaux dont on gouverne plus facilement la dissection isolée et l'affrontement. L'opération est représentée terminée. Si la courbe de la plaie menaçait de former une lèvre trop pendante, on pourrait y suppléer en taillant en V l'incision verticale de M. Lisfranc. C'est de cette manière que l'opération est pratiquée, afin que les deux lignes de l'incision inférieure n'aient que la longueur voulue pour correspondre, en haut, à la demi-lèvre et à la section sur la joue. Un trajet ponctué indique la longueur du lambeau interne avant la résection.

FIGURE 7. Réunion, par des sutures, suivant la modification que nous venons de proposer.

FIGURES 8 et 9. ABLATION ENTRE DEUX LAMBEAUX EN ÉQUERRE (*procédé de M. Serres de Montpellier*) modifié pour un prolongement de la maladie en haut. Le cancer qui occupait la moitié de la lèvre et la commissure est enlevé. Il ne reste plus qu'à disséquer les lambeaux pour en faciliter l'affrontement.

*Figure 8. Tracé des lignes d'incision.* — De a en b. Incision verticale externe qui limite en dehors le cancer et se prolonge inférieurement pour un lambeau vertical. — De c en d. Incision verticale interne qui limite une portion du cancer entre deux lambeaux verticaux, e et f. — De g en h. Incision transversale qui limite inférieurement le cancer et l'isole des deux lambeaux verticaux. — De i en k. Troisième incision verticale qui limite en dedans le cancer et forme, aux dépens de la moitié saine de la lèvre inférieure, un lambeau horizontal l.

*Figure 9. Réunion de la plaie* par des sutures après réunion par dissection et affrontement, les deux lambeaux verticaux e, f, de la figure 8 venant se joindre suivant une ligne (m) qui prolonge la commissure; tandis que le lambeau l de la figure 8 rejoint les deux lambeaux verticaux suivant la ligne (n) de la première incision verticale interne. À l'angle de la commissure, les quatre lambeaux se réunissent deux à deux par une double suture en diagonale.

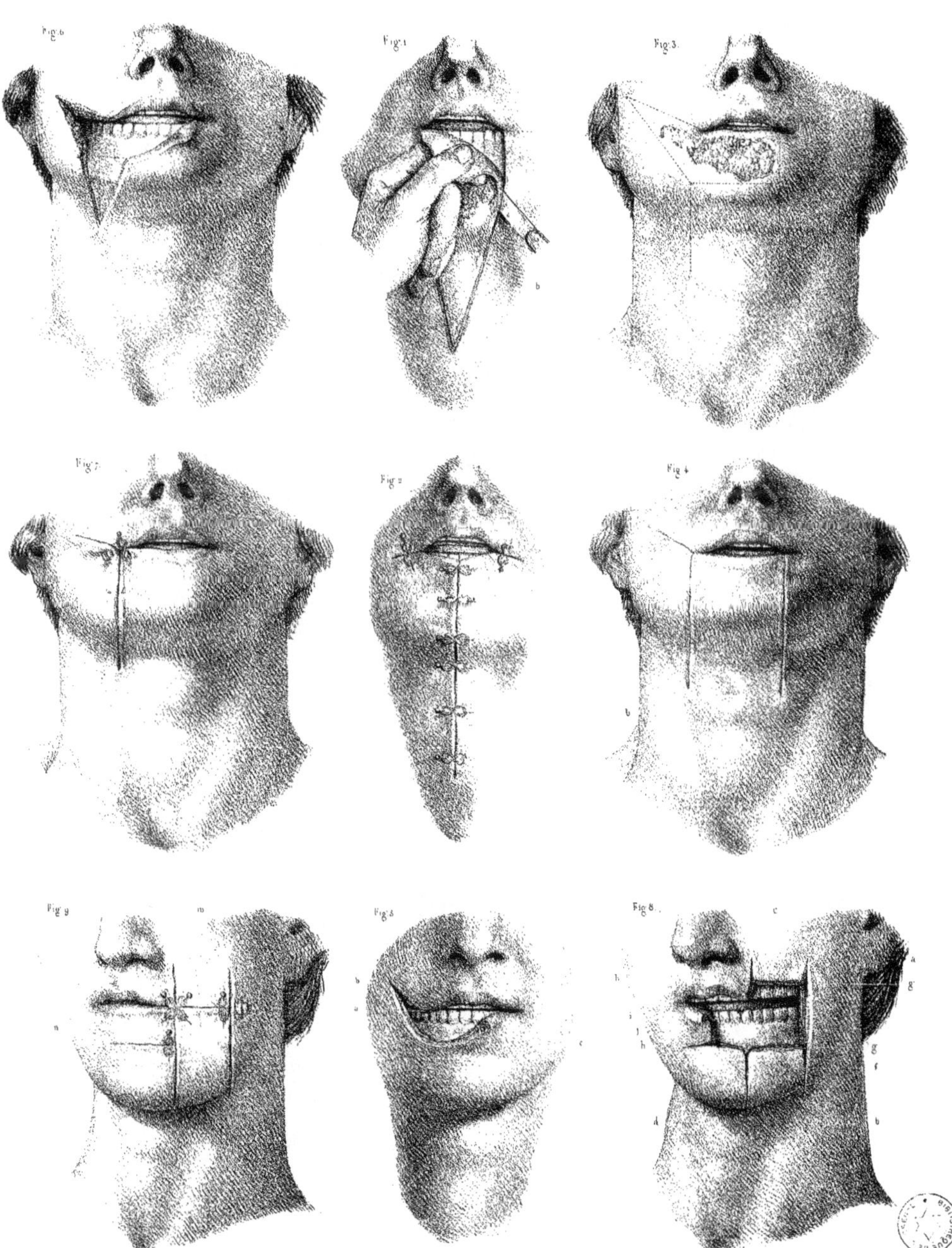

Fig. 6
Fig. 1
Fig. 3
Fig. 7
Fig. 2
Fig. 4
Fig. 9
Fig. 5
Fig. 8

# BECS-DE-LIÈVRE.

## GRANDEUR NATURELLE.

Trois cas d'opération pratiqués par Ant. Dubois et copiés sur des pièces en cire appartenant au cabinet de la Faculté.

FIGURES 1, 2, 3, 4, 5. BEC-DE-LIÈVRE DOUBLE.

FIGURE 1. *État du bec-de-lièvre avant l'opération.* Au milieu se présente le tubercule incisif ou intermaxillaire; il est formé par le noyau-squelette qui porte les deux dents incisives médianes, et il est environné d'un bourrelet gingival avec un tubercule cutané irrégulier. FIGURE 2. *Opération pratiquée.* Le tubercule cutané (a) (*fig.* 1, 2, 3) est rafraîchi sur les bords, le bistouri a divisé son adhérence tégumentaire (b) (*fig.* 1, 2, 3) avec la sous-cloison du nez; les bords du tubercule gingival (c) (*fig.* 1, 2, 3) sont équarris, les dents incisives légèrement ébranlées pour en permettre le rapprochement avec un fil métallique. L'avivement, avec les ciseaux, des bords de la division anormale (d), a terminé l'opération.

FIGURE 3. Le même cas représenté au profil pour montrer la manœuvre de rétropulsion forcée, imprimée avec une forte pince plate (e); sauf une légère fracture au tubercule incisif pour le faire rentrer au niveau des deux bords labiaux, suivant que l'a imaginé M. Gensoul.

FIGURE 4. *Réunion par une triple suture entortillée.*

FIGURE 5. *Aspect des parties* plusieurs mois après la cicatrice effectuée.

FIGURES 6 et 7. Autre cas de bec-de-lièvre double sur un adulte. Le tubercule incisif est très large et fort saillant : les deux dents incisives inférieures sont en position médiane, mais déviée; les deux autres, éloignées des premières, présentent leur face linguale en avant. Le grand écartement des deux scissures latérales donne une largeur considérable à toute l'extrémité du nez. La figure 7 montre le même cas après l'opération et la guérison.

FIGURES 8, 9, 10. *Bec-de-lièvre simple chez un enfant.*

FIGURE 8. *Aspect des parties* vues perpendiculairement de face. L'intervalle de la scissure du côté gauche montre l'écartement de la voûte palatine et l'inclinaison ascendante du bord alvéolaire du côté droit. La langue est vue librement dans l'écartement des deux segmens de la lèvre supérieure.

FIGURE 9. *Aspect du bec-de-lièvre* vu obliquement en-dessous pour montrer l'écartement de la voûte palatine.

FIGURE 10. *Résultat de l'opération* après la cicatrice obtenue.

FIGURE 11. *Ciseaux droits*, épais et à branches courtes, avec lesquels on pratique, d'un seul coup, la section des bords de la lèvre supérieure.

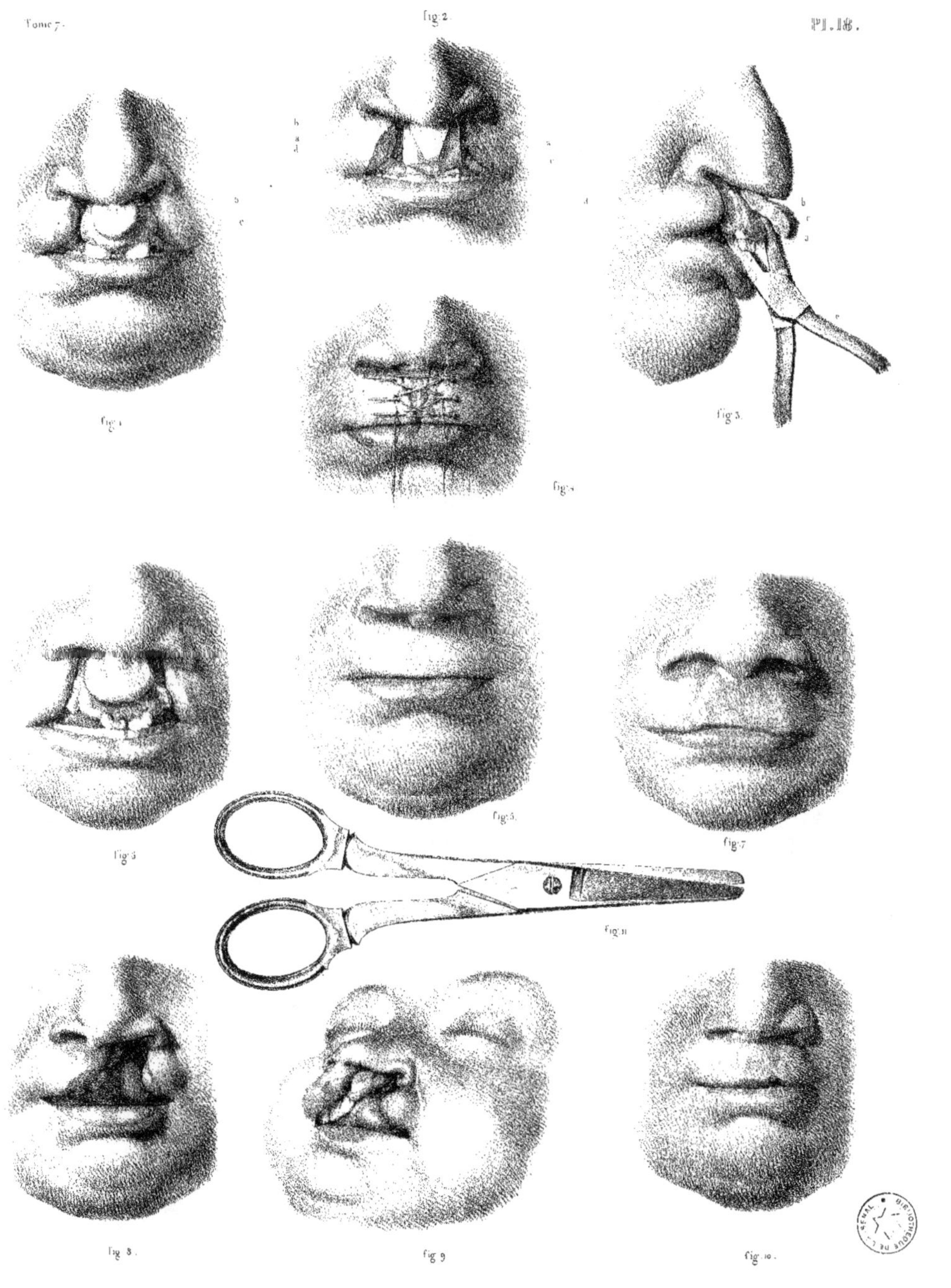



dessiné d'ap.nat. par Léveillé          Imp. de Lemercier, Bénard et Cie

# INSTRUMENS DES OPÉRATIONS QUI SE PRATIQUENT DANS LES FOSSES NASALES ET SUR LES AMYGDALES.

DEMI-GRANDEUR.

**INSTRUMENS DES POLYPES DES FOSSES NASALES.**

FIGURE 1 à 24.

FIGURE 1 à 10. PINCES A POLYPES.—*Fig.* 1, 2, 3, 4. *Pinces droites* variables pour la force et le mode d'articulation des branches. — *Fig.* 5, 6, 7, 8, 9, 10. *Pinces courbes* également variables de force et de courbure pour atteindre sur divers points des fosses nasales. Le numéro 10, en particulier, forme une double courbure.

FIGURE 11. PETITE SCIE A RÉSECTION DE M. H. LARREY convenable pour toutes les résections dans les cavités de la face et en particulier pour enlever une partie d'os malade.

FIGURE 12. PORTE-CAUSTIQUE DES FOSSES NASALES. L'extrémité qui se fléchit par une charnière forme un cône de réception pour une éponge imbibée de caustique.

FIGURE 13. INSTRUMENT DE M. MARTIN SAINT-ANGE POUR ARRÊTER L'HÉMORRAGIE NASALE. C'est une canule terminée par une vessie à air destinée à remplacer le tampon postérieur. Toutefois le tamponnement est bien plus sûr et bien plus efficace.

FIGURE 14 à 19. SERRE-NOEUDS.— *Fig.* 14. *Serre-nœud de Desault.* Un anneau dans lequel passe le fil forme une extrémité, l'autre est une plaque fendue où se fixe le fil. — *Fig.* 15. *Autre serre-nœud en gouttière* dont les deux extrémités seules forment cylindre. — *Fig* 16. *Serre-nœud à canule* dont le fil enroulé au tour d'un anneau (a) est serré par une vis de rappel (b).—*Fig.* 17. *Serre - nœud à chapelet de M. Mayor* qui agit par le même mécanisme ou par un petit treuil.— *Fig.* 18. *Serre-nœud à treuil de Donigès.* — *Fig.* 19. *Autre serre-nœud à double canule de M. G. Pelletan.*

PORTE-LIGATURES. FIGURE 21 à 24.

FIGURE 20. PORTE-LIGATURE DE M. FÉLIX HATIN. Une tige (a) flexible et mobile sur le corps de l'instrument porte la ligature par deux crochets (b); une vis sans fin (c) sert à écarter ou rapprocher deux branches latérales (d) qui augmentent la largeur de l'instrument. *Fig.* 20. Face convexe de l'instrument. *Fig.* 20 *bis.* Face concave.

FIGURE 21. PORTE-LIGATURE DE M. BLANDIN. Les trois branches (a, a, a) qui portent le fil s'ouvrent en appelant à soi la tige (b) et permettent un écartement assez considérable du fil porté à la base de la tumeur. — *La figure* 21 *bis* représente le même instrument fermé.

FIGURE 22. INSTRUMENT SEMBLABLE EN CAOUTCHOUC. Il s'ouvre ou se ferme à volonté par une tige qui commande un curseur à trois anneaux pour gouverner les branches.

FIGURE 23. PORTE-LIGATURE DE M. LE ROY D'ÉTIOLES. Dans une canule (a) joue une tige flexible rentrante (b) sur laquelle se meut un mandrin (c). La tige et le mandrin sont terminés par deux segmens plats (d) entre lesquels se trouve pincée l'anse du fil contenue dans une cannelure que l'on fixe ou dégage à volonté en pressant ou retirant le bouton de la tige (c). — *Fig.* 23 *bis* est le même instrument vu par sa face concave.

FIGURES 24 ET 24 *bis.* PINCE PORTE- FIL DE M. LE ROY D'ÉTIOLES.

**INSTRUMENS D'EXCISION DES AMYGDALES ET DE LA LUETTE.**

FIGURE 25. SPECULUM OBIS DE M. CHARRIÈRE. Il maintient facilement l'ouverture de la bouche par l'écartement des arcades dentaires entre les deux plateaux (a, a); l'instrument s'ouvre avec facilité en pressant à pleine main les deux branches (b, b) et se ferme de lui-même par une crémaillère à ressort.

FIGURE 26. SPÉCULUM TRÈS SIMPLE DE M. SAINT-YVES formé de deux plaques dentaires à angle soudées à un anneau dans lequel on passe le doigt.

FIGURE 27. ABAISSEUR DE LA LANGUE DE M. COLOMBAT DE L'ISÈRE.

FIGURE 28 à 34. AIRIGNES ET PINCES pour saisir les amygdales. — *Fig.* 28 à 31. *Airignes droites* à une seule ou à deux branches. — *Fig.* 32. *Plaque protectrice* que M. H. Larrey adapte aux airignes pour protéger la langue.— *Fig.* 33. *Airigne double à coulisse.*— *Fig.* 34. *Pince à coulisse de M. Chaumet de Bordeaux.*

FIGURE 35 à 39. *Diverses airignes à crochets courbes.*

FIGURE 40 à 43. BISTOURIS D'EXCISION qui ne coupent que dans une portion de leur tranchant. — *Fig.* 40. *Bistouri de M. Baudens.* — *Fig.* 41. *Autre bistouri boutonné concave.* — *Fig.* 42. *Bistouri concave sur le plat.* Il a l'inconvénient qu'il en faut un pour chaque côté. *Fig.* 43. *Bistouri chaperonné de M. Ricord.*

FIGURE 44. *Ciseaux à excision.*

FIGURES 45 ET 46. TONSILLITOME DE FAHNESTOCK : modifié par M. Velpeau, fig. 45; et par M. Ricord, fig. 46. Cet instrument, qui est un sécateur, se compose d'une tige d'acier glissant dans une canule, l'une et l'autre terminées par un disque tranchant; de sorte que l'amygdale se trouve coupée dans le jeu d'un disque sur l'autre. Une branche qui glisse en avant du corps de l'instrument porte une aiguille (fig. 45 et 45 bis) ou une fourchette (fig. 46 et 46 bis) qui fixe l'amygdale et l'éloigne des anneaux par un mouvement de bascule tandis que le jeu d'un anneau sur l'autre pratique la section. La fourchette de M. Ricord saisit mieux l'amygdale à exciser; mais le jeu du disque de l'instrument de M. Velpeau est préférable en ce qu'il opère en avant, en amenant vers la bouche, tandis que l'autre, se trouvant en arrière, peut rencontrer trop tôt la paroi du pharynx.

FIGURE 47. *Ancien sécateur inusité.*

FIGURE 48. *Porte-ligature de M. Itard.*

FIGURE 49. *Pharyngotome inusité.*

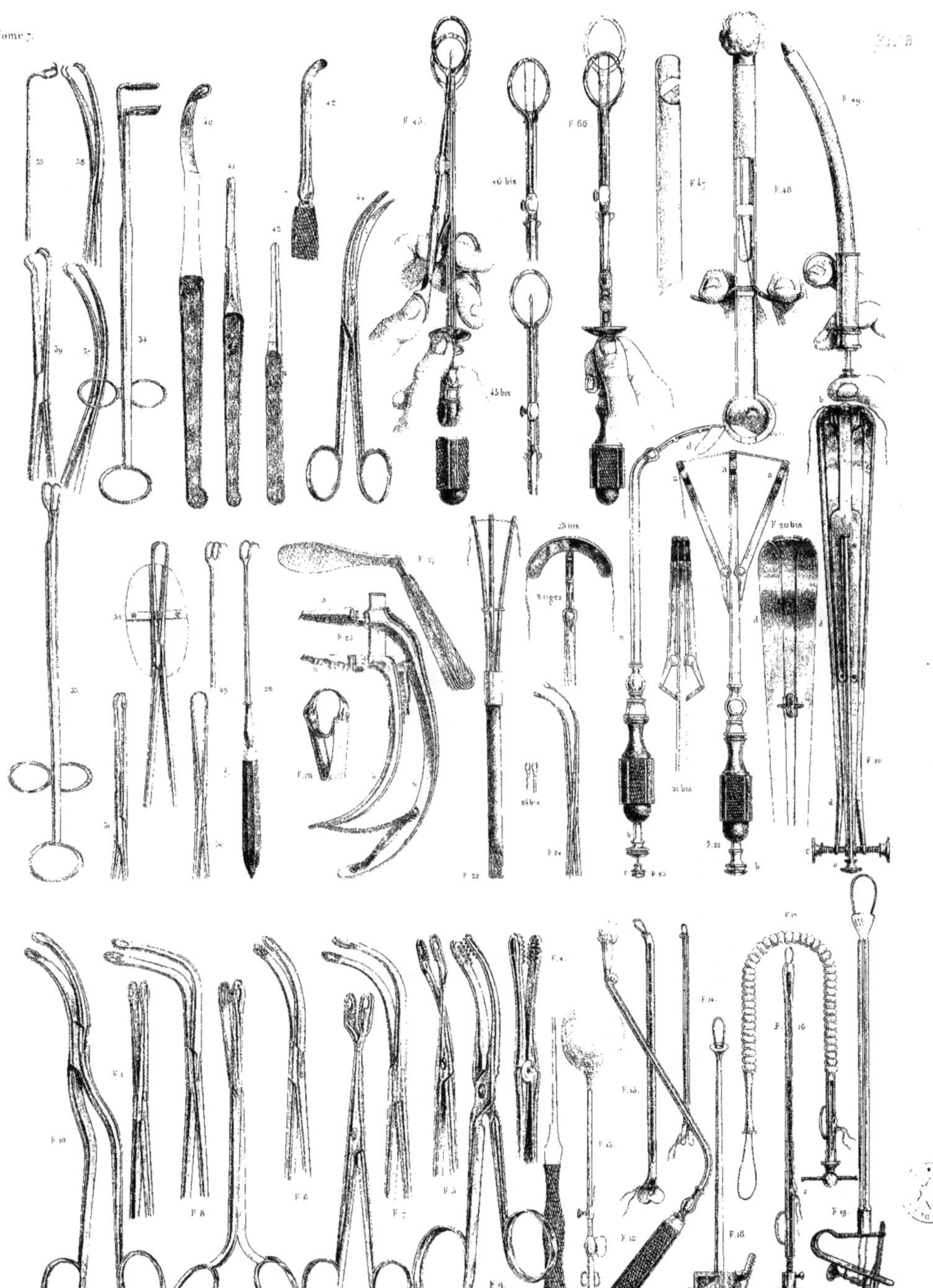

# OPÉRATIONS

## QUI ONT RAPPORT A LA FISTULE SALIVAIRE.

ADULTE, GRANDEUR NATURELLE.

### FIGURE 1. ANATOMIE OPÉRATOIRE.

Sur une tête de profil est mise à découvert toute la région latérale de la face pour montrer les glandes parotide et sous-maxillaire et leurs conduits excréteurs.

*Parties accessoires.*

1. Extrémité supérieure du sterno-mastoïdien.
2. Muscle masseter.
3. Muscle grand zygomatique.
4. Muscle buccinateur. En ce point sont figurées les glandules géniennes qui environnent l'extrémité buccale du conduit de Sténon.
5 et 6. Artère et veine faciales.
7. Plexus-nerveux de la septième paire parallèle au conduit de Sténon.
a. Glande parotide.
b. Conduit salivaire de Sténon dans le lieu où les fistules sont le plus fréquentes.
c. Glande sous-maxillaire.
d. Son canal excréteur, dit de Warthon.

### FIGURE 2. DILATATION PAR LE SÉTON. ( *Procédé de Morand.* )

Le stylet d'Anel, introduit par la fistule et parvenu dans la bouche par l'extrémité antérieure du canal salivaire, a servi à entraîner un séton composé de plusieurs brins de fil. Dans le premier temps représenté sur la figure, et qui a pour objet la dilatation du canal, l'extrémité buccale du séton est ramenée sur la joue, où elle est nouée avec l'autre extrémité.

OUVERTURE ARTIFICIELLE.

### FIGURE 3. PONCTION POUR LE TRAJET ARTIFICIEL.
#### ( *Procédé de M. Deguise.* )

Une première ponction ayant été faite d'avant en arrière, au moment indiqué de l'opération une seconde ponction est dirigée d'arrière en avant, suivant la direction du canal, avec le trocart à canule sans pavillon de M. Grosserio. Le fil qui a traversé la première plaie, et dont une extrémité est déjà dans la bouche, sera introduit de nouveau par l'autre extrémité dans la canule, et celle-ci retirée, en amenant ce fil, par la cavité buccale.

### FIGURE 4. LIGATURE DES DEUX EXTRÉMITÉS DU FIL.
#### DANS LA CAVITÉ DE LA BOUCHE.

L'anse de cette ligature étant libre dans l'intérieur du canal, il ne s'agit plus que de faire cicatriser l'orifice fistuleux.

### FIGURE 5. Même procédé pratiqué avec deux aiguilles mises en position, et dont chacune perce un trajet pour passer l'une des extrémités du fil.

### FIGURE 6. SECTION HORIZONTALE DE LA JOUE qui montre en plan perpendiculaire le cercle parcouru par la ligature et formé par le canal en dehors, la cavité buccale en dedans et les deux trajets fistuleux sur les côtés.

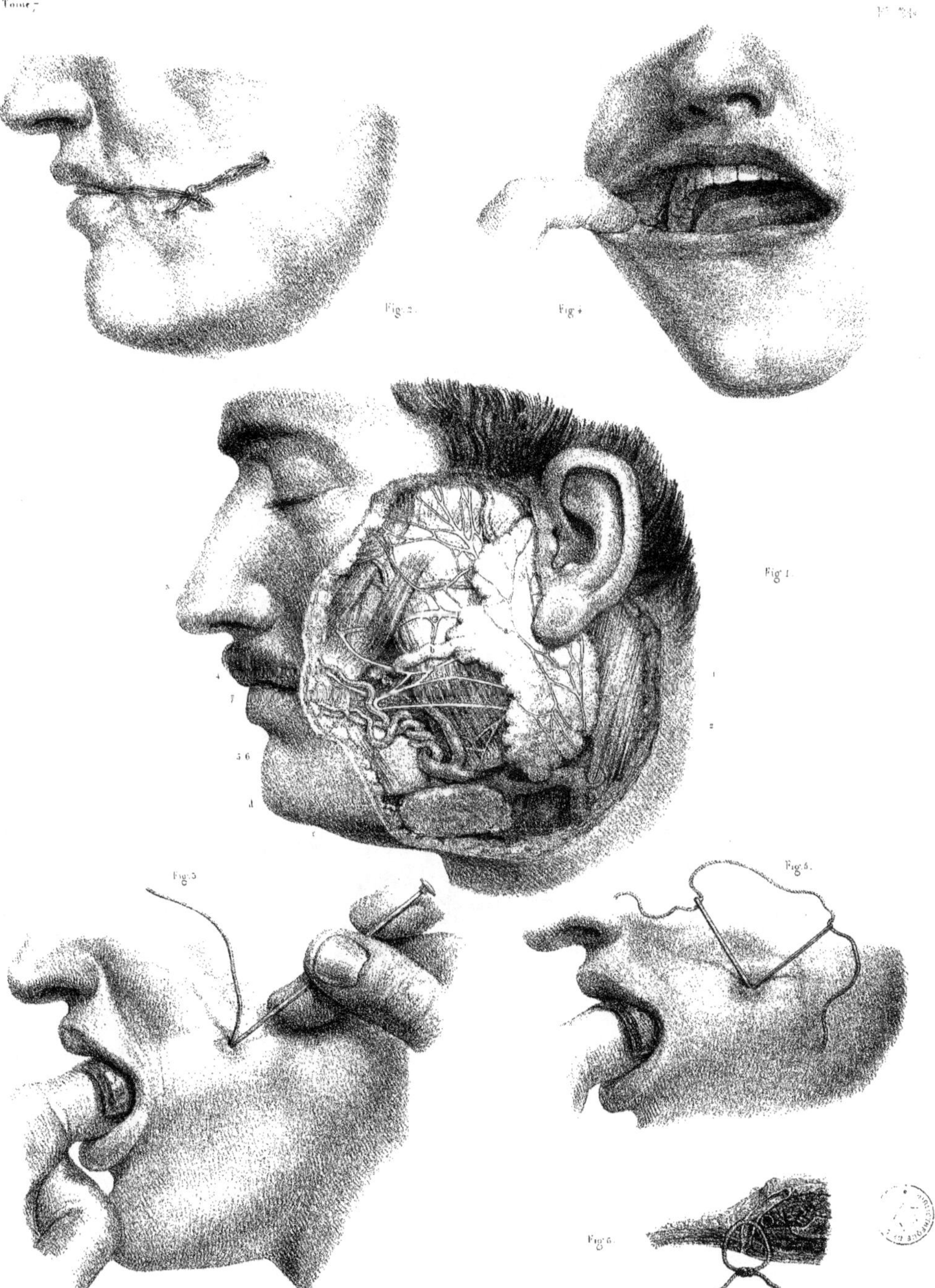

Tome 7
Fig. 2
Fig. 4
Fig. 1
Fig. 3
Fig. 5
Fig. 6

# TOME VII. PLANCHE 21.

# CANCER DE LA LANGUE.

### GRANDEUR NATURELLE.

FIGURE 1. ABLATION D'UNE MOITIÉ DE LA LANGUE (*procédé de Boyer*).

La langue étant saisie, comme il a été dit plus haut, par une érigne (d), le bord sain de l'organe tenu de la main gauche du chirurgien (e), une première section longitudinale a été faite avec des ciseaux jusqu'au delà de la partie malade de la langue; au moment choisi de l'opération, une seconde section est opérée avec les ciseaux (f) de manière à circonscrire toute la portion malade dans un lambeau triangulaire dont le sommet répond, en arrière et en dedans, à l'angle de jonction des deux sections.

FIGURE 2. ABLATION DE LA PARTIE ANTÉRIEURE DE LA LANGUE (*modification du procédé de Louis*).

L'extrémité malade de la langue saisie et amenée au dehors par une érigne de Museux (g), au lieu de pratiquer la section en travers, comme l'indique Louis, la maladie est circonscrite entre deux incisions latérales en V dont la première est pratiquée et dont la seconde s'achève avec de forts ciseaux (h); cette forme d'incision, plus favorable, permet une réunion qui rétablit artificiellement un sommet à la langue raccourcie.

FIGURE 3. RÉUNION de l'opération précédente par deux points de suture; en arrière une suture entrecoupée, en avant une suture entortillée, de part en part, qui nous paraît nécessaire pour combattre la rétraction déterminée par les styloglosses.

### FIGURES 4 et 5. LIGATURE DE LA LANGUE.

#### FIGURE 4. PASSAGE DE L'AIGUILLE.

Suivant la proposition de M. Maingault, pour éviter toute plaie extérieure, comme dans les divers procédés usités, l'opération est figurée la ligature pratiquée par la bouche, de la base de la langue à sa face dorsale. La tête est renversée en arrière, le chirurgien placé derrière le malade. Une première ligature longitudinale (i) est mise en place; l'aiguille courbe, munie de son fil, a été insinuée sous la langue de manière à ressortir sur sa face dorsale au point (k). Le chirurgien est occupé à passer une seconde ligature latérale qui sera posée en arrière, l'aiguille ressortant également au point (k).

FIGURE 5. Ligatures en position serrées avec le serre-nœud de Roderic, modifié par M. Mayor. Entre les deux se trouve circonscrite la portion malade de la langue, dont on peut obtenir à volonté, suivant le degré de striction, soit le sphacèle, comme dans les procédés de MM. Mayor et Cloquet, soit l'atrophie, qui est l'intention du procédé de M. Mirault et de celui proposé par M. Maingault.

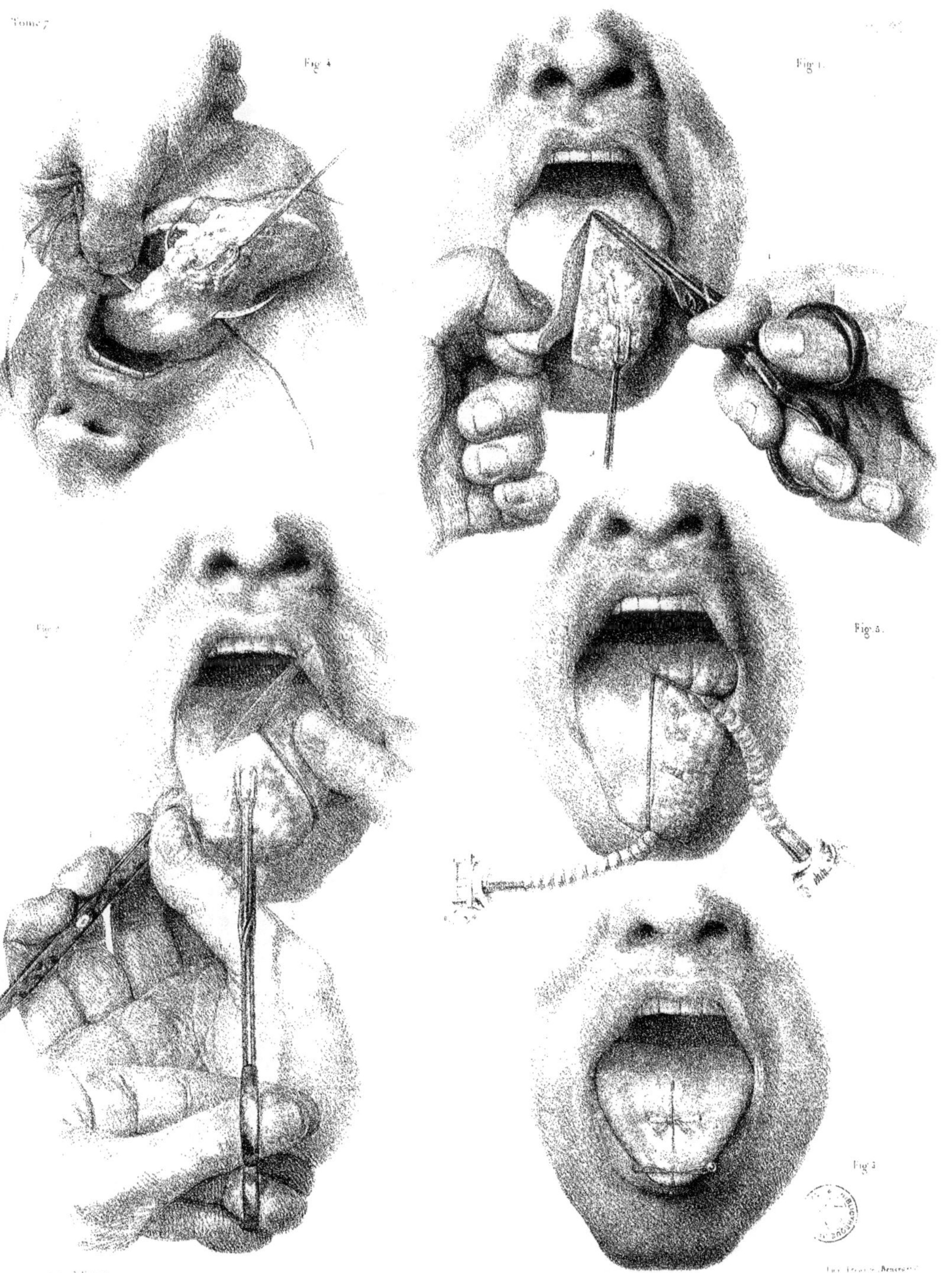

Tome 7
Fig 4
Fig 1
Fig 2
Fig 5
Fig 3

# OPÉRATION DE LA STAPHYLORAPHIE.

## ADULTE, GRANDEUR NATURELLE.

*Disposition commune à toutes les figures.* Dans toute opération de staphyloraphie, la bouche, comme elle est représentée sur toutes les figures, doit être largement ouverte, sauf à maintenir par un morceau de liége l'écartement des mâchoires, et la langue doit être abaissée de sa base à sa pointe. On peut, au besoin, la faire déprimer par un aide avec un instrument en spatule, coudé en bas à angle droit, si le malade, trop susceptible, inintelligent ou indocile, ne peut la contenir lui-même. Ce cas excepté, il est préférable de n'avoir dans la bouche aucun instrument qui gêne les manœuvres du chirurgien.

### FIGURES 1, 2, 3. PIQURE AVEC L'AIGUILLE.

FIGURE 1. PROCÉDÉ DE M. ROUX (*passage des aiguilles d'arrière en avant*).

Pour faire comprendre la succession des manœuvres qui appartiennent à ce premier temps opératoire, nous supposons qu'une première anse de fil (a) a été passée en arrière. Il en est de même d'une seconde anse antérieure (b) voisine de l'angle de la division; les extrémités de ces fils, dégarnies de leurs aiguilles, ont été ramenées en avant, où elles pendent au dehors de la bouche. Au moment choisi sur la figure, la lèvre droite de la division étant saisie et fixée par la pince à anneaux, tenue de la main gauche (c), le voile membraneux est perforé, d'arrière en avant, par l'aiguille munie de son fil et fixée à l'extrémité du porte-aiguille, tenu de la main droite du chirurgien (d). Cette manœuvre est la même pour toutes les autres piqûres.

FIGURE 2. PROCÉDÉ DE M. BÉRARD (*passage des aiguilles d'avant en arrière*).

e. Fil dégagé de son aiguille et passé d'abord sur la lèvre gauche de la division.

f. Lèvre gauche de la division saisie avec la pince à denticules engrenés.

g. Passage, d'avant en arrière, d'une seconde aiguille fixée avec la pince à pansement. Cette aiguille est garnie d'un fil qui servira à ramener, d'arrière en avant, l'extrémité gauche de la ligature, de manière à avoir fil derrière le voile du palais. Ce mode de passage est commun à toutes les ligatures.

FIGURE 3. PROCÉDÉ DE M. DE PIERRIS.

Une extrémité du fil étant déjà introduite par une première piqûre,

dans le moment choisi pour l'opération, l'instrument qui a perforé du côté opposé est prêt à ramener l'autre extrémité de la ligature.

h. Main droite du chirurgien qui tient le manche de l'instrument et gouverne, par le pouce et l'indicateur, la canule glissante de la pince et la tige de l'aiguille qu'elle renferme.

i. Doigts de la main gauche qui tendent l'extrémité de la ligature (voyez, pour le mécanisme de cet ingénieux instrument, pl. 19).

### FIGURES 4 ET 5.
### SECTION DES BORDS DE LA DIVISION ANORMALE.

FIGURE 4. PROCÉDÉ DE M. ROUX (*section d'arrière en avant*).

a. Bord gauche de la division fixé avec la pince à anneaux tenue de la main gauche du chirurgien.

b. Bistouri droit boutonné tenu de la main droite, le tranchant en haut, et qui opère la section d'arrière en avant. L'incision a été commencée au bord postérieur pharyngien par des ciseaux coudés.

FIGURE 5. PROCÉDÉ DE M. BÉRARD (*section d'avant en arrière*).

c. Bord gauche de la division saisi avec la pince denticulée.

d. Section avec le bistouri droit, en procédant d'avant en arrière, de l'angle antérieur de la division vers le pharynx, le dos de l'instrument glissant sous la voûte palatine.

### FIGURES 6 ET 7. LIGATURE.

FIGURE 6. LIGATURE AVEC LES DOIGTS.

L'opération est figurée sur l'anse postérieure, que l'on doit lier la première.

a, b. Les deux doigts indicateurs du chirurgien, opposés par leur face postérieure, serrent la ligature par leur écartement, les extrémités des fils, fixées dans la paume des mains, appuyant sur la pulpe des pouces qui font poulies de renvoi.

c. Premier nœud de la ligature saisi avec une pince à anneaux dans l'écartement des doigts pour faciliter le second nœud.

FIGURE 7. LIGATURE FAITE AVEC L'INSTRUMENT DE M. GUYOT.

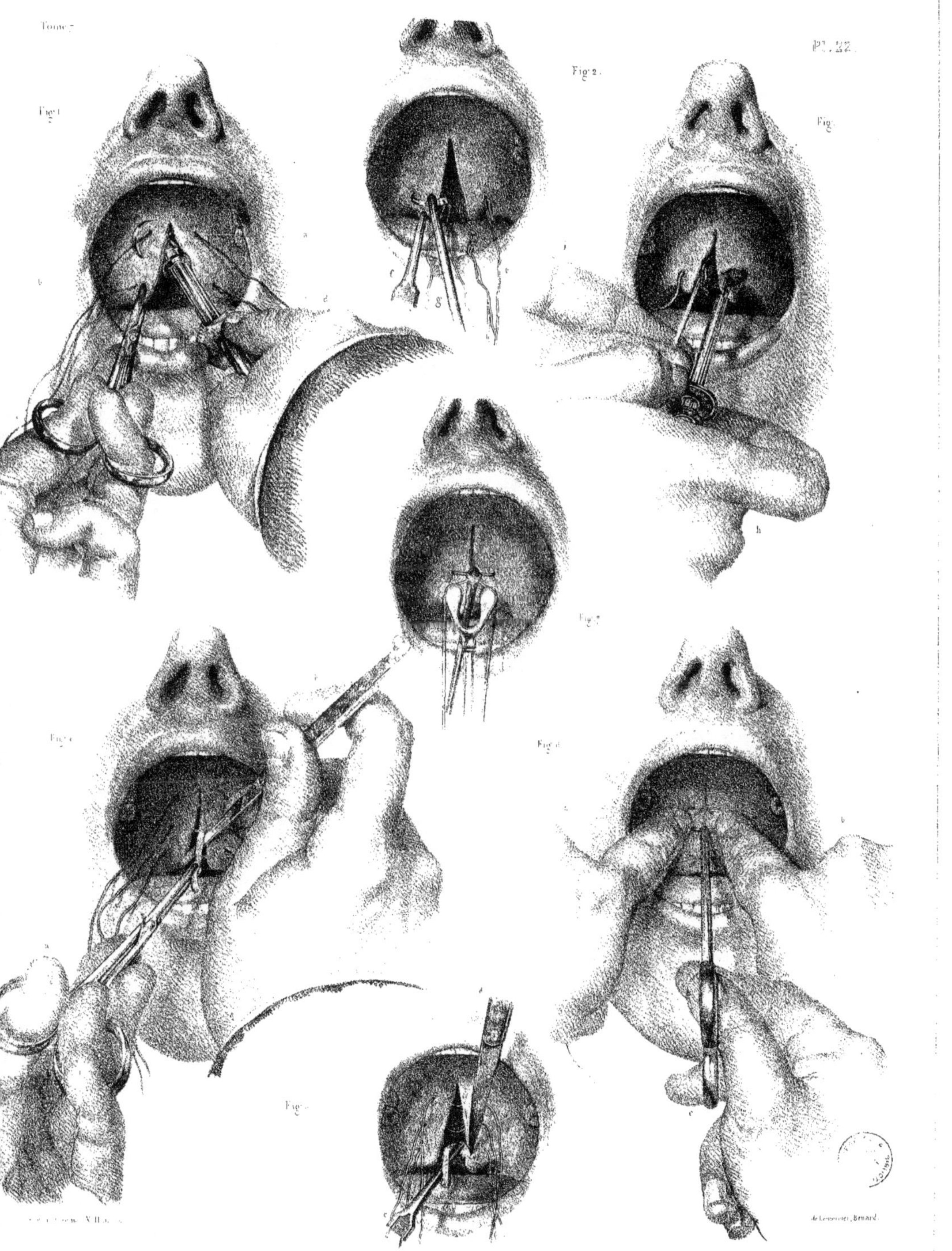

Pl. 22.
Fig. 1.
Fig. 2.
Fig. 3.
Fig. 4.
Fig. 5.
Fig. 6.
Fig. 7.
Imp. Lemercier, Bénard.

# INSTRUMENS DE LA STAPHYLORAPHIE.

### DEMI-GRANDEUR.

**PORTE-AIGUILLES. — FIGURES 1 à 22**

FIGURE 1. Porte-aiguille de M. Roux. Le curseur (a) que fait mouvoir le pouce, simulant une canule mobile, opère, en glissant vers l'extrémité, le rapprochement des mors qui fixent l'aiguille (b).

FIGURE 2. Porte-aiguille de M. Græfe.

FIGURE 3. Porte-aiguille de M. Devillemur. La tige intérieure ne fait que chasser l'aiguille, qui, par conséquent, n'est pas suffisamment contenue.

FIGURE 4. Autre porte-aiguille formant pinces.

FIGURE 5. Porte-aiguille de M. Dieffenbach.

FIGURE 6. Porte-aiguille de M. Colombat.

FIGURE 7. Pinces de M. Græfe.

FIGURE 8. Pince de M. Lisfranc.

FIGURE 9. Porte-aiguille de M. Dieffenbach.

FIGURE 10. Tenaculum palatin de M. Hruby.

FIGURE 11. Aiguille de M. Donigès percée d'un chas qui porte le fil.

FIGURE 12. Aiguille de M. Schverdt composée de deux branches ouvrant à bascules et entre l'extrémité desquelles le fil est fixé dans un trou formé par deux échancrures latérales.

FIGURE 13. Aiguille creuse de M. Guyot. Le fil introduit dans l'échancrure (a) est fixé par une tige métallique que gouverne le bouton (b).

Le mécanisme de ces divers instrumens est très défectueux. Ceux qui suivent sont bien préférables.

FIGURE 14. Pince-aiguille de M. Beaumont.

FIGURES 15 et 16. Pince-aiguille de M. Sotteau. Cet instrument, l'un des plus ingénieux, opère très bien. L'aiguille tout enfilée, très courte et isolée (a), est contenue, dans une petite mortaise, à l'extrémité de l'une des branches (b). En fermant l'instrument, elle perce les tissus et se trouve saisie, de l'autre côté, par un anneau élastique de l'autre branche (c), dont il n'y a plus qu'à la dégager. Rien de plus facile que cette manœuvre, où les parties sont toujours traversées d'arrière en avant.

FIGURE 17. Pince porte-aiguille de M. Colombat, dont le mécanisme est le même.

FIGURE 18. Tige porte-aiguille de M. Bourgougnon. L'aiguille s'en détache. La rectitude de la tige et le peu de fixité de l'aiguille font que l'usage de cet instrument n'est ni sûr, ni commode.

FIGURE 19. Aiguille de M. Bourgougnon. Cet instrument, à peu près semblable à celui de M. de Pierris, lui est très inférieur.

FIGURES 20 et 20 *bis*. Aiguille de M. de Pierris, imitée de celles de MM. Bourgougnon et Fauraytier. Cet instrument si ingénieux, et qui allie avec tant de bonheur la promptitude à la précision et à la sûreté de l'effet produit, est du très petit nombre de ceux dont le mécanisme est supérieur à l'action de la main la plus exercée.

Une canule (a), qui tient au manche, porte à son extrémité coudée une plaque fixe (b) avec une sorte de petite timbale (o) mobile dans un anneau. Cette première canule en renferme une seconde (d) mise en mouvement par un curseur (e). Le jeu de la canule rapproche une plaque mobile (f) dont l'application sur la plaque fixe fait office de pinces pour saisir le voile membraneux. D'autre part, dans la seconde canule (b) se meut, par un curseur (g), une aiguille (h) percée d'un chas échancré. Pour faire agir l'aiguille, un fil (i) étant appliqué sur la petite timbale abaissée (c) en poussant le curseur (e), le voile membraneux est saisi par les plaques (b, f); puis, faisant glisser le curseur (g) qui commande l'aiguille, celle-ci traverse les tissus et chasse la petite timbale : le fil qui portait dessus tombe dans le chas échancré de l'aiguille, et, en rappelant celle-ci vers le manche, elle traverse de nouveau les tissus en amenant avec elle le fil, qu'il ne s'agit plus que de dégager. Toute cette manœuvre, longue à décrire, est opérée en un instant.

FIGURES 21 et 22. Instrumens de M. Leroi d'Étiolles imités de celui de M. de Pierris et destinés à pratiquer d'une seule fois le passage des trois fils à ligature et l'avivement du bord membraneux d'un côté.

L'instrument, fig. 21, est construit sur le modèle de M. de Pierris, mais avec une triple aiguille : (a) est un couteau mobile dans un arc de cercle, et qui doit opérer la section; 21 *bis* est le même instrument vu sur l'autre face.

L'instrument, fig. 22, est comme une paire de ciseaux doubles ou à quatre branches qui agissent d'un même coup, dont deux sont de véritables ciseaux qui opèrent la section et les deux autres portent les plaques de fixité avec les trois aiguilles et les petites timbales mobiles qui les reçoivent. Au reste, il est impossible, sans les avoir vus et les avoir essayés, de se faire une idée nette d'instrumens aussi complexes.

FIGURES 23 et 24. Ciseaux de M. Roux pour l'avivement des bords de la solution de continuité.

#### SERRE-NŒUDS. — FIGURE 25-30.

*Serre-nœuds : fig.* 25, de M. Græfe. — *Fig.* 26, a, b, c, de M. Colombat. — *Fig.* 27, de M. Donigès. — *Fig.* 29, de M. Guyot. — *Fig.* 30, de M. Loudot.

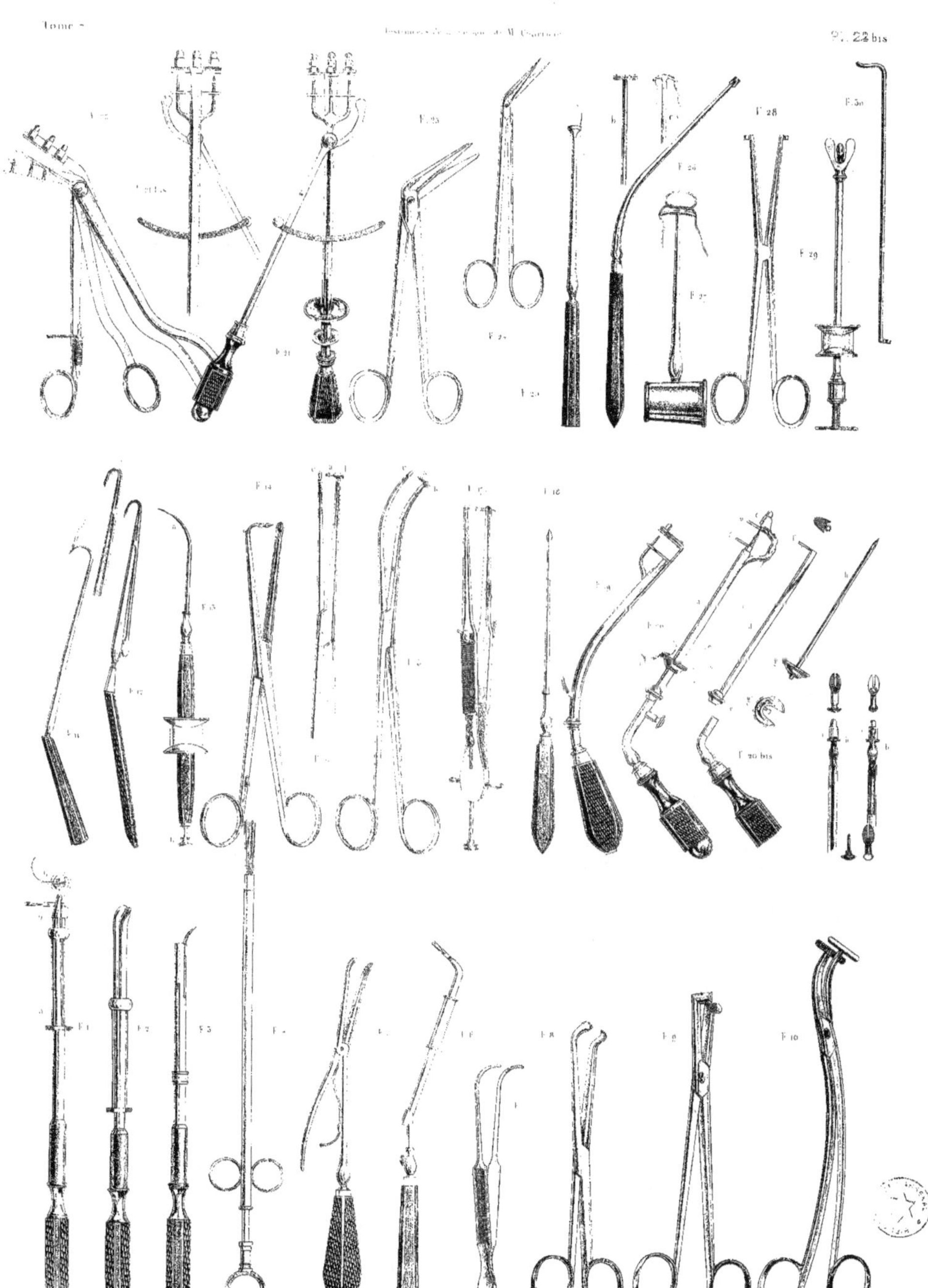

GRANDEUR NATURELLE.

## PLANCHE 23.

# OPÉRATIONS DIVERSES SUR LE VOILE DU PALAIS.

FIGURE 1. STAPHYLOPLASTIQUE. *Procédé de M. Dieffenbach.*

L'opération de la staphyloraphie étant pratiquée comme à l'ordinaire, les trois ligatures posées et les bords avivés, pour les cas où l'écartement trop considérable n'en permettrait pas l'affrontement, une section longitudinale parallèle au bord de la division est pratiquée, suivant la méthode de Celse, de chaque côté, à un centimètre plus en dehors.

FIGURE 2. URANOPLASTIQUE.

*Occlusion d'une ouverture anormale de la voûte palatine par deux lambeaux latéraux disséqués en dessous.*

FIGURE 3. *Excision d'une amygdale* saisie avec l'érigne double de

Museau (a) tenue de la main gauche, tandis que la section est pratiquée de la main droite (b) avec le bistouri droit boutonné garni de linge jusqu'auprès de son extrémité.

FIGURE 4. *Excision d'une amygdale avec le tonsillitome de M. Fahnestock,* le disque sécateur agissant d'arrière en avant ( M. Velpeau ) et l'amygdale saisie par une petite fourchette mobile (M. Ricord).

FIGURE 5. *Ligature de l'amygdale* avec le serre-nœud de M. Itard.

FIGURE 6. *Excision de la luette :* saisie avec la pince à polype, l'excision est pratiquée avec les ciseaux courbes.

## PLANCHE 24.

# CATHÉTÉRISME DE L'OESOPHAGE ET DU LARYNX.

FIGURE 1. *Cathétérisme du larynx.*

La figure représente, au point de vue cadavérique, le cathétérisme du larynx avec la sonde de Chaussier pour pratiquer la respiration artificielle dans le cas d'asphyxie. Pour faire comprendre le trajet de l'instrument on a enlevé sur le cadavre toute la moitié gauche de la cavité buccale, la langue, la mâchoire inférieure et les muscles sus-hyoïdiens, et la moitié gauche du cartilage thyroïde avec les parties qui la revêtent.

a. Plan de section de la moitié droite de la langue et de la mâchoire inférieure.

b. Section verticale de la moitié gauche de la mâchoire au-devant de la seconde dent grosse molaire.

c. Os hyoïde en position.

d. Épiglotte dont les attaches sont coupées à gauche.

e. Section médiane du cartilage thyroïde.

f. Section latérale et postérieure de la moitié gauche du même cartilage.

g. Cavité du larynx dans laquelle est reçu le bec de la sonde.

h. Sonde laryngienne dont le disque garni d'une petite éponge (i) est engagé dans l'ouverture de la glotte.

FIGURE 1 *bis.* Sonde laryngienne de Chaussier.

FIGURE 2. *Cathétérisme de l'œsophage.*

La préparation est la même que pour l'autre figure jusqu'à l'os hyoïde. Le cathétérisme est figuré avec la sonde préhensive de Dupuytren (a), dont on suit le trajet ponctué au-dessous de l'os hyoïde

jusqu'à l'extrémité en argent, à bascule ( b ), destinée à déplacer ou à accrocher contre la tige les corps étrangers aigus et d'un petit volume.

FIGURE 2 *bis.* Sonde préhensive de Dupuytren.

FIGURE 3. *Cathétérisme avec la sonde œsophagienne flexible et creuse pour opérer la déglutition artificielle dans les cas de rétrécissement de l'œsophage.*

L'instrument étant introduit dans l'œsophage par la bouche, suivant la modification de Boyer, une sonde de Bellocq a servi à introduire, du nez dans la bouche, un fil que l'on attache à l'extrémité libre de la sonde œsophagienne pour la ramener par le nez. Dans le moment choisi pour l'opération, le médius et le pouce de la main droite (a) fixant l'extrémité de la sonde pour l'empêcher de remonter, tandis que l'indicateur la dirige vers l'arrière bouche, le fil nasal tiré par la main gauche (b) ramène par l'une des narines l'extrémité libre de la sonde, qui sera fixée au dehors et ne devra plus former qu'une seule courbe de la narine dans l'œsophage.

FIGURE 4. *Sonde préhensive œsophagienne employée par M. Gama.*

Cet instrument, imité par MM. Missoux et Blondeau des sondes litholabes, pour la lithotritie, et modifié par M. Gama, se compose de quatre tiges métalliques engaînées : une grosse sonde (a), dans laquelle se meut une tige creuse à quatre branches (b); et dans celle-ci, une sonde plus petite (c) dans laquelle glisse un mandrin terminé en pince (d) qui saisit le corps étranger et le ramène sous les branches de la tige b. Deux vis de pression (e, f) fixent les tiges préhensives (b, d) dans les sondes (a, c) où elles se meuvent.

FIGURE 4 *bis.* Extrémité de l'instrument fermée sur le corps étranger.

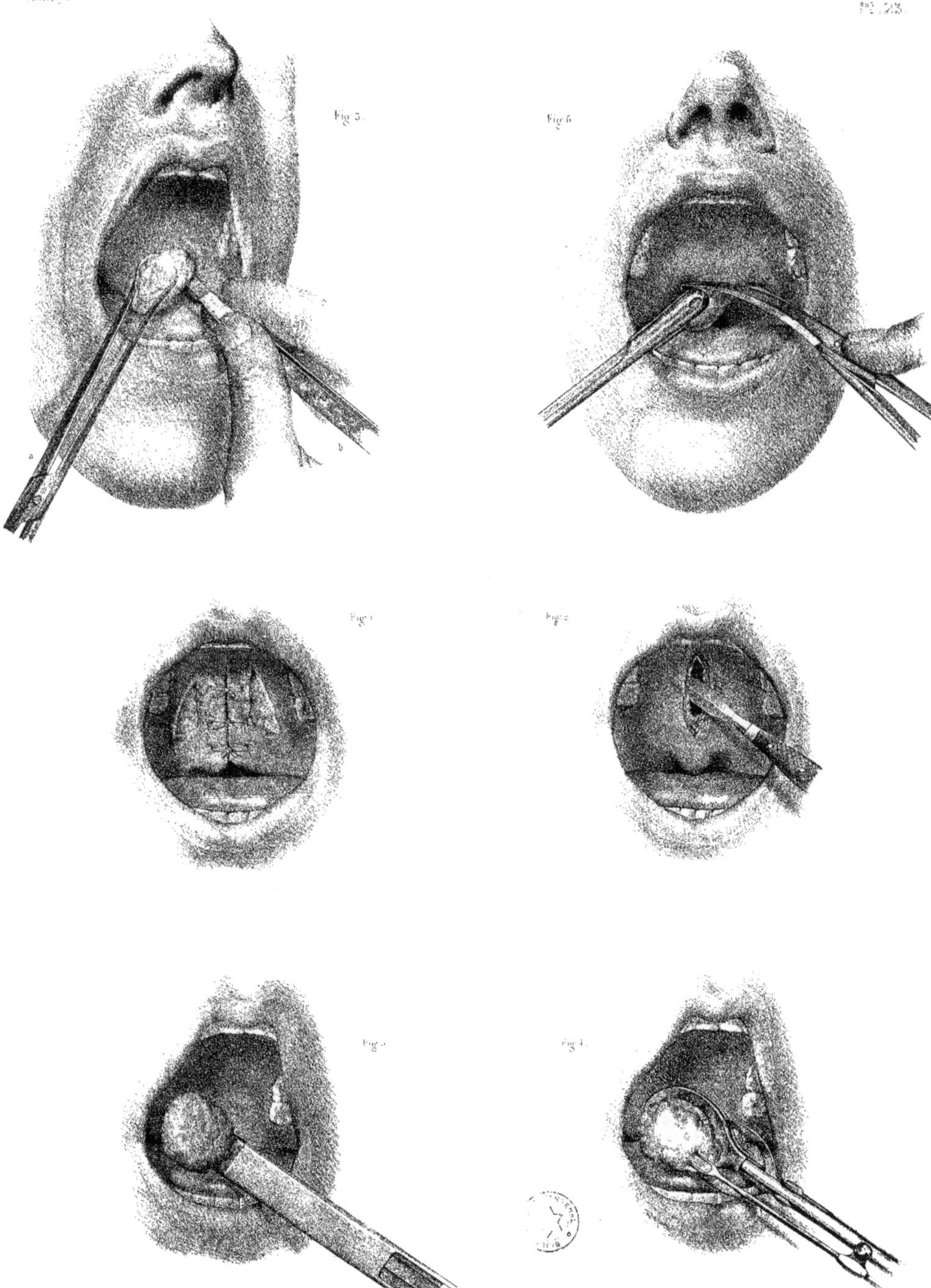
Fig. 3.
Fig. 6.
Fig. 1.
Fig. 2.
Fig. 5.
Fig. 4.

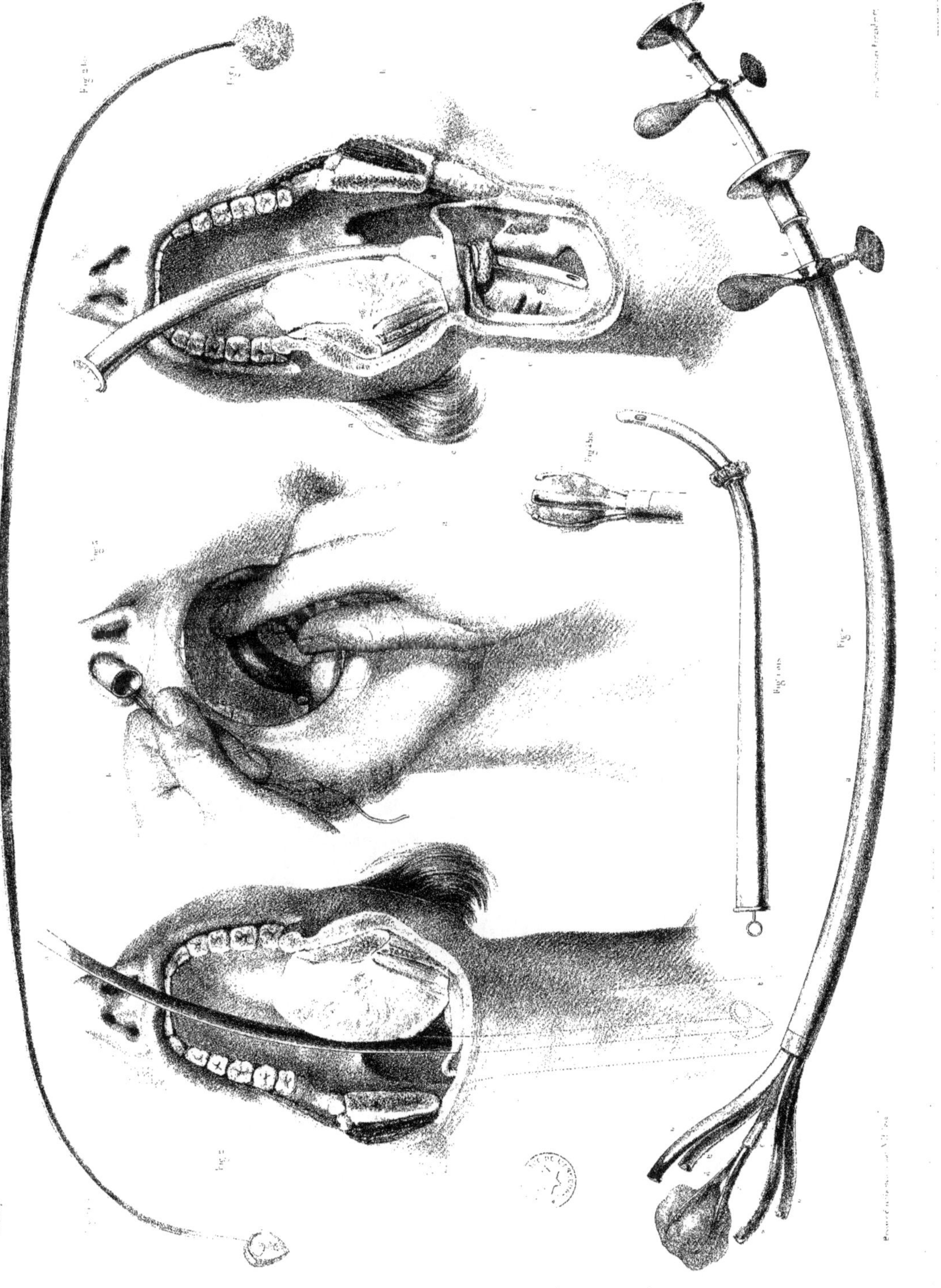

• ADULTE, GRANDEUR NATURELLE.

## PLANCHE 25.
# LARYNGOTOMIE ET TRACHÉOTOMIE.

FIGURE 1. Cette figure représente deux opérations : en haut la laryngotomie, en bas la canule de M. Bretonneau en situation après la trachéotomie.

A. *Laryngotomie.* L'opération est supposée pratiquée pour l'extraction d'une pièce de monnaie engagée dans l'ouverture de la glotte. La peau et l'aponévrose superficielle incisées, les muscles sterno-hyoïdiens écartés, on a divisé sur le plan moyen la membrane hyo-thyroïdienne et le cartilage thyroïde. Les bords de la plaie étant écartés par des crochets mousses laissent voir, au travers d'une cavité losangique, l'intérieur de la cavité du larynx, dont les cordes vocales tapissent les parois latérales. Une pince introduite dans le larynx saisit le corps étranger pour l'extraire.

B. *Canule de M. Bretonneau* laissée à demeure dans la plaie après l'opération de la trachéotomie. Elle est fixée par deux cordons noués derrière le cou et maintenus appliqués eux-mêmes de chaque côté sur les sterno-mastoïdiens par deux bandelettes agglutinatives en croix.

FIGURE 2. *Trachéotomie* pratiquée pour extraire un corps étranger qui a franchi accidentellement l'ouverture de la glotte et est tombé dans la trachée-artère.

La peau et l'aponévrose divisées, les muscles sous-hyoïdiens écartés, l'isthme du corps thyroïde coupé verticalement et la ligature des veines lésées étant pratiquée, on a incisé quatre anneaux de la trachée et fait écarter de chaque côté les bords de la plaie par des crochets mousses. Au moment choisi de l'opération le chirurgien extrait avec une pince à polype le corps étranger, qui est supposé un haricot.

FIGURE 3. *Canule à demeure après la ponction de la trachée avec le trocart de Bauchot.* Cet instrument, par la forme ellipsoïde et aplatie de sa canule, n'offre pas, pour le passage de l'air, une ouverture assez considérable; on doit lui préférer celle de M. Bretonneau. — C. Trocart de Bauchot avec sa canule. — D. Canule isolée.

FIGURE 4. Canule de M. Bretonneau vue en position sur une section médiane de la trachée. — E. Canule isolée.

F. Érigne double pour la laryngotomie et la trachéotomie.

G. Érigne de M. Bretonneau.

H. Pince à écartement de M. Trousseau. Elle écarte en rapprochant les anneaux

## PLANCHE 26.
# BRONCHOPLASTIQUE, GOITRE, OESOPHAGOTOMIE.

BRONCHOPLASTIQUE. FIGURES 1, 2, 3.

Une fistule aérienne existant sur la membrane hyo-thyroïdienne, deux procédés opératoires sont figurés pour y remédier. L'objet principal étant de former des cicatrices horizontales qui se perdent dans les plis de flexion du cou, la *figure* 1 représente un lambeau taillé horizontalement et disséqué en dessous de manière à recouvrir immédiatement la fistule par son allongement. La *figure* 2 montre le lambeau pris un peu obliquement de côté, suivant le procédé de M. Lallemand, de manière à n'avoir qu'à glisser légèrement sur son pédicule. La *figure* 3 montre le rapprochement de cette dernière plaie par des points de suture.

FIGURE 4. *Ablation par ligature d'un goître cancéreux. Méthode de M. Mayor.*

L'ablation du goître par l'instrument tranchant donnant presque toujours lieu aux accidens les plus graves, nous avons préféré faire représenter la ligature de cette tumeur suivant une forme systématique. La tumeur étant mise à découvert par une double incision cutanée elliptique, en ne laissant à sa surface que la portion de tégument altérée, trois fils ont été passés d'un seul coup, avec une forte aiguille ou carrelet, de part en part et de bas en haut à la base de la tumeur ( de A en B). De ces fils, l'un, déjeté latéralement par chaque bout, forme une première anse horizontale qui est fermée à gauche par un serre-nœud (a). Un second fil est amené en avant par ses extrémités pour étrangler d'arrière en avant (b) le tiers gauche de la tumeur déjà étranglée à sa base. Le troisième fil, également porté par un carrelet avec deux autres, traverse de nouveau la tumeur de part en part à sa base, mais de haut en bas : réuni avec son premier bout, il étrangle la portion médiane de la tumeur par un autre serre-nœud (d); tandis que les autres fils vont isoler la portion gauche de la tumeur par deux ligatures, l'une horizontale (e) et l'autre antéro-postérieure ou verticale (F). En sorte que la tumeur est partagée en trois lobes étranglés horizontalement à la base par les trois serre-nœuds (a, d, e), et d'arrière en avant par les serre-nœuds (b, f).

FIGURE 5 à 8. OESOPHAGOTOMIE.

*Figures* 5 et 6. Sonde de Vacca pour faciliter l'incision de l'œsophage. 6 est le mandrin à part.

*Figures* 7 et 8. Le malade placé en situation, le cou tendu, le menton incliné un peu à droite, l'opération pratiquée a pour objet d'extraire un corps étranger fiché dans l'œsophage. La *figure* 7 représente l'incision de l'œsophage sur le cathéter de la sonde; et la *figure* 8 le moment de l'extraction du corps étranger, l'instrument étant retiré ou remonté.

*Parties composantes de la plaie.*

a. Indicateur du chirurgien qui écarte le bord gauche de la plaie formé par le sterno-mastoïdien.

b. Indicateur d'un aide de face qui écarte sur le bord droit la masse laryngo-trachéale.

c. Muscle sterno-thyroïdien recouvrant la saillie latérale du corps thyroïde.

d. Muscle scapulo-hyoïdien.

e. Muscle sterno-mastoïdien.

f. Artère carotide primitive.

Toutes ces parties sont déprimées par l'indicateur du chirurgien.

g. OEsophage. Une section longitudinale de trois à quatre centimètres de longueur vient d'être pratiquée en regard du corps étranger.

h. Main droite du chirurgien armée soit du bistouri (7) qui incise, soit de la pince (8) qui saisit le corps étranger pour l'extraire.

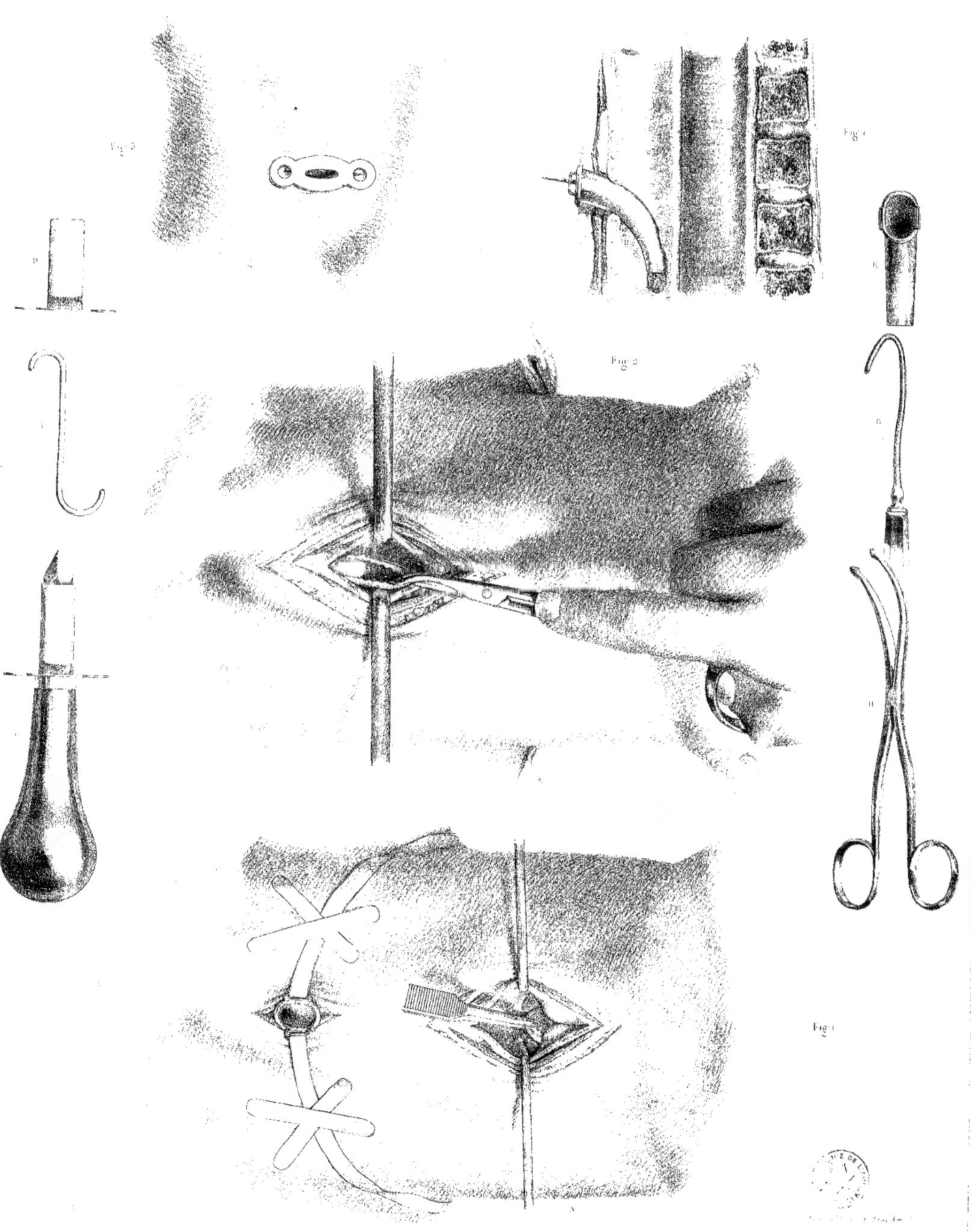

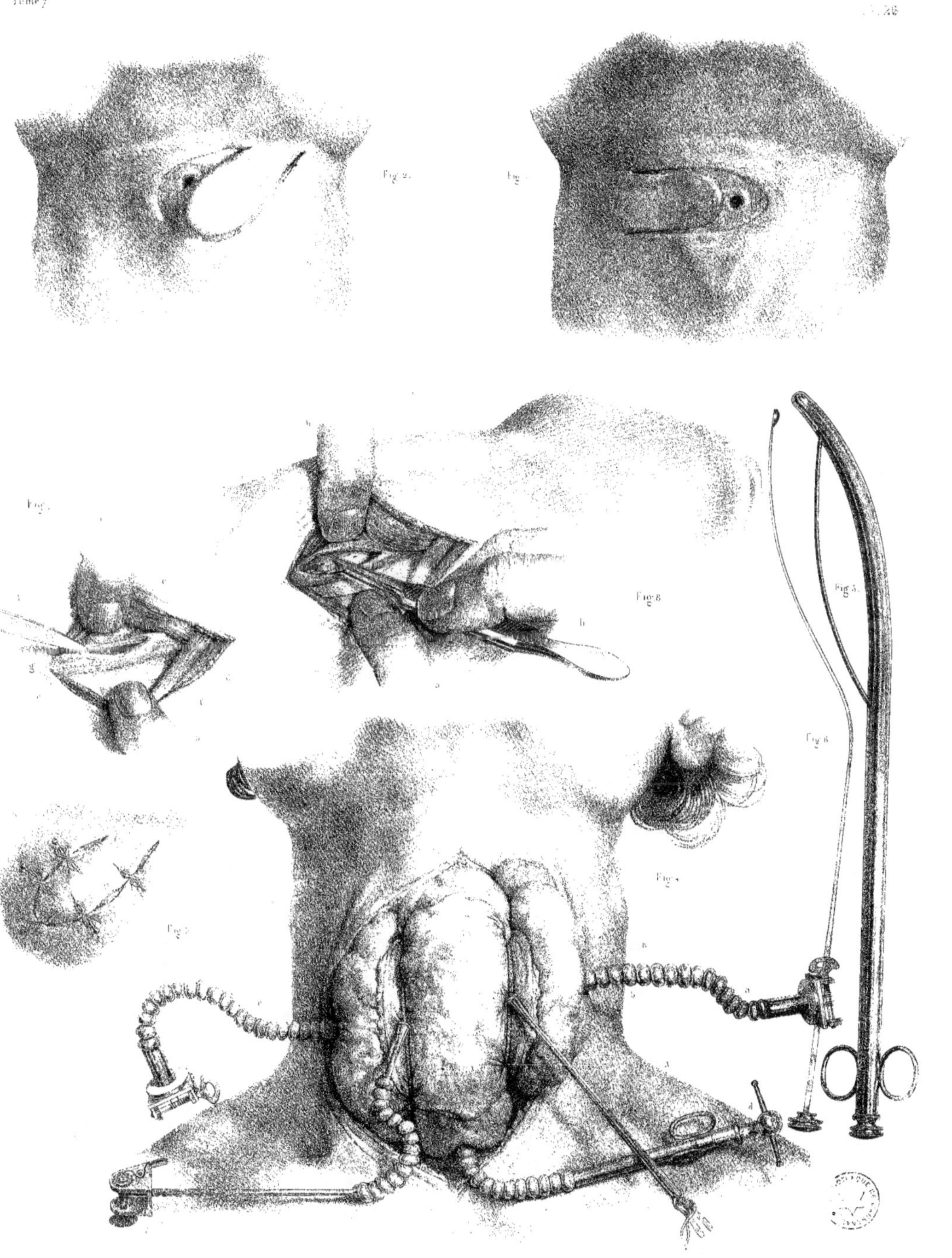
Fig. 2.
Fig. 1.
Fig. 7.
Fig. 8.
Fig. 5.
Fig. 6.
Fig. 3.
Fig. 4.

ADULTE, DEMI-NATURE.

## PLANCHE 27.
# ABLATION DU SEIN.

FIGURE 1. La malade est couchée sur un plan incliné, le bras écarté du corps dans l'élévation et l'abduction. Un aide, à gauche du chirurgien, est chargé de suspendre le cours du sang; avec le pouce de la main gauche (a) il comprime l'artère sous-clavière à son passage sur la première côte, et, pour plus de précaution, les trois premiers doigts de la main droite (b) du même aide compriment immédiatement sur les orifices des vaisseaux divisés, le pouce sur une branche de l'artère thoracique courte, l'indicateur et le médius sur les deux branches principales de la thoracique longue. La plaie, de forme elliptique, s'étend diagonalement en regard et au-dessous du bord axillaire du grand pectoral en remontant jusqu'au voisinage de l'aisselle, où il est facile de la prolonger par une incision rectiligne s'il est nécessaire

d'enlever un amas de ganglions lymphatiques cancéreux. Cette plaie a été comprise entre deux incisions elliptiques. La tumeur disséquée d'abord en dessous, au moment où en est l'opération le chirurgien, qui dirige à pleine main la masse cancéreuse (c), achève de la séparer avec le bistouri (d).

FIGURE 2. Surface de la plaie, à laquelle tient encore la masse cancéreuse formée par une portion de peau, la glande mammaire en entier, des ganglions lymphatiques et une portion de l'épaisseur des fibres du muscle grand pectoral en regard.

FIGURE 3. Réunion de la plaie.

## PLANCHE 28.
# OPÉRATION DE L'EMPYÈME.

FIGURE 1. L'opération est représentée pratiquée du côté droit sur un homme adulte. Le sujet est couché sur le dos, légèrement incliné vers le côté gauche, le bras droit soulevé dans l'adduction pour tendre les chairs du côté sur lequel on opère. L'opération est pratiquée sur le quatrième espace intercostal à compter de bas en haut, c'est-à-dire entre les huitième et neuvième côtes. Le pouce et l'indicateur de la main gauche du chirurgien, appuyée sur l'une et l'autre côte, tendant la peau en travers, l'incision a été pratiquée parallèlement au milieu de l'espace intercostal en regard et au-devant du bord du grand dorsal, de manière à intéresser seulement par moitié ce muscle et l'attache du grand oblique. Au moment où en est l'opération, le bistouri venant de faire la ponction, le flot de liquide se fait jour au dehors.

FIGURE 2. Mode d'incision pratiqué en refoulant fortement les téguments et les chairs de telle sorte, qu'après l'évacuation, les parties abandonnées à elles-mêmes revenant à leur situation première, le pa-

rallélisme entre les plans intéressés se trouve détruit. Ce mode opératoire a pour but d'éviter l'introduction de l'air après la ponction, accident que des faits récens ont montré moins dangereux qu'on ne l'avait supposé; mais, en compensation de cet avantage douteux, il a le grave inconvénient de ne pas permettre, comme l'incision directe, l'issue lente du liquide le long d'une mèche conductrice.

FIGURE 3. *Procédé de M. Reybard.* Ce mode opératoire est aussi efficace qu'ingénieux. Une côte étant mise à découvert par l'incision, un trou en emporte-pièce est pratiqué au milieu de l'os avec un petit trépan perforé; au travers de cet orifice est introduit à frottement un bec de plume duquel append au dehors une portion de cylindre membraneux, soit un intestin d'animal ou autre, qui donne facilement passage de dedans en dehors au liquide dans les mouvemens et les efforts inspiratoires, et, par sa flaccidité, étant toujours humide, demeure accolé de lui-même et s'oppose à l'introduction de l'air de dehors en dedans.

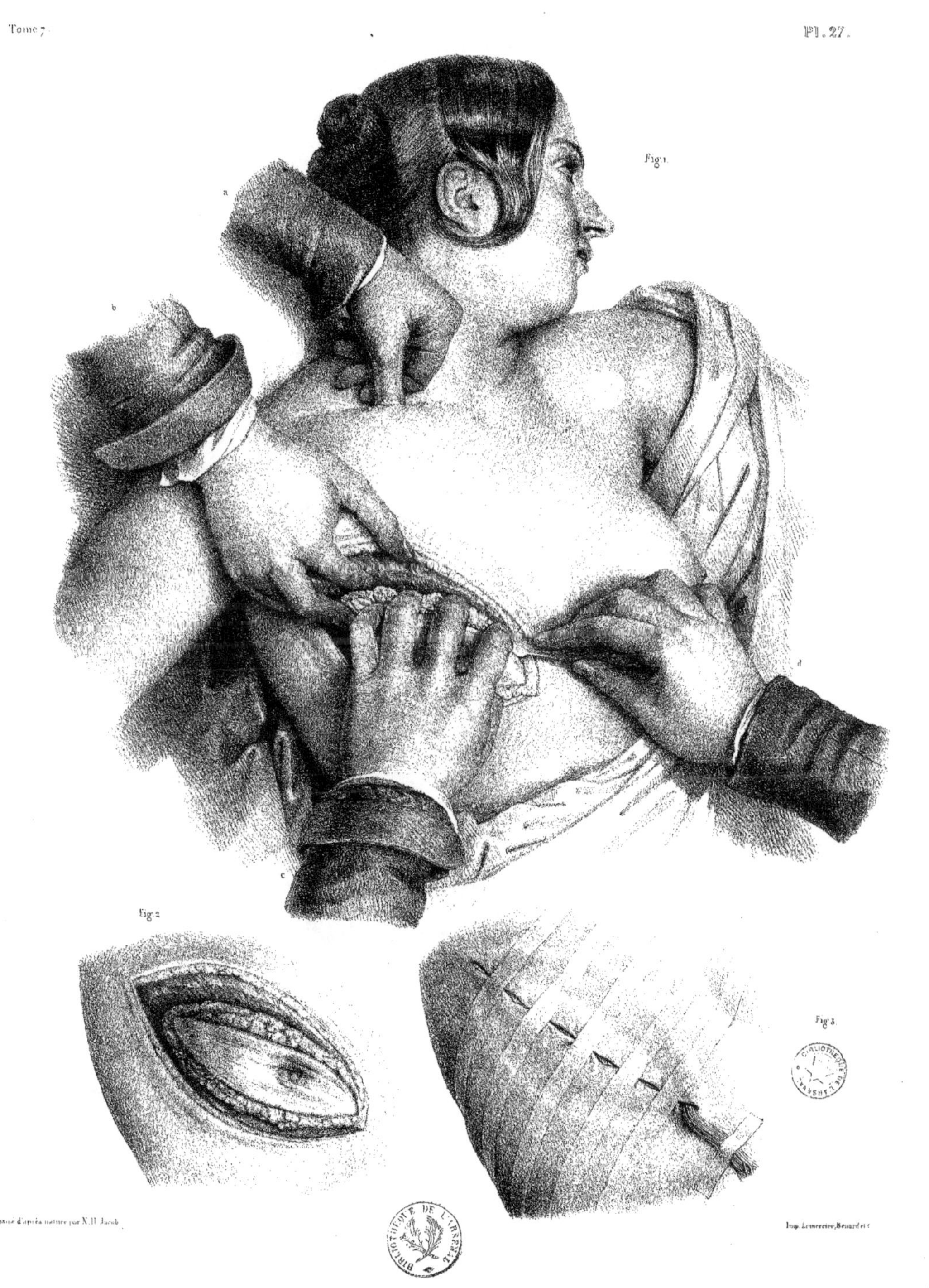
Fig. 1.
Fig. 2.
Fig. 3.

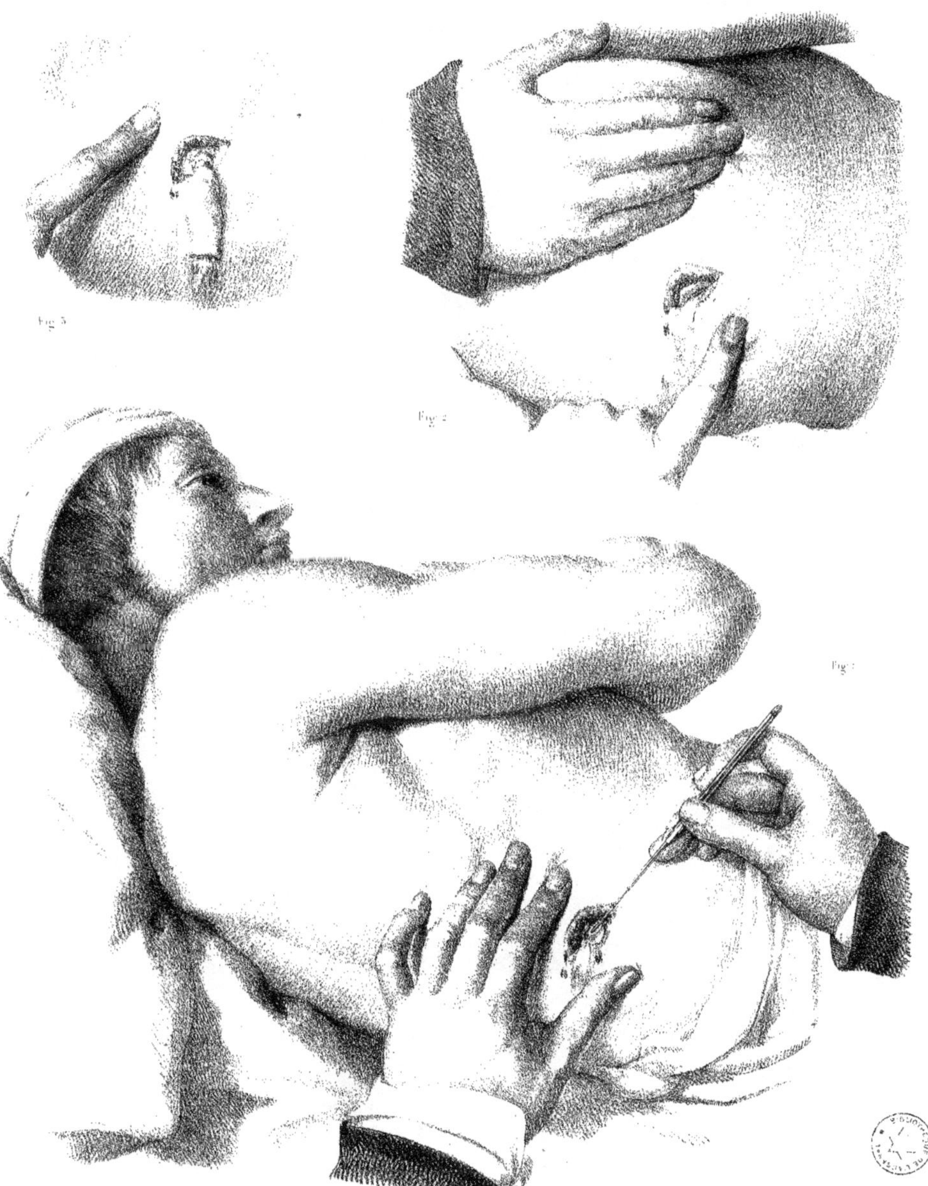

# PONCTIONS DE L'HYDROPÉRICARDE, DE L'ASCITE,

# ET DES ABCÈS DU FOIE.

ADULTE, DEMI-NATURE.

### FIGURE 1.

#### PONCTION DE L'ASCITE.

La malade couchée sur un plan incliné, le corps légèrement tourné du côté gauche, l'abdomen mis à découvert, un aide de face applique les deux mains (a et b) sur l'abdomen, prêt à pratiquer la compression méthodique pour l'expulsion du liquide après la ponction. Le chirurgien placé à droite, la main gauche (c) étendue sur l'hypogastre, vient de ponctionner avec le trocart tenu de la main droite (d). Au moment figuré de l'opération, la piqûre étant faite, l'opérateur retire la tige du trocart et retient la canule avec l'ongle de l'indicateur gauche, pour l'empêcher de sortir de la plaie.

Le lieu de la ponction est indiqué à hauteur moyenne entre l'épine iliaque et l'ombilic, et suivant une ligne fictive (e, f) étendue de cette épine à l'appendice xiphoïde. Ce lieu d'élection a pour but d'éviter la rencontre des artères situées dans la paroi abdominale, et, comme renseignement, on a ponctué leur trajet à la surface de la peau. (g) est le trajet de l'artère épigastrique et de ses branches, et (h) celui de la première branche abdominale de la circonflexe iliaque.

### FIGURE 2.

#### PONCTION DE L'HYDROPÉRICARDE.

Sur une même figure on a représenté la ponction par deux procédés.

1° A. *Procédé de Desault.* Une incision a été faite dans le cinquième espace intercostal du côté gauche, entre les extrémités correspondantes des cinquième et sixième côtes et de leurs cartilages. Nous avons choisi cet espace et non le sixième, comme l'avait fait Desault, pour tomber en regard du sommet du cœur, tandis que ce chirurgien a dû tomber trop bas sur le diaphragme. Derrière l'incision se rencontre la duplicature du médiastin antérieur, qu'il faudrait décoller et écarter en dehors pour atteindre le péricarde sans blesser la plèvre.

2° B. *Procédé de M. Skielderup.* Une incision cruciale étant faite en regard de la partie inférieure du sternum, une couronne de trépan a été appliquée vis-à-vis l'articulation du cinquième cartilage costal. En regard se trouve l'attache diaphragmatique du péricarde dans l'écartement du médiastin antérieur.

Le chirurgien est occupé à ouvrir avec la pointe du bistouri sur un pli soulevé avec la pince la membrane qui fait saillie dans le trou du trépan.

FIGURE 3. Incision avec le bistouri dans une escarre formée en regard d'un abcès, pour en permettre la ponction après la formation d'un cercle d'adhérences séreuses.

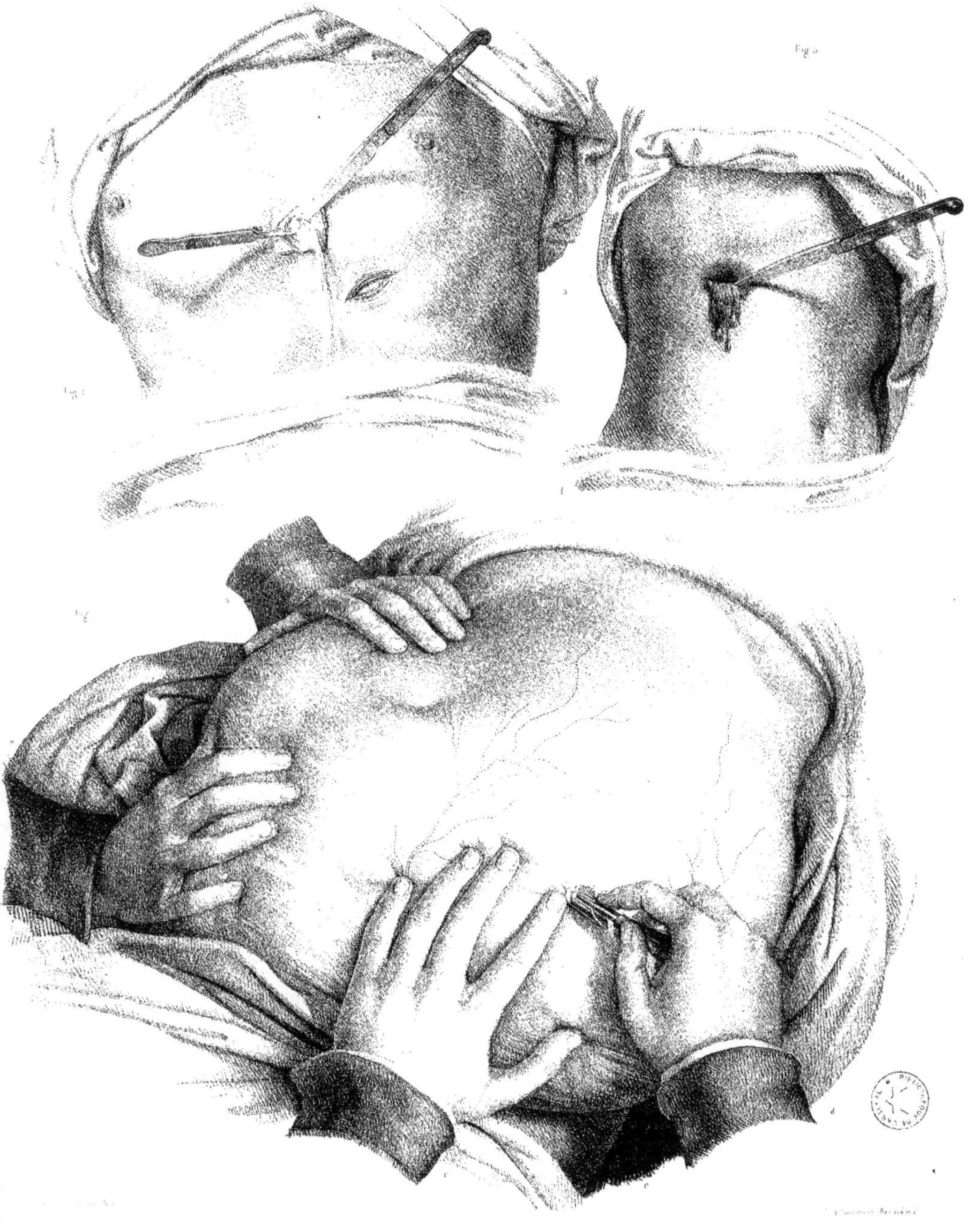

# PLANCHE 30.

## PLAIES DE L'ABDOMEN.

## SUTURES

## DES PLAIES LONGITUDINALES DE L'INTESTIN GRÊLE.

### DEMI-NATURE.

FIGURE 1. *Débridement* d'une plaie abdominale pour faciliter la réduction d'une masse d'intestin sortie au dehors
Les doigts de la main écartant mollement les anses intestinales, et le doigt indicateur insinué dans la plaie, le bistouri droit, dont le dos glisse sur l'ongle du doigt, prolonge en haut la section des chairs.

FIGURE 2. La suture du Pelletier vient d'être pratiquée pour une plaie longitudinale; pendant que de la main gauche le chirurgien contient les deux extrémités du fil, avec les doigts de la main droite il est occupé à opérer le débridement de la portion d'intestin qui a fait hernie au travers de la plaie.

FIGURE 3. *Entéroraphie*, procédé de Ledran.

FIGURE 4. *Débridement de l'épiploon*, au travers duquel une anse d'intestin fait hernie. *Entéroraphie* par le procédé de Béclard.

FIGURE 5. *Entéroraphie*. Procédé de M. Jobert.

FIGURE 6. *Entéroraphie*. Procédé de M. Reybard. — a. Réunion de la plaie de l'intestin sur la plaque de M. Reybard. — b. Plaque vue en position dans l'intérieur d'un intestin dont la paroi tournée vers l'observateur est enlevée. — c. Plaque isolée.

# PLANCHE 31.

## ENTÉRORAPHIE.

## PLAIES DE L'INTESTIN EN TRAVERS.

### GRANDEUR NATURELLE.

#### FIGURES 1 ET 2. PROCÉDÉ DE M. JOBERT.

FIGURE 1. Aspect des deux bouts de l'intestin en contact, lorsque, les fils étant passés, on va procéder à l'invagination du bout supérieur de l'intestin dans le bout inférieur.

FIGURE 2. Aspect des parties après l'invagination. Il ne s'agit que de réunir les fils pour les fixer au dehors.

#### FIGURES 3 ET 4. PROCÉDÉ DE M. LEMBERT.

FIGURE 3. Aspect des deux bouts de l'intestin au moment où l'on va pratiquer le froncement des fils pour déterminer l'affrontement des bords renversés des deux orifices.

FIGURE 4. Affrontement des deux orifices et ligature des extrémités des fils. Il ne s'agit plus que de couper les fils sur les nœuds et de faire rentrer l'intestin dans l'abdomen.

#### FIGURES 5, 6, 7, 8. PROCÉDÉ DE M. DENANS.

FIGURE 5. Rapprochement des deux bouts de l'intestin. Les deux petites viroles externes sont placées à l'intérieur de chacune des extrémités, en laissant déborder le bord libre destiné à être renversé en dedans pour mettre les séreuses en contact.

FIGURE 6. Introduction de la grande virole interne dans l'orifice de chaque extrémité intestinale dont le bord circulaire a été préalablement renversé sur sa virole externe.

FIGURE 7. Passage de l'un des fils à ligature après l'affrontement des surfaces séreuses des deux orifices.

FIGURE 8. Profil d'intestin sur lequel on a figuré le trajet du fil qui embrasse les trois viroles. — a. montre le fil noué à l'extérieur sur le point de l'adossement des deux bouts. — b. est le fil noué à l'extrémité en faisant rentrer le nœud dans l'intérieur de l'intestin par l'orifice unique qui a servi à l'entrée et à la sortie de l'aiguille.

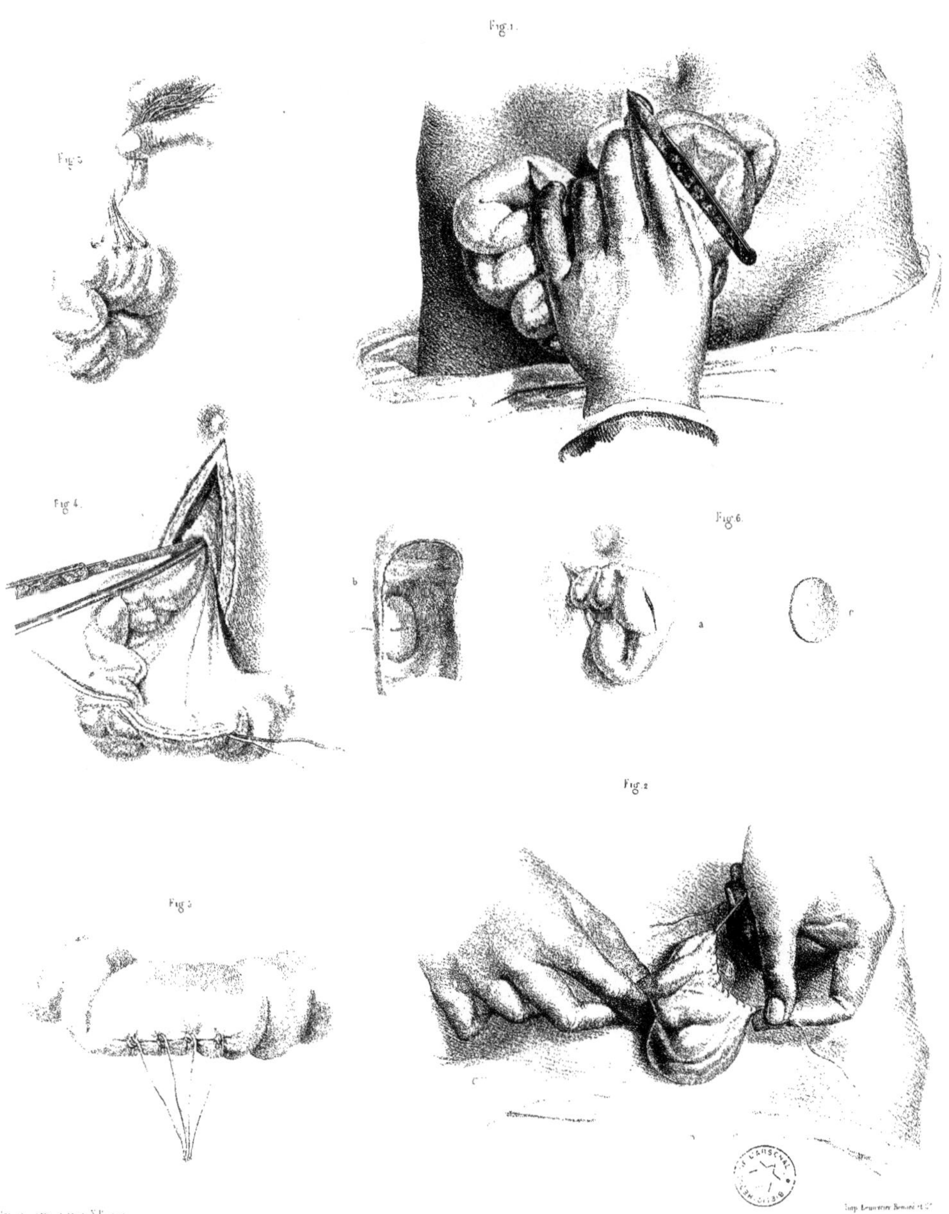


Fig. 1.
Fig. 3.
Fig. 4.
Fig. 6.
Fig. 2.
Fig. 5.
Pl. 50.

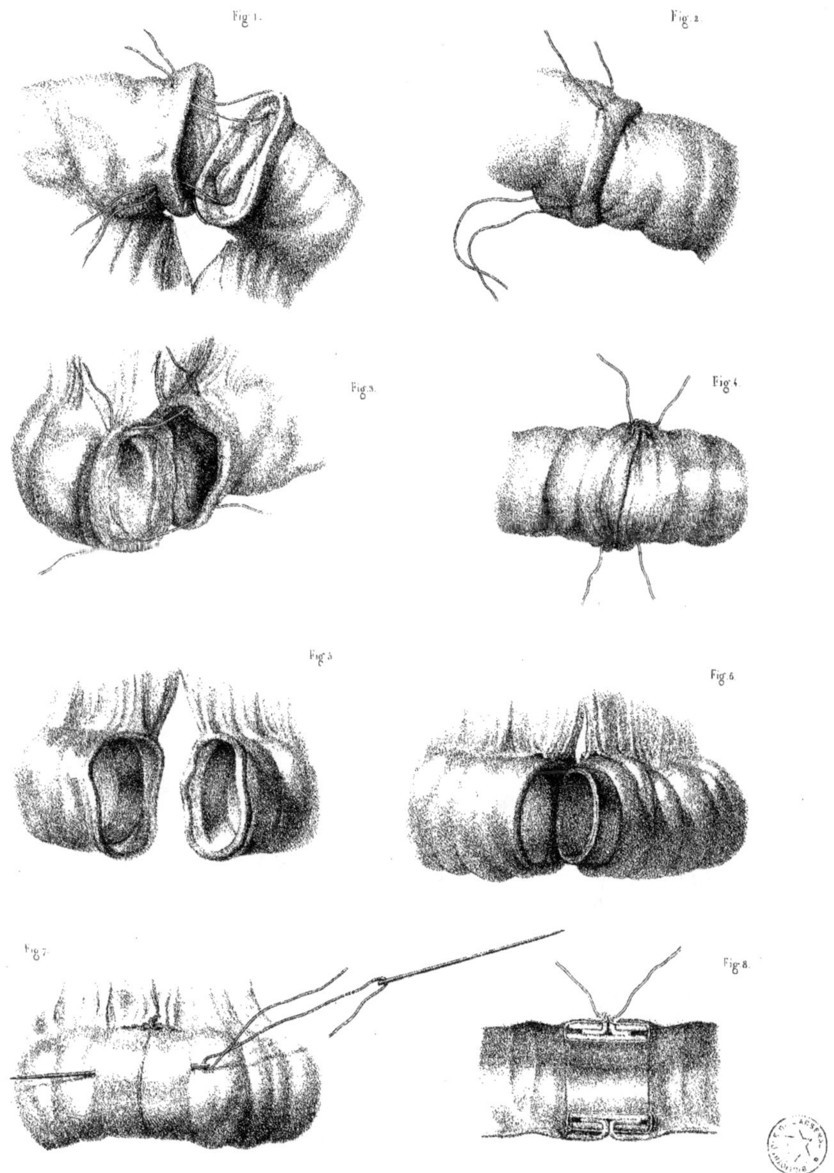


Fig 1.
Fig 2.
Fig 3.
Fig 4.
Fig 5.
Fig 6.
Fig 7.
Fig 8.

# ÉTRANGLEMÈNS INTESTINAUX.— ANUS ACCIDENTELS.

### GRANDEUR NATURELLE.

## PLANCHE 32.

# CAS VARIÉS D'ÉTRANGLEMENS INTESTINAUX.

Figure 1. (Empruntée de Scarpa). Étranglement d'une anse d'intestin par le collet (a) d'un sac herniaire avec striction exercée par deux appendices (b et c) d'une portion du grand épiploon (d) qui passe au-devant des anses intestinales, tandis qu'une autre portion (e) s'insinue derrière.

Figure 2. (Tirée de la collection de Dupuytren, et communiquée par MM. Marx et Teissier). Étranglement, sur un homme adulte, de deux circonvolutions intestinales par une bride du grand épiploon adhérente à leur tunique péritonéale.

Figure 3. Cas observé par M. Orfila et préparé par M. Michon (Musée de la Faculté). Étranglement, sur une jeune femme, de l'extrémité cœcale de l'iléon par une appendice graisseuse du cœcum.

Figure 4. HERNIE CRURALE CHEZ L'HOMME. *Étranglement interne par une déchirure du péritoine.* (Tiré de la Clinique de l'Hôtel-Dieu, et déposé dans le Musée de la Faculté.)

Une hernie crurale, avec étranglement, a été réduite; mais les effets de l'étranglement ont persisté. (a) est le siége primitif de la hernie dans le canal crural accidentel. Les vaisseaux fémoraux se voient sur la paroi postérieure.—(b) Montre l'étranglement d'une anse d'intestin au travers du péritoine, qui s'est déchiré sous la pression et a laissé passer l'intestin sans former de sac herniaire.

Figure 5. Cas dessiné sous divers aspects en trois figures A, B, C. (Pièce communiquée par M. Amussat.) Rétrécissement du gros intestin dans l'angle d'union des deux colons transverse et descendant. Les selles avaient été supprimées pendant trente-neuf jours avant la mort. Une petite portion d'os (a), qui semble la cause première d'irritation, a été trouvée fichée dans l'épaisseur de l'intestin. En regard existe un rétrécissement annulaire (b), l'ouverture réduite à moins d'un centimètre. Des adhérences d'appendices graisseuses (c) fortifient l'étranglement. Au-dessus de l'orifice est une adhérence (d) de l'intestin avec une érosion commençante (e). Le colon transverse, à parois épaissies, est dilaté au-dessus de l'étranglement en une large cavité (f). Au-dessous, au contraire, le colon descendant (g) est aminci dans ses parois, et fortement contracté.

Figure 6. (Pièce communiquée par M. Lisfranc.) Cas singulier de développement anormal de replis valvulaires très saillans et très nombreux dans l'extrémité cœcale de l'iléon, qui a produit le rétrécissement, puis l'engouement, et enfin les signes et les effets de l'étranglement intestinal.

---

## PLANCHE 33.

# CAS VARIÉS D'ANUS CONTRE NATURE ACCIDENTELS.

Nous distinguons à dessein ces anus *accidentels*, résultat de gangrènes dans un sac herniaire, des anus *artificiels* ou établis à dessein par le chirurgien, et qui font le sujet d'une planche opératoire.

Figure 1. (Copiée sur un dessin de la collection de Dupuytren, communiqué par MM. Marx et Teissier). *Anus contre nature* où les deux bouts de l'intestin viennent s'ouvrir isolément à l'aîne, chacun par un orifice cutané; la paroi antérieure de l'intestin est enlevée pour laisser voir dans sa cavité.

(a) Extrémité de l'intestin supérieure ou initiale. — (b) Extrémité inférieure ou terminale. — (c) Section de la paroi dermo-musculaire de l'abdomen, au-dessus du pli de l'aîne. — (d) Orifice cutané du bout intestinal supérieur, donnant issue aux fèces. — (e) Orifice, plus étroit, du bout intestinal inférieur, ne donnant issue qu'à des mucosités intestinales.

Figure 2. (Collection de Dupuytren). Cas semblable au précédent, dessiné à l'état de *chute* ou d'*invagination* des deux bouts d'intestin par leurs orifices cutanés. Par suite des mouvemens combinés d'expulsion de l'intestin et des muscles abdominaux, les deux bouts de l'intestin se sont invaginés par leurs orifices cutanés accidentels, la membrane muqueuse en dehors, par le même mécanisme qui opère les chutes du rectum au travers de l'orifice anal. En sorte que chaque bout d'intestin est retourné à la manière d'un doigt de gant, la membrane muqueuse s'offrant à la fois sur les deux faces extérieure et intérieure.

(a) Bout supérieur de l'intestin. L'extrémité libre (b) donne issue aux matières et aux mucosités stercorales. — (c) Bout inférieur. Son orifice est tourné vers les tégumens.

Figure 3. (Collection de Dupuytren). *Anus contre nature* qui vient s'ouvrir à l'aîne par un seul orifice accidentel. La paroi antérieure des deux bouts de l'intestin est enlevée pour laisser voir dans leur intérieur.

(a) Bout supérieur de l'intestin. (b) Son orifice cutané inguinal. (c) Bout inférieur de l'intestin terminé en cul-de-sac par une cicatrice. — (d) Cloison formée par l'adossement des parois en regard des deux bouts d'intestin, et qui concourt à oblitérer le bout inférieur. (e) Section de la paroi abdominale dermo-musculaire.

Figure 4. (Empruntée de Scarpa). Ce cas est donné par Scarpa en explication de sa théorie de l'*entonnoir membraneux.* (a) Orifice du bout supérieur de l'intestin. — (b) Orifice du bout inférieur. — (c) Promontoire ou éperon formé par la cloison d'adossement des deux bouts. (d) *Entonnoir membraneux* formé primitivement par le col du sac herniaire. D'abord, il constitue une fistule cutanée qui donne issue aux matières. Peu à peu, à mesure qu'il s'allonge, par la traction des deux bouts de l'intestin il se rétrécit en tendant à s'oblitérer en même temps que, les deux bouts de l'intestin venant de plus en plus à s'aboucher, les matières reprennent graduellement leur cours naturel.

Figure 5. Autre cas copié de Scarpa, et que l'auteur donne comme le premier état qui aurait été suivi de la formation d'un entonnoir membraneux si la hernie étranglée persistant, et le malade ayant continué de vivre, l'anse d'intestin frappée de gangrène eût donné lieu à la formation d'un anus accidentel.

Figure 6. (Tirée du cabinet de la Faculté). Fistule de l'estomac observée par Corvisart et Leroux. Cette fistule formant un large canal muqueux qui, de l'intérieur de l'estomac, s'ouvrait à la surface de la peau, était maintenue habituellement bouchée par un tampon. Elle représentait comme une sorte d'anus accidentel de la partie initiale du tube digestif, et donnait à volonté issue aux produits ou aux résidus de la digestion stomacale.

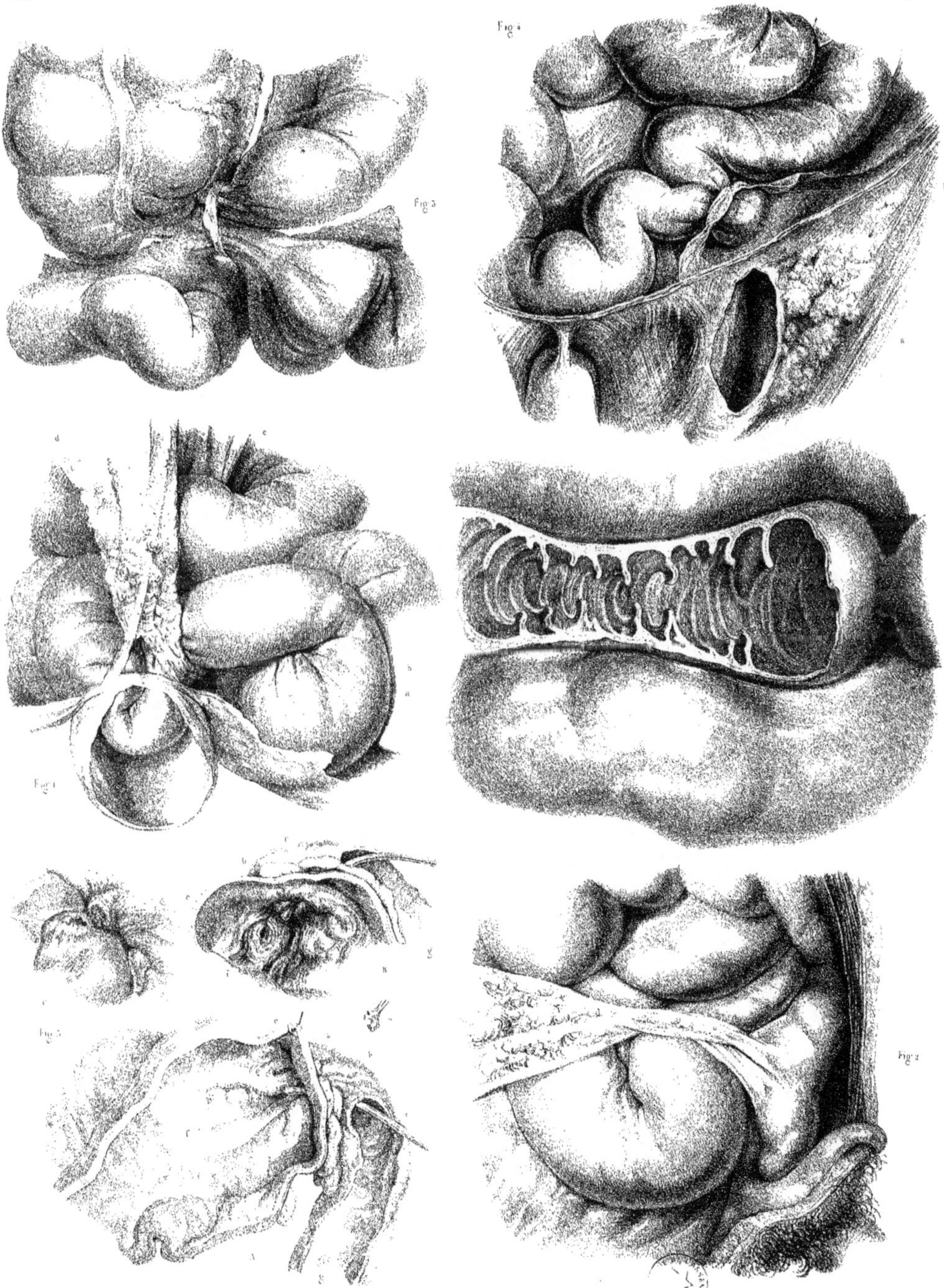

Fig. 4

Fig. 3

Fig. 1

Fig. 5

Fig. 2

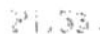

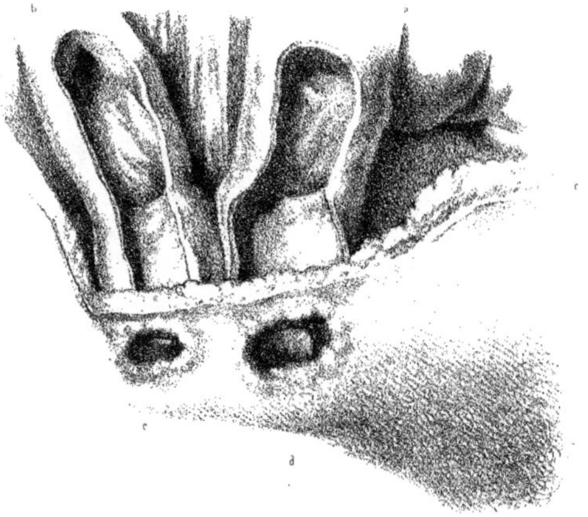

Fig 1

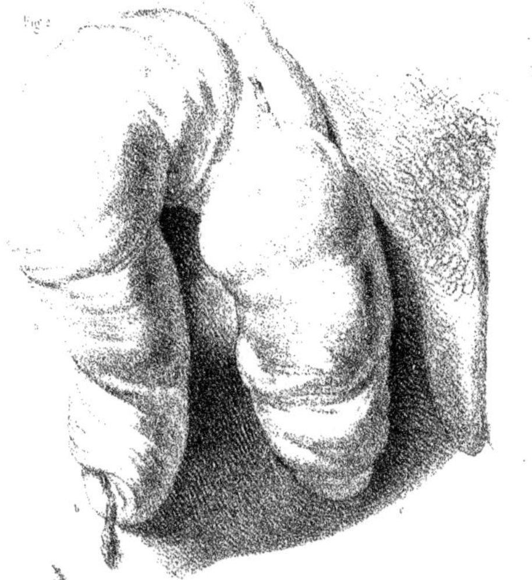

Fig 2

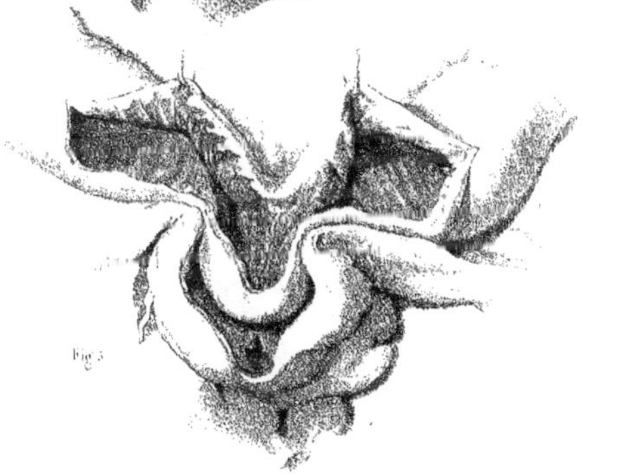

Fig 3

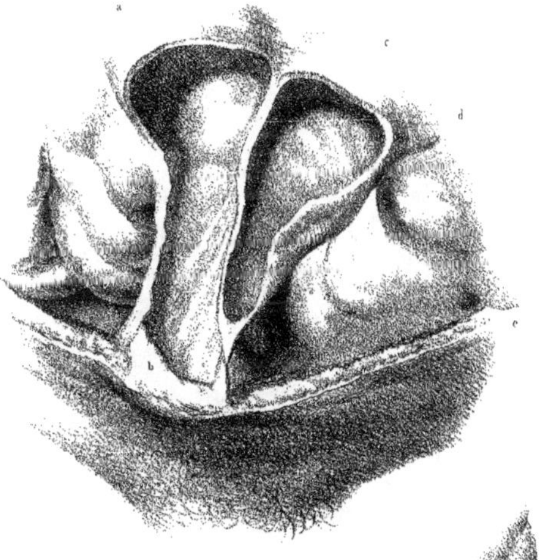

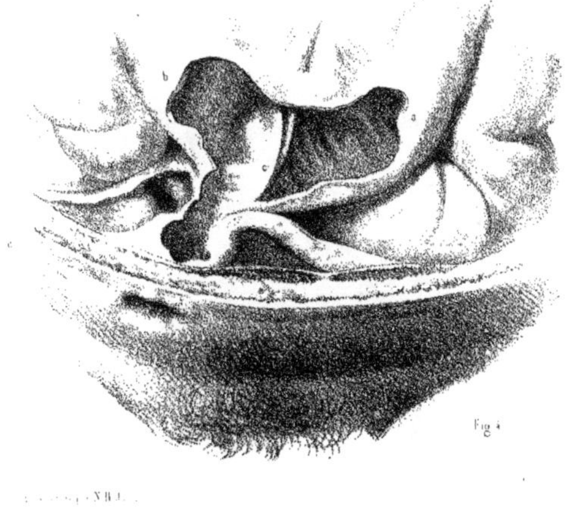

Fig 4

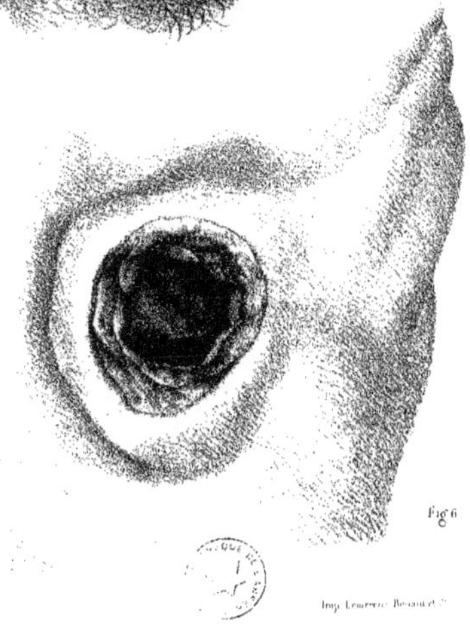

Fig 6

Imp. Lemercier Benard et C.

# ASPECT EXTÉRIEUR DES HERNIES

## DESSINÉES D'APRÈS NATURE SUR LE VIVANT.

Pour repérer le lecteur, sur la plupart des hernies, on a ponctué la position réelle des orifices péritonéaux avec le trajet des vaisseaux fémoraux sur l'arcade crurale, et le trajet des vaisseaux épigastriques présumé d'après la situation de l'ouverture péritonéale de passage des viscères.

## HERNIES CHEZ L'HOMME.

### PLANCHE 34.

FIGURE 1. *Deux hernies inguinales externes* (entérocèles). Homme de 46 ans. (a) Tumeur dans le canal inguinal. — (b) Resserrement par l'anneau inguinal externe. — (c) Passage présumé des vaisseaux épigastriques sous la tumeur. (d) Tumeur scrotale.

FIGURE 2. *Esquisse de l'anatomie chirurgicale du canal inguinal.*

CÔTÉ GAUCHE. *Anatomie normale.* (a) Orifice péritonéal du canal inguinal. (b) Orifice externe ou anneau inguinal externe. (c) Cordon spermatique dans le canal inguinal dont l'aponévrose de revêtement est enlevée. (d) Artère et veine fémorales à l'arcade crurale. (e) Artère et veine épigastriques (voy. *Anatomie chirurgicale*, tome VI, pl. 7 et 8).

CÔTÉ DROIT. *Schéma de la hernie inguinale externe située au-dessous* (les viscères herniés étant enlevés). (a) Orifice péritonéal ou anneau inguinal interne dilaté. (b) Orifice externe ou anneau inguinal externe encore plus dilaté que le précédent. (c) Cordon spermatique qui rampe, aplati, dans la gouttière aponévrotique. (d) Artère et veine fémorales à l'arcade crurale. (e) Artère et veine épigastriques détournées de leur direction et formant une anse plus vaste qu'à l'ordinaire pour contourner en bas et en dedans les viscères herniés.

FIGURE 3. *Hernie inguinale externe congéniale* (présumée entéro-épiplocèle) sur un enfant de dix-sept mois.

FIGURE 4. *Double hernie inguinale externe* (demi-nature). Celle de gauche d'un volume énorme. (Copiée sur un dessin de Dupuytren, communiqué par MM. Marx et Teissier). La hernie droite est encore réductible. La hernie gauche, irréductible, loge la plus grande partie de la masse intestinale. L'abdomen, presque vide, est affaissé.

FIGURE 5. *Petit sac herniaire ombilical* au travers de l'anneau ombilical même et sur un homme de 30 ans (cas cadavérique communiqué par M. Lisfranc). L'évasement de l'orifice abdominal fait que l'anse intestinale jouait librement de la cavité du sac herniaire dans celle de l'abdomen. (a) Saillie extérieure du sac herniaire. (b) Coupe sur le profil.

### PLANCHE 35.

FIGURE 1. *Deux hernies inguinales internes* (entérocèles). Homme de 52 ans envoyé par M. Daremberg.

CÔTÉ GAUCHE. *Hernie inguinale interne.* (a) Anneau inguinal péritonéal ponctué. Cet orifice était étranger à la hernie, qui rentrait ou ressortait avec facilité quoiqu'on le maintînt oblitéré avec le pouce. La sortie des viscères de l'abdomen paraît avoir lieu entre les vaisseaux épigastriques et l'anneau inguinal externe. — (b) Vaisseaux iléo-fémoraux. —(c) Position présumée des vaisseaux épigastriques.

CÔTÉ DROIT. *Hernie directe.* Celle-ci est encore plus interne que la précédente, et sort directement en dehors du tendon du sterno-pubien et derrière l'anneau inguinal externe.    (a) Contour ponctué de l'anneau inguinal interne. — (b) Trajet présumé des vaisseaux épigastriques. —(c). Vaisseaux tégumentaires.

FIGURE 2. *Hernie crurale* (présumée entéro-épiplocèle). Homme de 52 ans. (De a en a) Anneau crural par lequel les viscères sortent de l'abdomen. (b) Trajet du canal crural accidentel. (c) Tumeur fémorale globuleuse formée par le sac herniaire avec les viscères qu'il renferme, étalés sous les tégumens en dedans et en haut de l'orifice dilaté de la veine saphène interne ou de l'*anneau crural externe accidentel.*

FIGURE 3. *Hernie périnéale* saillante sous le bord inférieur du grand fessier (empruntée de Scarpa).

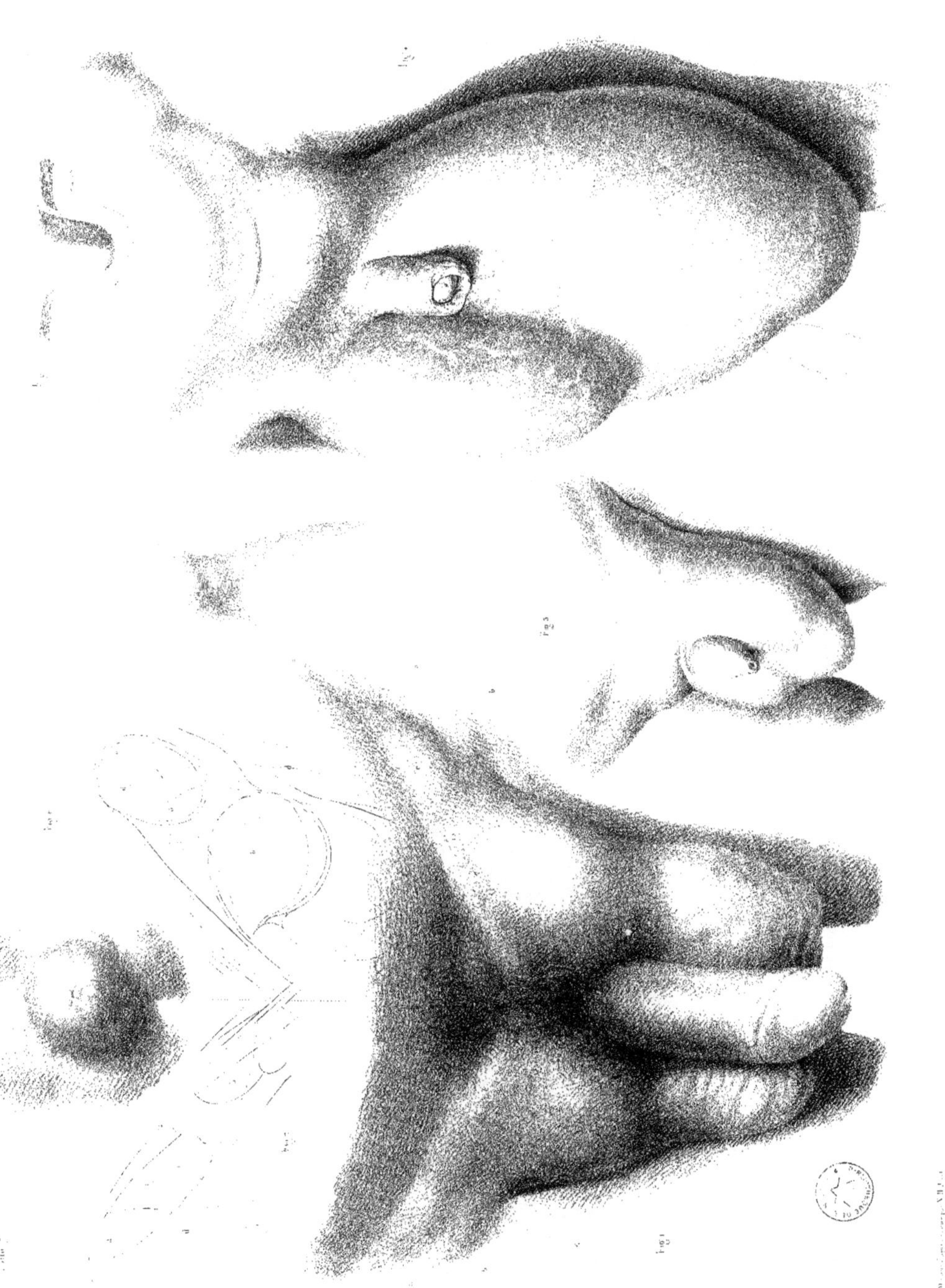

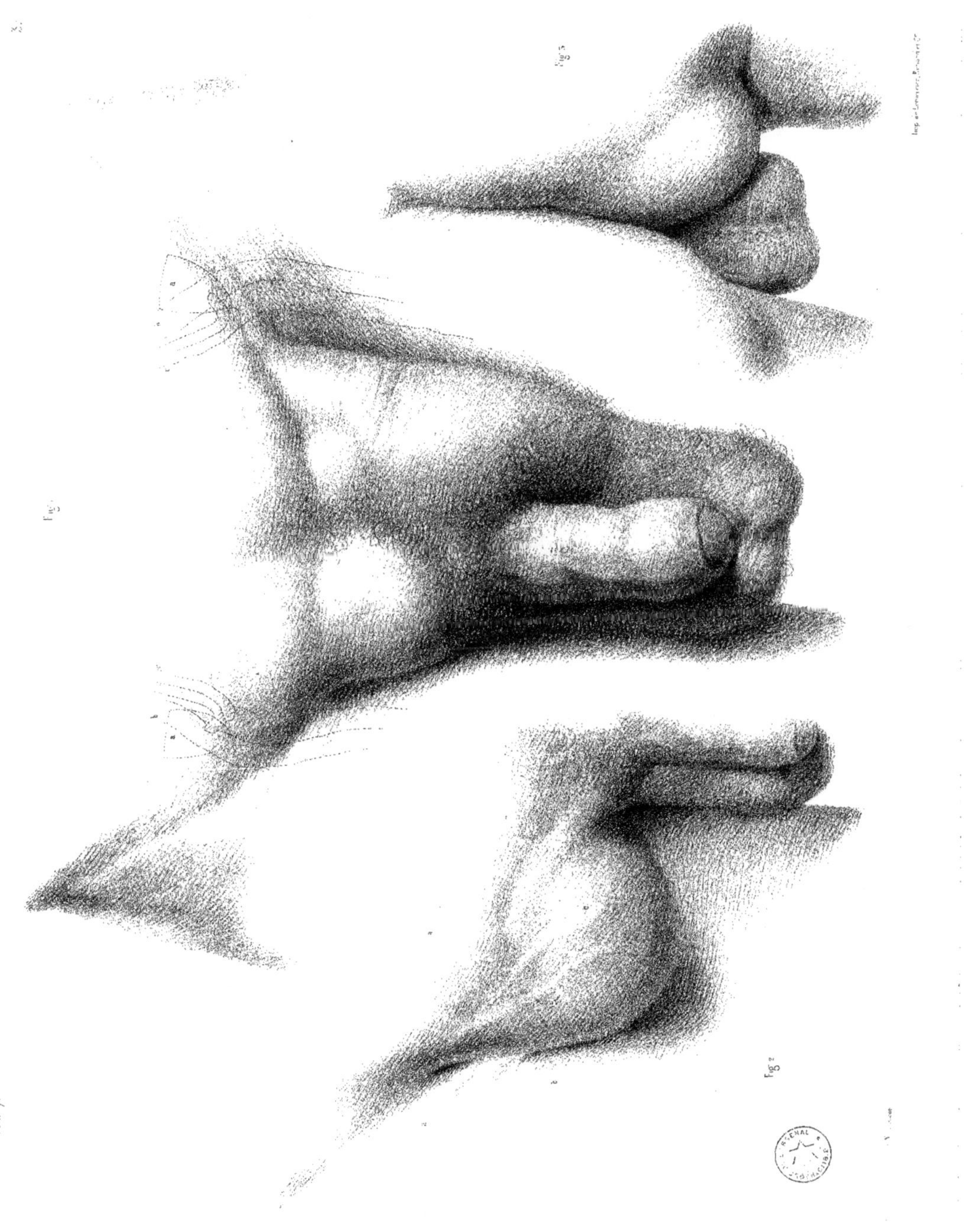

## PLANCHE 36.

# ASPECT EXTÉRIEUR DES HERNIES CHEZ LA FEMME

### DESSINÉES D'APRÈS NATURE SUR LE VIVANT.

Figure 1. *Hernie inguinale externe* (entérocèle sur une femme de 48 ans). (a) Gonflement globuleux à l'orifice péritonéal de passage. — (b) Resserrement causé par l'anneau inguinal externe. — (c) Tumeur herniaire qui envahit la grande lèvre et repousse l'ouverture vulvaire en sens opposé.

Figure 2. *Hernie crurale volumineuse* (entéro-épiplocèle sur une femme de 70 ans). La maigreur et la flaccidité des tégumens permettent d'apercevoir au dehors les saillies des circonvolutions. Cette tumeur, dont les caractères sont exagérés, rend le diagnostic en quelque sorte trop facile.

Figure 3. *Deux hernies crurales* (entérocèles sur une femme de 49 ans). La forme de ces deux tumeurs est d'un modèle plus heureux que la précédente. (a) Portion de la hernie renfermée dans le canal crural accidentel. — (b) Tumeur herniaire sous-cutanée, au-dessous et à la sortie du canal crural. — (c) Vaisseaux iléo-fémoraux. — (d) Veines saphènes internes variqueuses.

Figure 4. *Hernie sous-ombilicale* (entéro-épiplocèle sur une femme de 67 ans). Cette femme a eu quatre enfans; la paroi abdominale offre de nombreuses éraillures au pourtour de la hernie. L'extrême flaccidité des tégumens permet, comme dans la figure 2, d'apercevoir les saillies des circonvolutions intestinales.

## PLANCHE 37.

# RÉDUCTION DES HERNIES (TAXIS). — BANDAGES HERNIAIRES.

Figure 1. RÉDUCTION DE LA HERNIE INGUINALE EXTERNE ( sur l'homme). La hernie est un entéro-épiplocèle du côté gauche. L'opérateur est placé en travers et à droite du malade. Les muscles de l'abdomen étant mis dans le relâchement par la flexion du tronc et des cuisses sur le bassin, le chirurgien, qui renferme la tumeur dans la paume de la main droite (a), chasse graduellement, par les mouvemens des doigts, les viscères vers l'anneau inguinal externe, tandis que les doigts de la main gauche (b) retiennent dans l'abdomen et dans le canal inguinal les viscères, à mesure qu'une portion s'en trouve réduite.

Figure 2. RÉDUCTION DE LA HERNIE CRURALE (sur l'homme). La maladie est un entérocèle du côté droit; la manœuvre diffère peu de la précédente. La main qui enveloppe la tumeur dirige les mouvemens de réduction en dehors vers l'orifice de passage de la veine saphène interne devenu *l'anneau crural externe* du canal crural accidentel, tandis que les doigts de l'autre main font remonter les viscères verticalement dans ce canal lui-même et vers l'anneau crural, son orifice de sortie, devenu *anneau crural interne* au point de vue de la hernie.

### BANDAGES.

Figure 3. Bandage inguinal double à trois pelotes mobiles, (a, b) pelotes inguinales. — (c) Double pelote lombaire d'opposition. Ce genre de bandage, par la mobilité des pelotes articulées par des genouillères sphériques, se prête, sans cesser la pression, à toute espèce de mouvement.

Figure 4. Détails d'articulation de la pelote mobile vue par sa face extérieure.

Figure 5. Pelotes inguinales mobiles de M. Houën calculées pour comprimer le canal inguinal dans toute sa longueur, y compris les deux anneaux ou orifices externe et interne. (a) Plaque d'acier isolée. (b) Plaque recouverte de sa garniture.

Figure 6. Bandage inguinal simple à pelote fixe.

Figure 7. Bandage crural simple à pelote fixe.

Figure 8. Surface de la pelote crurale.

Figure 9. Bandage ombilical.

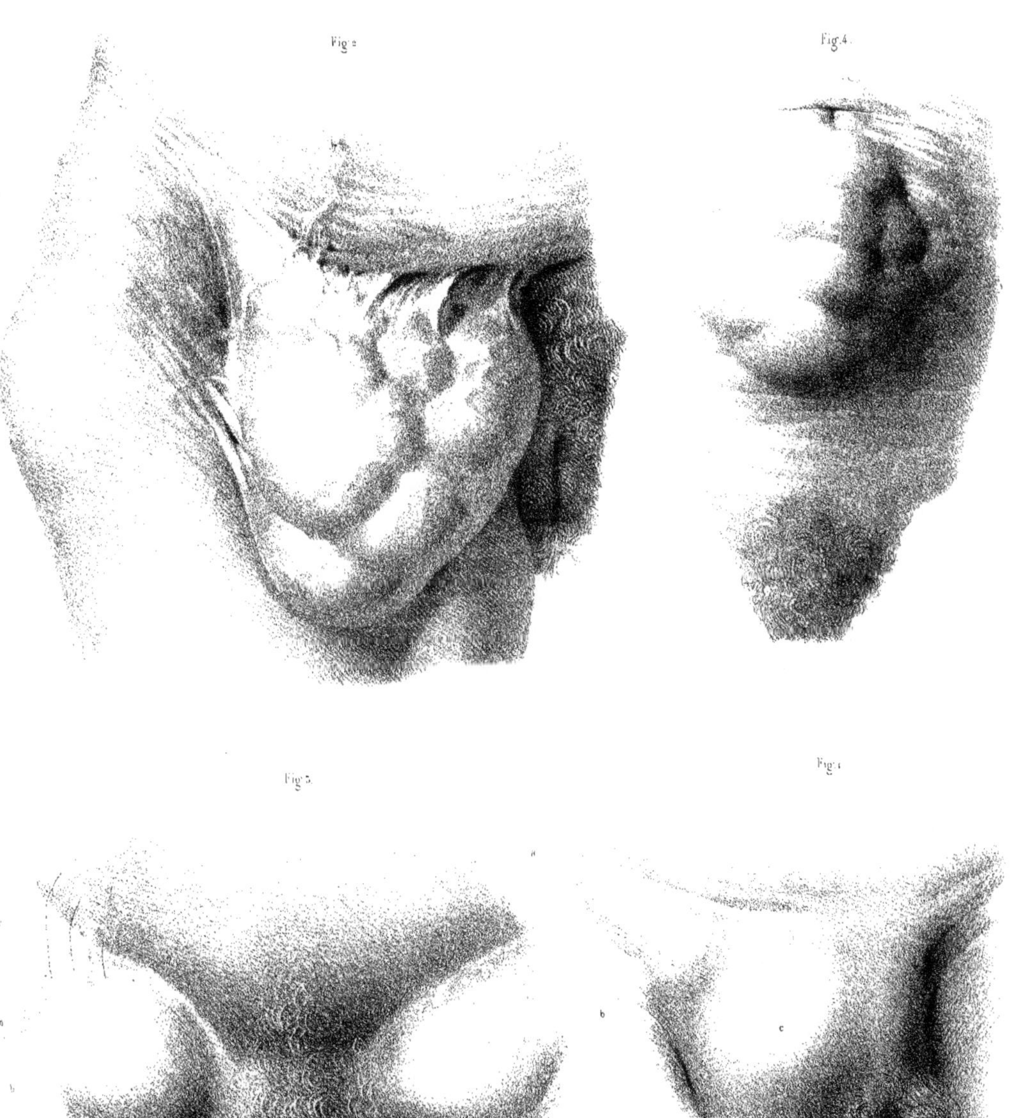
Fig. 2
Fig. 4
Fig. 3
Fig. 1

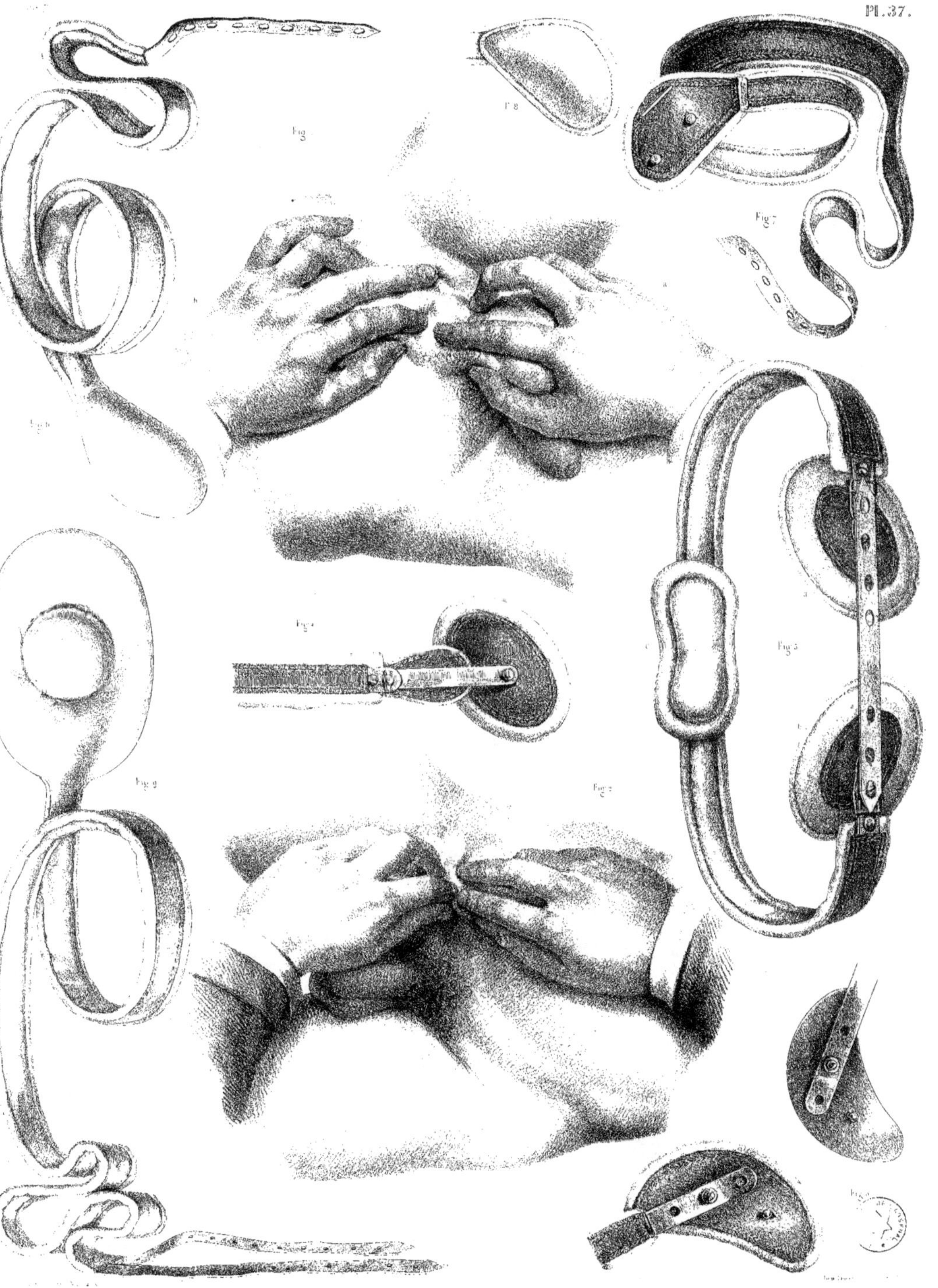

# ANATOMIE CHIRURGICALE DES HERNIES.

## PLANCHE 38.

( Les deux hernies ont été dessinées d'après nature sur le cadavre.)

### FIGURES 1 et 2. HERNIE INGUINALE EXTERNE DANS L'HOMME.

Figure 1. La hernie est présentée disséquée. Le contour aponévrotique de l'anneau oblique externe seul conservé divise, à l'œil, la tumeur en deux portions, l'une extérieure ou scrotale, et l'autre intérieure ou inguinale, renfermée dans le canal.

a, a. Lambeaux relevés de la peau et du fascia superficialis.
b, b. Lambeaux de l'aponévrose du grand oblique.
c, c. Muscle crémaster éraillé au-devant de la hernie. Une portion de ce muscle est enlevée, dans le canal inguinal, pour démasquer les viscères.
d, d. Section des enveloppes scrotales de la hernie.
e, e. Section du sac herniaire.
f. Intestin grêle et épiploon herniés.
g. Vaisseaux iléo-fémoraux.
h. Vaisseaux épigastriques.

Figure 2. Intérieur du sac herniaire dans son état de dilatation, les viscères étant enlevés.

i. Anneau inguinal externe dilaté.
k. Anneau inguinal interne.
l. Canal inguinal raccourci par le rapprochement des deux orifices.
m. Poche scrotale.
g, h. Vaisseaux fémoraux et épigastriques.

### FIGURES 3 et 4. HERNIE CRURALE DANS LA FEMME.

Figure 3. La hernie est également présentée à découvert. Le canal crural accidentel est conservé en totalité : le sac herniaire n'est ouvert que dans sa portion sous-cutanée.

a, a. Lambeaux cutanés de l'incision en T. La peau y est doublée par le fascia superficialis.
b. Arcade fibreuse constituée par l'aponévrose du grand oblique et formant le segment supérieur de l'anneau crural.
c. Feuillet aponévrotique de revêtement des vaisseaux qui forme la paroi antérieure du canal crural accidentel.
d. Sac herniaire ouvert et rejeté sur les côtés.
e. Épiploon et intestin grêle herniés.

Figure 4. Intérieur du sac herniaire sans les viscères. Pour le faire voir on a enlevé à dessein tout ce qui formait la paroi antérieure des enveloppes de la hernie.

c. Section du feuillet aponévrotique.
d. Section du sac herniaire.
f. Anneau crural interne, orifice de passage des viscères.
g. Canal crural accidentel.
h. Anneau crural externe accidentel, orifice dilaté de la veine saphène interne.
i k. Artère et veine fémorales vues en transparence sous le péritoine.
l. Veine saphène interne et ganglions lymphatiques du sac également vus en transparence sous le feuillet postérieur du sac herniaire.

## PLANCHE 39.

### FIGURE 1 ( demi-nature ).

Deux hernies inguinales externes ( dessinées d'après une très belle pièce en cire du musée Dupuytren ). Ce cas, quoique moins exagéré, est, en anatomie pathologique, l'analogue de celui qui est figuré d'après le vivant *pl.* 34, *fig.* 4. Le sac herniaire du côté droit contient, avec une grande partie de l'intestin grêle et de l'épiploon, une portion de l'extrémité pylorique de l'estomac, ce viscère, pour atteindre le sac herniaire, ayant pris une direction verticale et subi un fort allongement. Le péritoine d'enveloppe (a, a) a formé sur le pilier externe de l'anneau un repli qui a dédoublé la hernie en deux sacs par une cloison d'adossement avec lui-même (b). Du côté gauche la tumeur, de volume ordinaire, n'est formée que par une anse du gros intestin.

### FIGURE 2.

Double hernie ombilicale ( grandeur naturelle, d'après le cadavre ). Nous avons ouvert à dessein les deux sacs herniaires pour laisser voir l'intestin. Néanmoins, pour utiliser le dessin, nous y avons figuré le débridement par une incision en dessous, de l'une à l'autre tumeur, en cas d'étranglement. Seulement il faut avertir que, pour cette opération, il est inutile d'intéresser les sacs herniaires.

### FIGURE 3.

Hernie périnéale ( grandeur naturelle; empruntée de Scarpa ). Hernie d'une anse de l'intestin iléon au travers d'une éraillure du muscle releveur de l'anus. L'intestin est vu dans l'écartement d'une incision pratiquée à l'aponévrose et au sac herniaire. Une aiguille passée entre ces enveloppes et l'orifice de l'anus montre qu'il y avait, dans ce point, une fistule borgne interne.

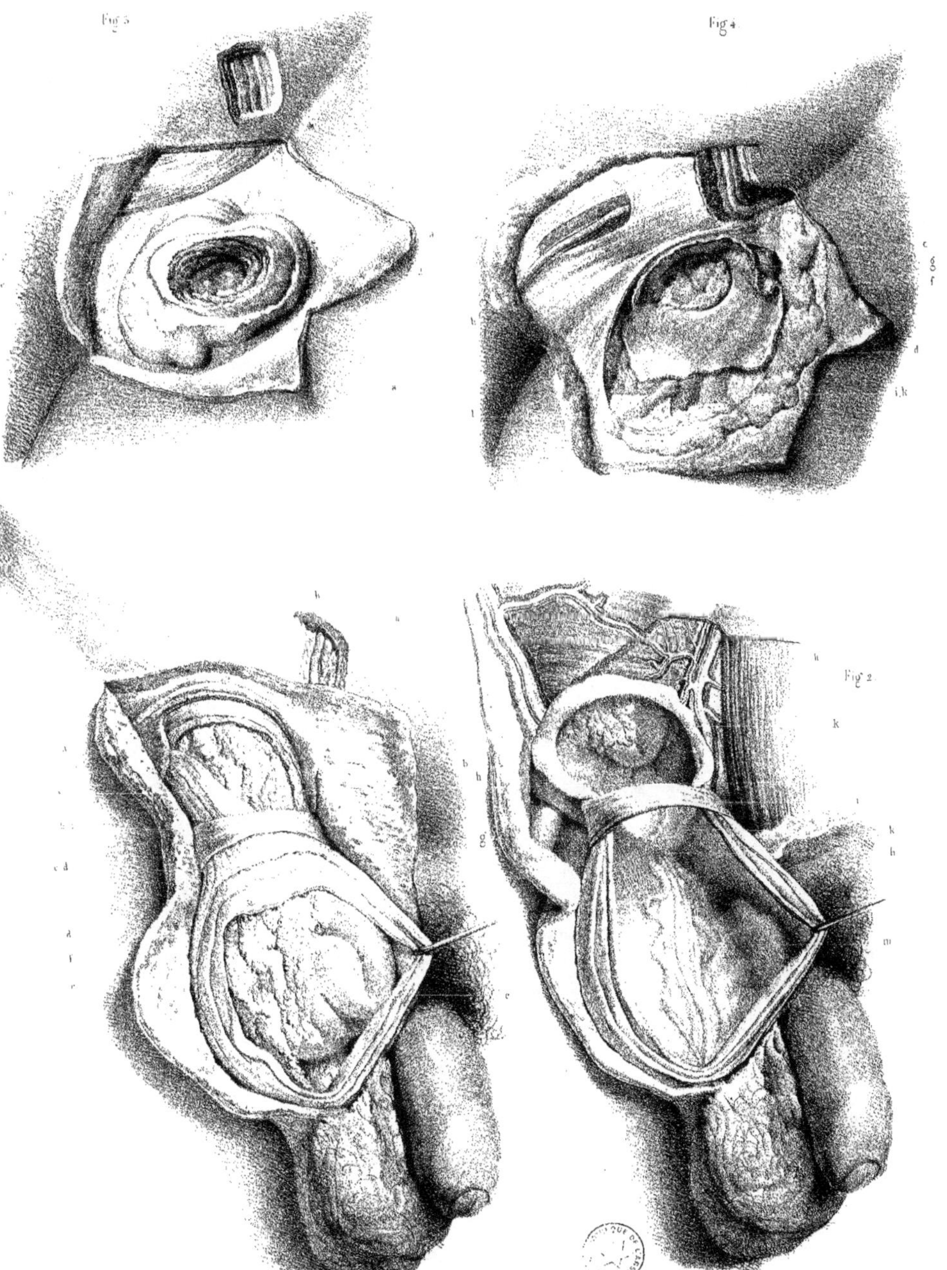
Fig 3
Fig 4
Fig 1
Fig 2

# ANATOMIE CHIRURGICALE DES HERNIES.

## HERNIES INGUINALES.

### GRANDEUR NATURELLE.

Cette planche représente deux hernies inguinales externe et interne trouvées accidentellement sur un même cadavre par M. Demeaux, qui l'a mis à notre disposition.

La *figure* 1 montre l'aspect extérieur des deux hernies revêtues de leurs enveloppes après l'enlèvement du fascia superficialis. A est une hernie inguinale externe peu volumineuse, et B une hernie inguinale interne d'un volume plus considérable. La *figure* 2 présente les deux hernies A', B' isolées de chaque côté de la planche. Les sacs herniaires sont ouverts de manière à montrer leur trajet avec les portions de viscères qu'ils renferment. La *figure* 3 reproduit les deux hernies dans leurs rapports comme elles sont fig. 1. Elle montre les cavités des sacs herniaires les viscères étant réduits.

#### MODIFICATIONS SUBIES PAR LA PAROI ABDOMINALE.

L'aponévrose des deux muscles grands obliques étant mise à nu, on reconnaît que les deux bandelettes entre lesquelles est circonscrit l'anneau inguinal externe, la bandelette interne et supérieure (a), qui s'entrecroise avec sa congénère au-devant de la symphyse pubienne, et la bandelette externe et inférieure (b), se sont largement écartées pour permettre le passage des viscères par l'anneau (c), dont le diamètre est quadruplé ou quintuplé; de sorte que l'intervalle entre les bandelettes forme un large triangle où les fibres obliques descendantes, très amincies, sont fortifiées néanmoins par les fibres transversales inguinales qui se sont épaissies et se prolongent, contre l'ordinaire, en dedans, où elles s'entrecroisent sur la ligne blanche. Au pourtour de l'anneau inguinal (c) (fig. 1, 2, 3) elles ont une épaisseur considérable et forment un pont aponévrotique très résistant.

##### HERNIE INGUINALE EXTERNE IRRÉDUCTIBLE (fig. 1, 2, 3).

A. Fig. 1. La surface est formée par l'épanouissement du crémaster, dont les fibres sont sensibles principalement en bas et en dehors.

A'. Fig. 2. Le pont aponévrotique (c) qui forme l'orifice de l'anneau étant conservé, on a ouvert au-dessous le sac herniaire (e) et disséqué au-dessus le canal inguinal (f). La portion de viscère (g) mise à découvert appartient à l'S iliaque du colon.

A². Fig. 3. Le pont aponévrotique (c) distingue à l'œil la cavité du sac herniaire (h) dans le cordon dilaté d'avec celle du canal inguinal au-dessus. Le péritoine adhérant partout aux enveloppes, l'intestin tenu par son mésocolon était complétement irréductible; de sorte que pour faire rentrer artificiellement cet intestin (g) et montrer le trajet qu'il a parcouru nous avons dû faire la section des deux feuillets écartés de son mésocolon (i, i), dans l'intervalle desquels se voient les vaisseaux éraillés du cordon spermatique aplati. Les vaisseaux épigastriques (k) passaient au-dessous et en dedans de la hernie dans l'épaisseur d'une anse aponévrotique (l) qui représente la courbe inférieure de l'anneau inguinal interne, dont la courbe supérieure est indiquée au-dessus par la tension des airignes. Les vaisseaux fémoraux (m), disséqués à l'arcade crurale pour montrer leurs rapports, se laissent voir en transparence sous le péritoine, dans le canal inguinal, avec l'origine de l'artère épigastrique.

##### HERNIE INGUINALE INTERNE RÉDUCTIBLE (fig. 1, 2, 3).

B. Fig. 1. Surface externe des enveloppes de la hernie, où l'on distingue encore, malgré leur amincissement, quelques fibres du crémaster.

B'. Fig. 2. Anse d'intestin grêle dilatée par des gaz qui remplit le sac herniaire.

B². Fig. 3. Intérieur du sac herniaire après la réduction très facile de l'intestin. L'orifice (n), de trois centimètres de largeur, est mince d'arrière en avant, n'étant formé que par les aponévroses. En dedans il est limité par le tendon du muscle grand droit; il n'y a donc point de canal proprement dit, la hernie étant absolument directe. En dedans et sur la face postérieure du sac une portion de péritoine est enlevée pour montrer les vaisseaux du cordon spermatique disséminés en arrière et un peu en dehors. Les vaisseaux épigastriques (o), dans leur position normale, passent en dehors de la hernie.

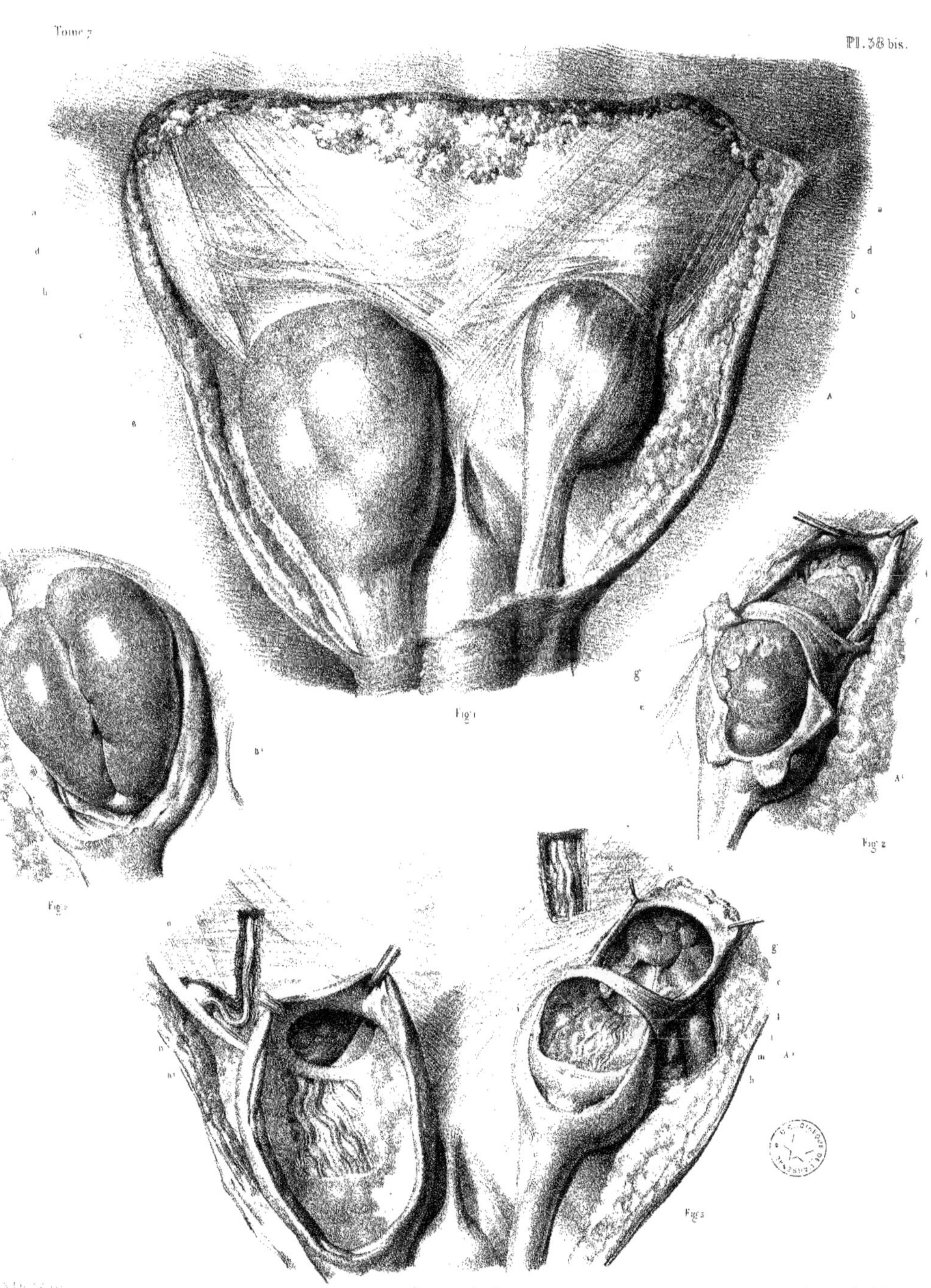



Fig 1.
Fig 2.
Fig 3.
Fig 4.

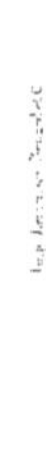
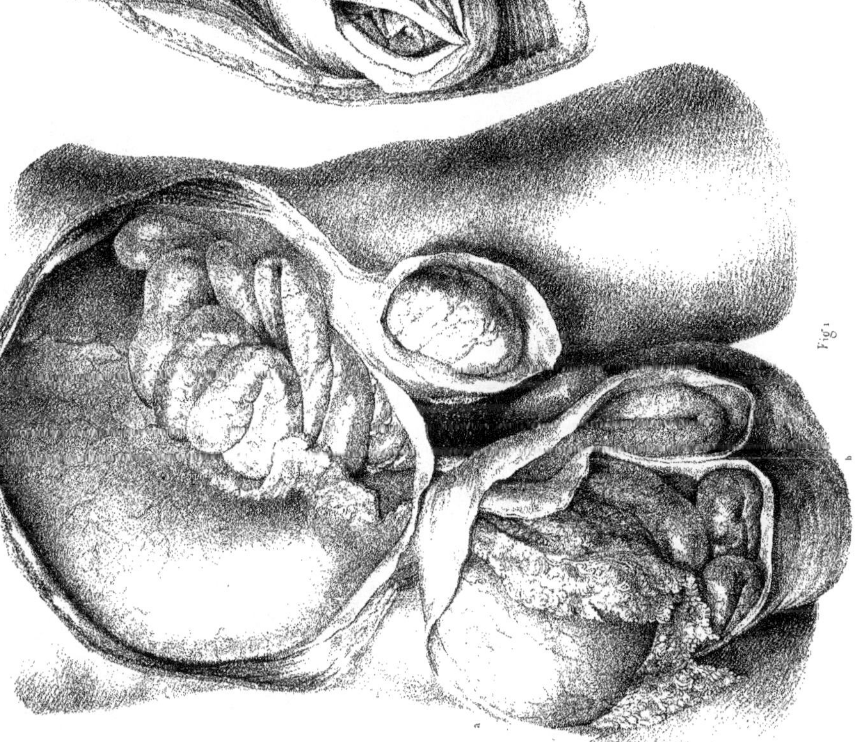
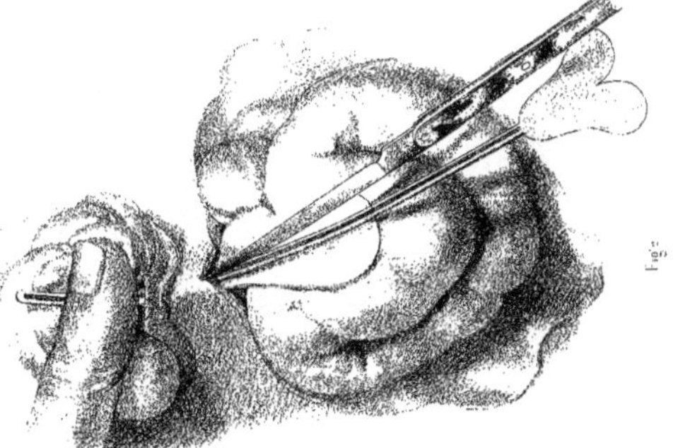
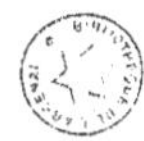

# DIVERS CAS DE HERNIES.

Nous devons les sujets et les pièces qui nous ont servi de modèle au zèle pour la science et à l'obligeance de M. Demeaux, interne de la Charité.

FIGURE 1. HERNIE INGUINALE EXTERNE CHEZ LA FEMME. La hernie disséquée montre à nu le sac herniaire. Ce sac biloculaire, avec un rétrécissement intermédiaire qui a autrefois correspondu à l'anneau quand le sac était simple, nous a offert, sur le cadavre, le même cas que nous avons dessiné, il y a quelques mois, sur le vivant (pl. 36, fig. 1).

FIGURE 2. HERNIE INGUINALE EXTERNE BILOCULAIRE sur un homme de cinquante ans. Dans ce cas, analogue au précédent, la hernie est un *entéro-épiplocèle* à deux sacs herniaires continus, séparés par un étranglement (c); le sac inférieur (d) ne renferme que de l'épiploon, le sac supérieur (h) offre en plus une anse d'intestin.

FIGURE 3. DEUX HERNIES ENTÉRO-ÉPIPLOCÈLES sur un même sujet. Le point de vue est pris à l'intérieur de la cavité abdominale en plongeant sur les orifices péritonéaux des deux sacs herniaires. La nature de chacune de ces hernies est indiquée au premier aspect par leur éloignement respectif de la ligne blanche.

A. *Hernie inguinale externe.* Ici le cordon des vaisseaux spermatiques, situé en bas et en dehors, se trouve masqué par les viscères. L'artère épigastrique (a), qui passe en dessous, remonte dans l'épaisseur du pilier, au bord interne de l'orifice.

B. *Hernie inguinale interne.* La dilatation de l'orifice de passage a refoulé son pilier externe jusqu'auprès de l'anneau inguinal interne, dans lequel on voit s'insinuer le cordon des vaisseaux spermatiques (c). Ce pilier, au bord externe de l'orifice herniaire, renferme l'artère épigastrique, située par conséquent en dehors et que l'on voit arriver au delà sur le plan de section.

FIGURE 4. ORIFICE PÉRITONÉAL D'UNE HERNIE INGUINALE EXTERNE sur l'homme, prise sur un autre sujet. (a) Orifice interne en infundibulum du canal inguinal dilaté, (b) bord ou pilier interne de l'orifice péritonéal; (c) artère épigastrique, que l'on voit naître sous le péritoine de l'iliaque externe; (d) cordon des vaisseaux spermatiques, (f) artère et veine iliaques externes.

FIGURE 5. CANAL CRURAL ACCIDENTEL qui a donné passage à une hernie et dont les viscères ont été retirés. Le point de vue est pris de la cavité abdominale en plongeant au travers des orifices jusque dans le sac herniaire sous l'aponévrose fémorale. (a) Contour de l'orifice abdominal formant le premier plan; (b) contour de l'orifice pubien plus resserré, formé par les aponévroses : au travers de cet orifice elliptique se voit le feuillet pubien de revêtement de l'anneau crural externe (c). De l'autre côté le bord est formé par l'aponévrose fémorale; entre les deux se voit un orifice elliptique qui n'est autre que l'anneau crural accidentel, formant, sous les tégumens de la cuisse, l'entrée du sac herniaire.

*Parties accessoires vues en transparence sous le péritoine.*

(d) Artère et veine iliaques externes. Au contour de l'anneau crural on les voit s'enfoncer en dehors, où elles ont été écartées par la pression des viscères.

(e) Vaisseaux épigastriques, situés en dehors et en haut de l'orifice crural.

(f) Vaisseaux spermatiques également un peu déviés de leur direction, l'orifice de l'anneau péritonéal se trouvant porté un peu en haut.

(g) Cicatrice fœtale du prolongement testiculaire du péritoine.

(h) Canal déférent.

(i) Artère ombilicale oblitérée.

(k) Vessie.

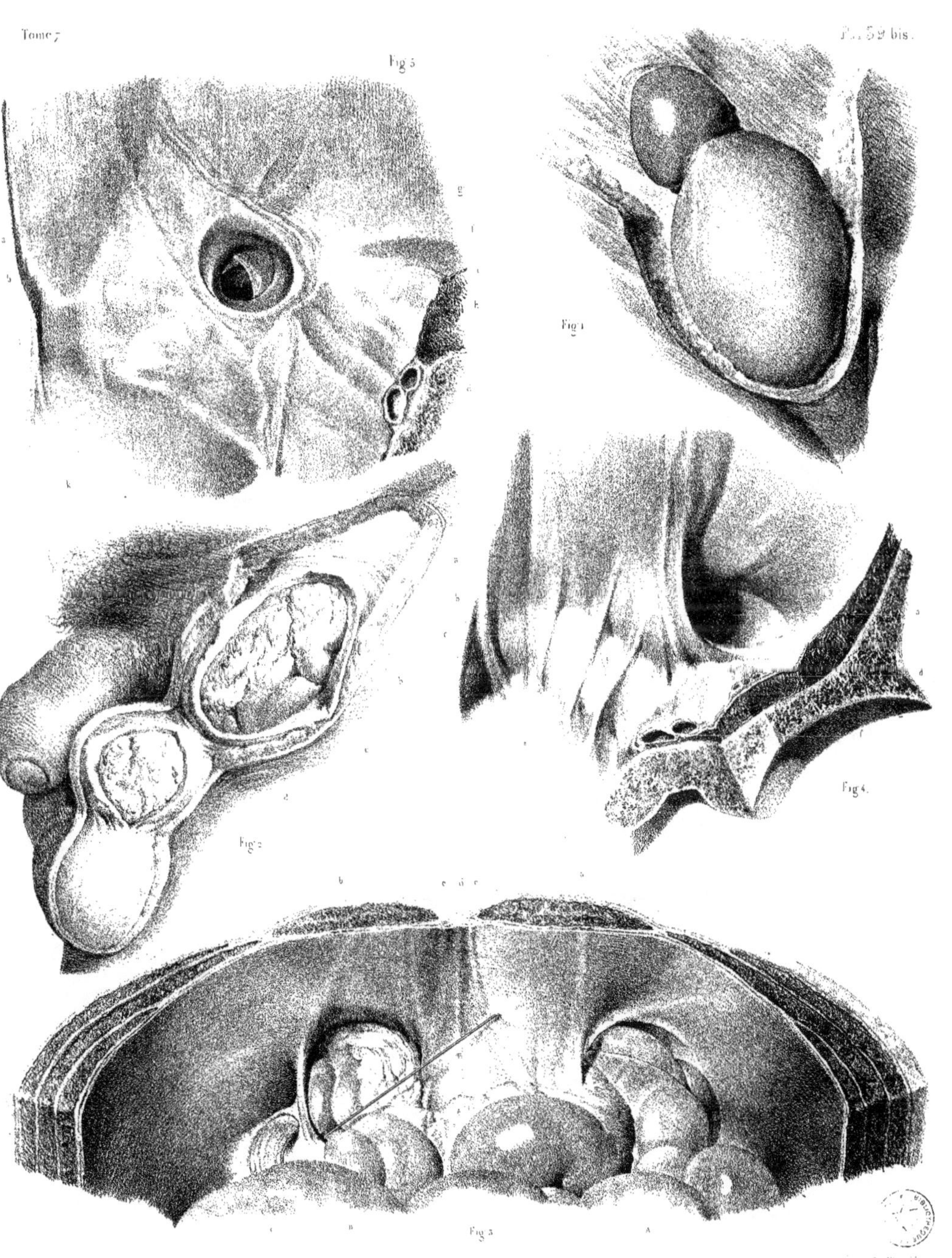

Fig. 5
Fig. 1
Fig. 2
Fig. 4
Fig. 3
Pl. 59 bis.

# PROCÉDÉS OPÉRATOIRES DES HERNIES.

## PLANCHE 40.

## PROCÉDÉS POUR LA GUÉRISON DES HERNIES RÉDUCTIBLES.

Le but de ces divers procédés est d'obtenir la guérison de la hernie par l'inflammation adhésive des parois du sac, les viscères étant réduits.

FIGURE I. A. Procédé de M. Bonnet. Il consiste à renfermer le cordon entre deux épingles fixées chacune à travers deux demi-sphères de liége.

a, a. Demi-sphères de l'épingle inférieure passée derrière le cordon spermatique.

b, b. Demi-sphères de l'épingle supérieure passée au-dessous de l'anneau inguinal externe, entre les tégumens et le cordon.

B. Procédé de M. Gerdy. La peau conduite par le doigt indicateur est insinuée sous l'anneau oblique externe dans le canal inguinal. L'aiguille, glissée sur le doigt, perfore la double épaisseur des tégumens et la paroi antérieure intermédiaire du canal.

C. Opération terminée, la peau du bord de l'ouverture réunie avec celle placée au-dessous par autoplastique.

FIGURES 2, 3, 4, 5. Procédé de M. Belmas. 1, 2, 3. aiguille de M. Belmas. Le mécanisme de cet instrument est compliqué : c'est une tige-canule brisée au milieu (a) en deux pièces (b, b) renfermant deux tiges plus fines (c, c) dont l'extrémité mobile en quart de cercle (d, d) fait corps avec l'instrument et sert de crochet quand on le décompose. La lame (e) s'enlève à part.

FIGURE 2. Ponction au travers du sac herniaire, sur un pli à la peau.

FIGURE 3. Second temps dans lequel l'opérateur saisit transversalement l'aiguille sous les tégumens et le sac, avant de décomposer l'instrument.

FIGURE 4. Troisième temps pour lequel nous montrons l'intérieur du sac herniaire afin de faire comprendre ce qui doit s'y passer sous les enveloppes. Les tiges intérieures étant retirées, les deux portions de la canule font crochet pour tirer le sac en sens inverse. Par le côté qui fait manche (f) le chirurgien introduit des fils de gélatine (g) qui doivent être laissés à demeure pour être absorbés après avoir produit une inflammation adhésive.

FIGURE 5. Pelote élastique de M. Belmas pour établir la compression permanente sur le sac. Cette pelote offre une série d'échancrures en arc qui permettent de varier l'articulation avec le ressort sous l'angle nécessité par le volume de l'abdomen.

FIGURE 6. Procédé de M. Velpeau. Dans cette opération, les tégumens ayant été refoulés dans le canal comme pour le procédé de M. Gerdy, le chirurgien substitue au doigt un gorgeret plat pour soutenir le cul-de-sac de la peau, retournée en dedans, et sur cet instrument (a) glisse une petite lame (b) avec laquelle il traverse les tégumens et la paroi du sac et pratique des scarifications sur le sac herniaire. Des lignes ponctuées indiquent le trajet des instrumens sous la peau.

---

## PLANCHE 41.

## DÉBRIDEMENT DE LA HERNIE ÉTRANGLÉE (HERNIOTOMIE).

FIGURES 1 ET 2. HERNIE INGUINALE EXTERNE ÉTRANGLÉE.

FIGURE 1. Ouverture du sac. La peau et les enveloppes de la hernie sont incisées. Le sac herniaire est à découvert. Le chirurgien est occupé à ouvrir le sac avec la pointe du bistouri porté en dédolant sur un pli soulevé avec la pince.

FIGURE 2. Débridement. Les viscères écartés et le doigt indicateur gauche (a) insinué sous l'anneau inguinal externe, sur sa pulpe glisse le dos de la lame du bistouri à tranchant concave (b) qui opère le débridement : la striction étant supposée produite ou par l'anneau externe lui-même ou par la paroi circulaire du canal ou par tous les deux.

FIGURES 3, 4, 5. HERNIE CRURALE ÉTRANGLÉE.

FIGURE 3. Ouverture du sac. La tumeur étant mise à découvert par une incision en T de la peau et du fascia superficialis, l'orifice de l'anneau crural externe accidentel (u, a) a été divisé; ce qui suffit pour faire cesser l'étranglement et permet de réduire la hernie, même sans ouvrir le sac quand la striction est en ce point. Pour les autres cas, le bistouri (b) guidé par le doigt indicateur gauche (c) incise le sac herniaire (d) suivant sa longueur.

FIGURES 4 ET 5. Débridement par divers procédés au pourtour de l'anneau crural interne.

FIGURE 4. (e) Débridement guidé par le doigt indicateur sur le ligament de Gimbernat. — (f) Débridement de Pott, en haut sur le contour aponévrotique. — (g) Débridement de Sharp, oblique en haut et en dehors.

FIGURE 5. (h) Débridement de Sabatier, oblique en haut et en dedans. — (i) Débridement de Dupuytren, oblique en haut et en dehors et pratiqué de l'extérieur à l'intérieur avec le bistouri à tranchant convexe. — (k) Débridement de A. Cooper, en haut sur une sonde cannelée glissée par une incision parallèle au-dessus de l'anneau crural. — (e, l, l, l) Petites incisions de Scarpa qui élargissent le contour par la succession de leurs écartemens.

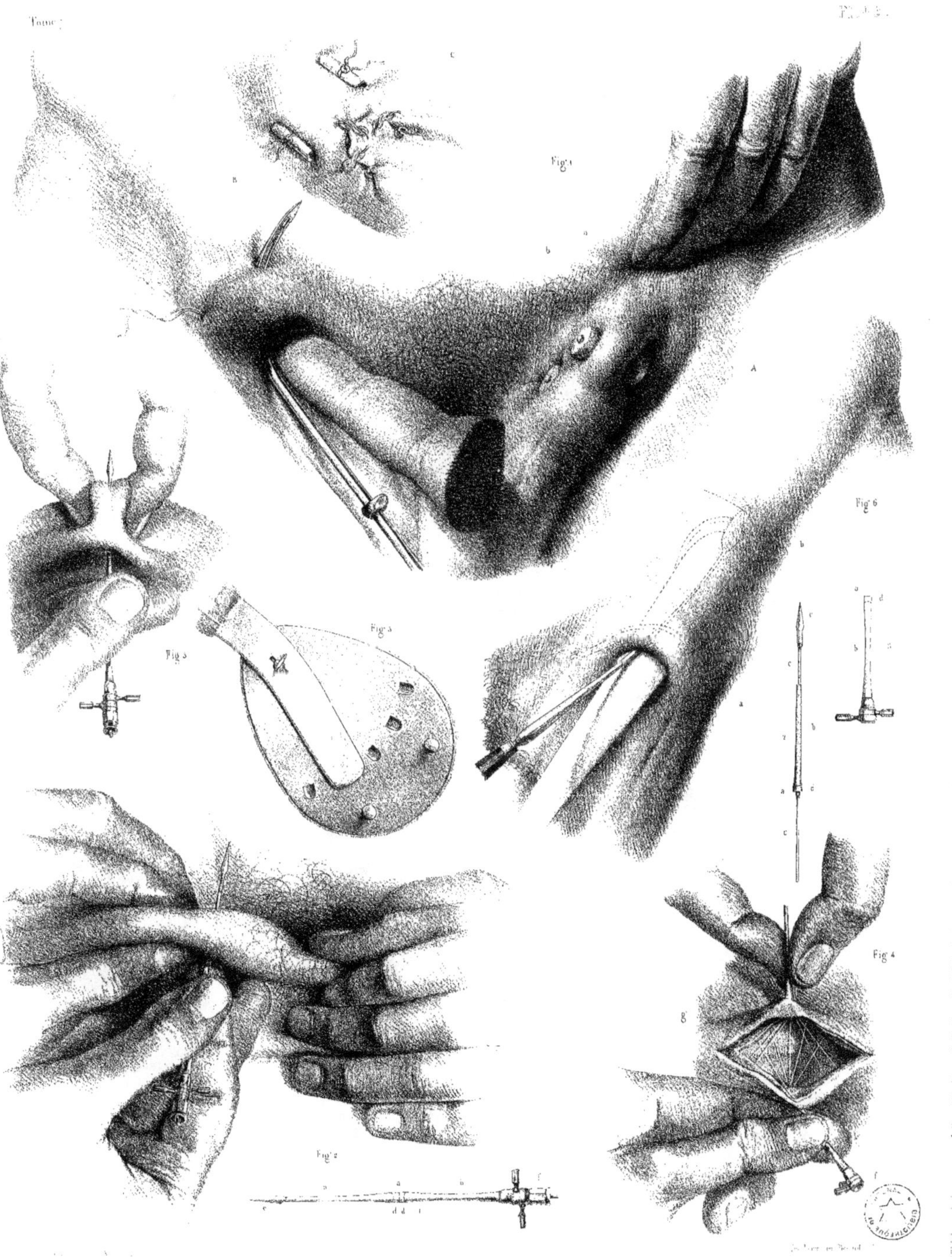

Tome 2
Pl. 5.
Fig. 1
Fig. 2
Fig. 3
Fig. 4
Fig. 5
Fig. 6

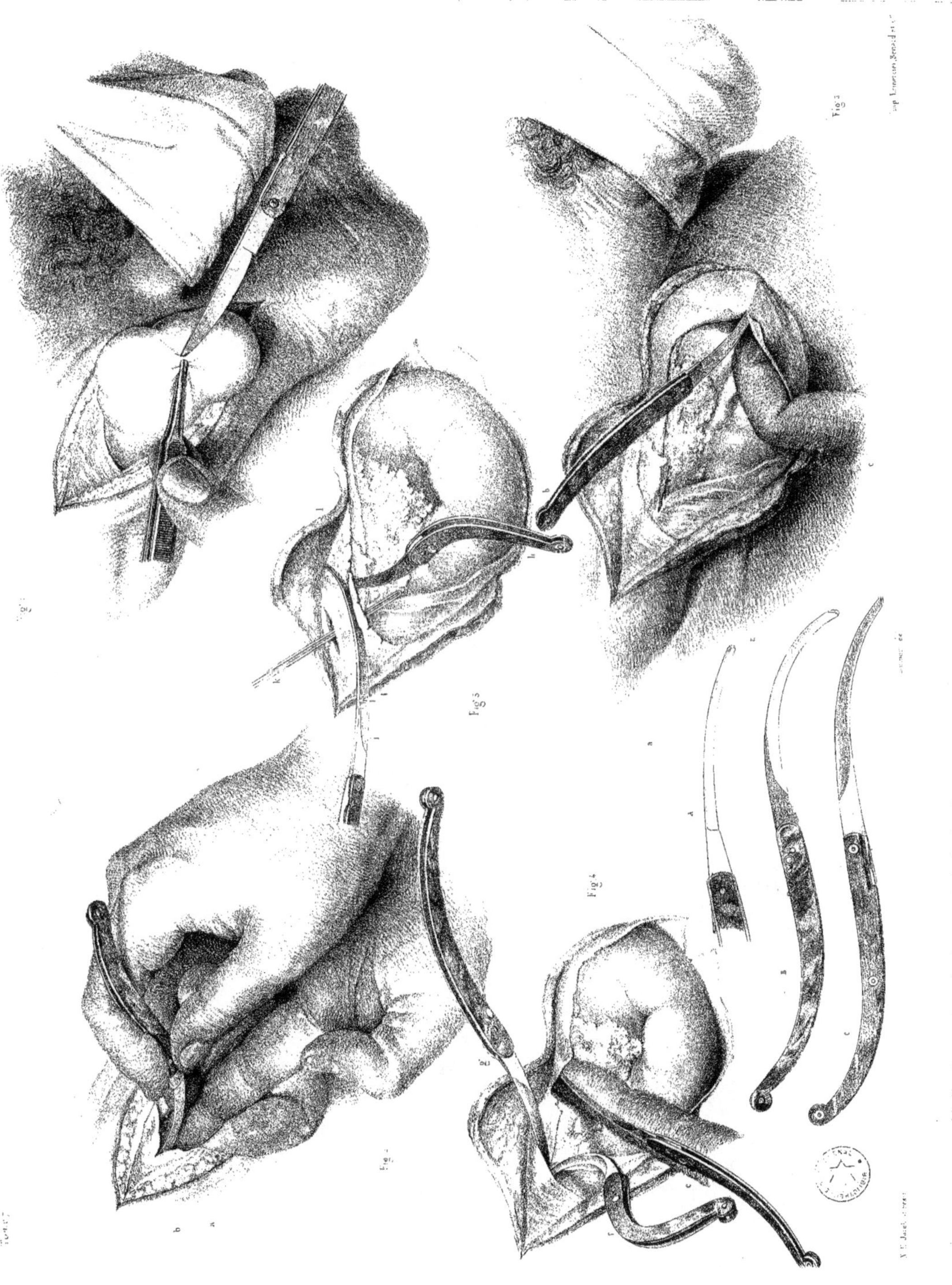

# ANUS ARTIFICIELS.

## PLANCHE 42.

## ANUS ARTIFICIEL LOMBAIRE GAUCHE

### (MÉTHODE DE M. AMUSSAT).

Cette opération nouvelle et très importante a réussi déjà deux fois de suite entre les mains de son auteur M. Amussat. C'est la méthode de Callisen, mais modifiée par l'incision transversale. Son but est de pratiquer l'anus artificiel du colon lombaire, gauche ou droit, dans la portion extra-péritonéale de l'intestin.

FIGURE 1. PLAIE ABDOMINALE. Le malade est maintenu en position sur les genoux et les coudes, la région dorso-lombaire en dessus. L'incision de la paroi abdominale est pratiquée. Elle intéresse, en arrière, le grand dorsal et la portion du carré des lombes qui dépasse la masse commune du sacro-spinal, et, en avant, les trois grands muscles abdominaux. Le fond de la plaie montre, dans les deux tiers inférieurs, le péritoine pariétal qui recouvre l'intestin grêle, et, dans le tiers supérieur, en travers, une portion de l'espace extra-péritonéal du colon descendant, dans lequel on a passé deux fils pour l'attirer au milieu de la plaie.

FIGURE 2. Section cruciale de la portion extra-péritonéale de l'intestin avec la pince et le bistouri. Les bords de la plaie sont écartés par les doigts d'un aide de face.

FIGURE 3. *Pansement* de la plaie par sept points de suture entortillée, trois pour les chairs entre les bords et quatre pour la jonction de la plaie intestinale avec celle de la peau.

FIGURE 4. Aspect de l'anus artificiel après guérison (copié sur un dessin d'après nature communiqué par M. Amussat).

---

## PLANCHE 43.

### ANUS ARTIFICIELS.

#### FIGURES 1 ET 2. ANUS COECAL. *Procédé de l'illore.*

FIGURE 1. Section, avec la pince et le bistouri, de la portion déclive du cæcum au travers d'une plaie oblique pratiquée dans la paroi abdominale.

FIGURE 2. Réunion de la double plaie par six anses de suture entortillée. Un fil passé à chaque angle de l'intestin et fixé à la suture musculo-cutanée a pour objet d'empêcher l'épanchement des matières fécales dans la cavité abdominale.

FIGURE 3. ANUS ARTIFICIEL ILIAQUE (procédé de Littre). La plaie représente l'opération terminée. L'intestin, dont la plaie est largement ouverte à l'extérieur, montre l'entonnoir du bout supérieur. Un fil passé derrière le bout inférieur fixe l'intestin au dehors.

#### GUÉRISON D'ANUS ACCIDENTELS.

FIGURE 4. Section de la cloison d'adossement des deux bouts de l'intestin en cas de double anus (voy. pl. 33, *fig.* 3). Le cas est représenté cadavérique pour montrer à l'intérieur de l'intestin le mode d'action de l'*entérotome circulaire* à double anneau, analogue à celui de M. Liotard, dont l'effet est de déterminer, par la compression circulaire, une gangrène qui amènera la chute du lambeau en cercle, après adhérence, et le rétablissement direct du cours des matières du bout supérieur de l'intestin dans le bout inférieur.

Des deux anneaux de l'entérotome circulaire, vus de face, l'un est en saillie et l'autre en creux, de manière que les membranes sont comprimées entre eux.

FIGURE 5. Compression pour amener la section, par une pince-entérotome en segmens de cercle, de l'éperon qui fait obstacle à la circulation entre les deux bouts de l'intestin. Ce moyen donne lieu à une perte de substance dont la forme est celle du canal lui-même.

FIGURE 5 *bis. Pince-entérotome.* Elle se compose de deux segmens de cercle dont l'un est reçu dans l'autre. Chaque segment est brisé par une double articulation (a et b) et commandé par une tige de rappel (c), de manière à pouvoir être introduit fermé par une plaie ou une fistule étroite; on lui rend son développement à l'intérieur, dès qu'il est parvenu dans la cavité de l'intestin.

FIGURE 6. *Entérotome de Dupuytren.* L'inconvénient de cet instrument est de donner lieu, par sa forme et son mode d'action, à une longue fente dans la cloison intestinale, au lieu de borner la section à l'étendue nécessaire pour rétablir le calibre et la continuité du canal intestinal.

FIGURE 7. Réunion, par la suture entortillée, des lèvres de la plaie qui résulte de l'ablation, entre deux incisions semi-elliptiques, de l'orifice fistuleux pour en obtenir la cicatrisation après le rétablissement du cours des matières entre les deux bouts du tube intestinal.

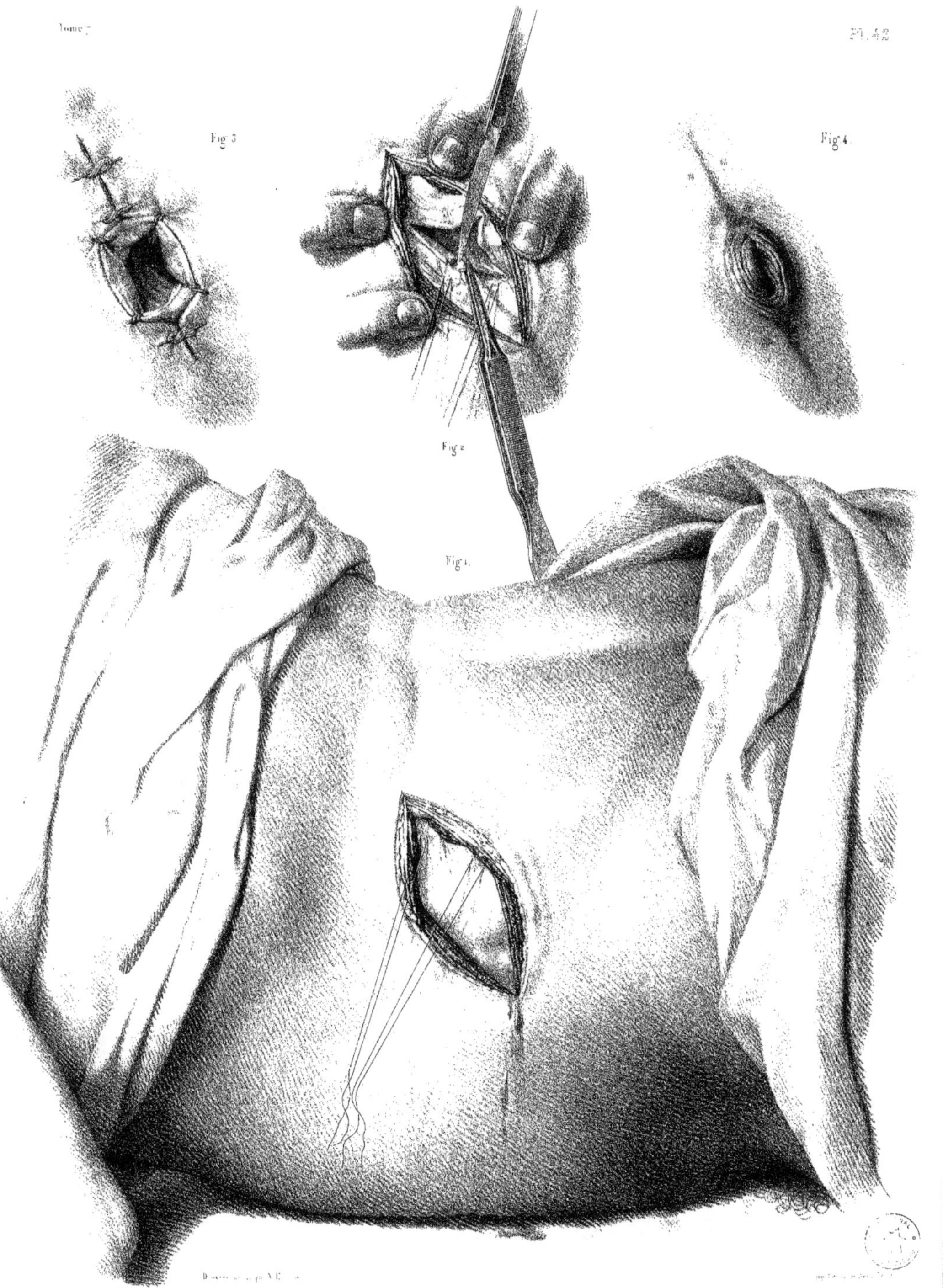

Tome 7
Pl. 42
Fig 3
Fig 2
Fig 4
Fig 1

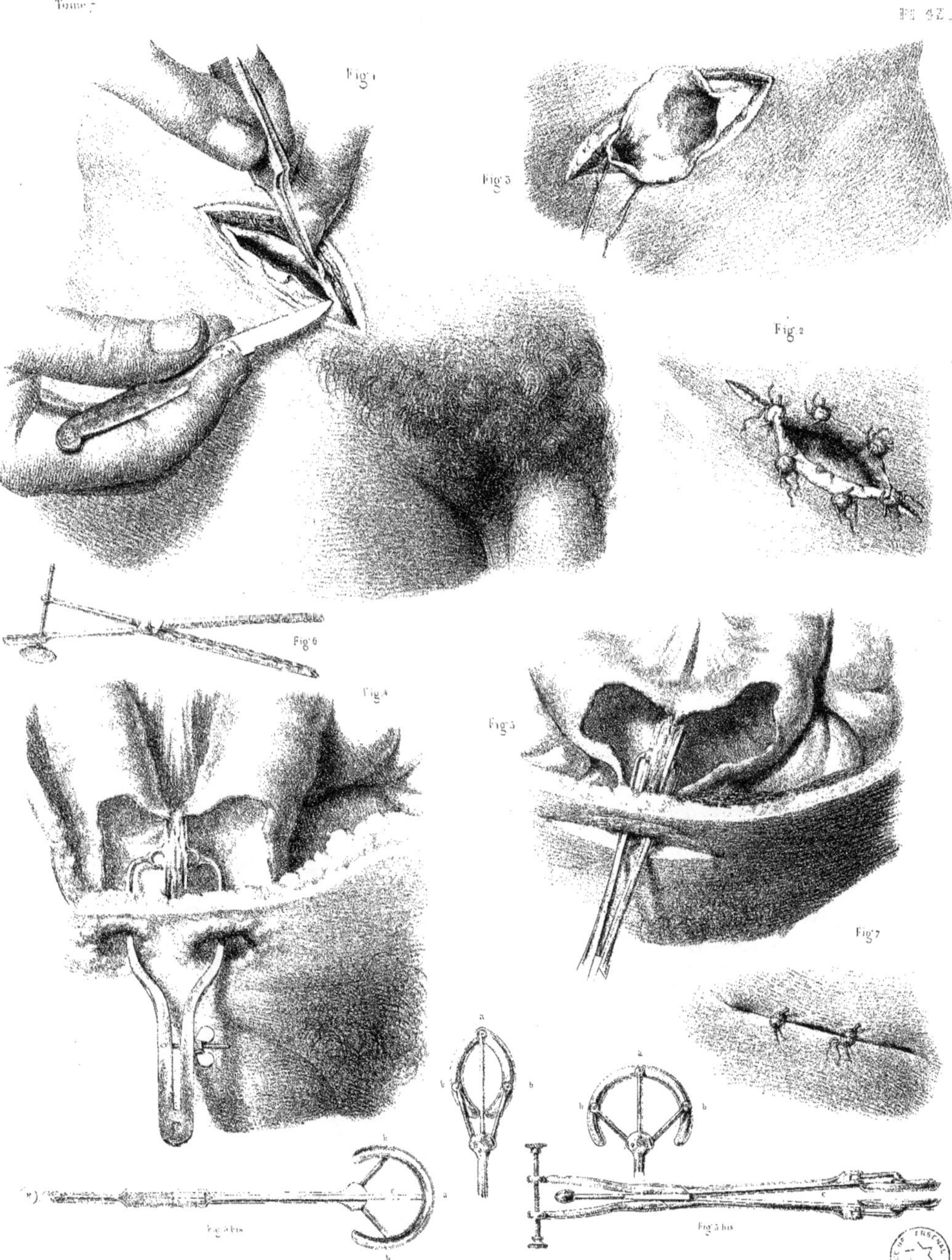
Tome 7
Pl. 42.
Fig. 1
Fig. 3
Fig. 2
Fig. 6
Fig. 4
Fig. 5
Fig. 7
Fig. 4 bis
Fig. 5 bis

# FISTULES A L'ANUS ET TUMEURS HÉMORROÏDALES.

DEMI-NATURE.

FIGURE 1. Débridement de l'anus par la section en travers de la membrane muqueuse et des fibres superficielles du sphincter cutané.

FIGURE 2. Opération de la fistule a l'anus par incision. Le cas représenté est l'un de ceux où l'orifice interne étant peu profond, l'opération peut être faite seulement sur la sonde cannelée.

a. Main gauche du chirurgien armée de la sonde cannelée qui parcourt le trajet fistuleux et dont le bec recourbé ressort à l'extérieur par l'anus.

b. Main droite du chirurgien occupée à inciser le pont charnu avec le bistouri droit dont la pointe est guidée par la cannelure de la sonde.

FIGURE 3. Autre opération par incision. Ce cas est celui où l'orifice rectal de la fistule remonte assez haut, soit de quatre à six centimètres de l'orifice de l'anus, le rectum étant dénudé. Le sujet est couché sur le côté malade.

a. Main d'un aide de face, qui soulève la fesse du côté opposé à la fistule.

b. Autre main du même aide, qui tient fixement le gorgeret insinué dans le rectum et dans la cannelure duquel appuie le bec de la sonde cannelée.

c. Main gauche du chirurgien qui tient la sonde cannelée.

d. Main gauche du chirurgien occupée à fendre les chairs avec le bistouri droit dont la pointe glisse dans la cannelure de la sonde.

FIGURE 4. Pansement de l'incision avec une mèche introduite dans la plaie.

FIGURE 5. Ligature de la fistule a l'anus. Le stylet aiguillé, garni du cordonnet de soie, vient d'être dégagé de l'anus; il ne s'agit plus que de déposer le stylet et de faire la ligature.

FIGURE 6. Excision des tumeurs hémorroïdales (*procédé de Boyer*). Les tumeurs ayant été amenées à l'extérieur par les soins préparatoires, un fil est passé au travers de chacune de ces tumeurs pour les empêcher de rentrer. Au fur et à mesure l'opérateur en saisit une avec la pince et en fait l'excision soit avec le bistouri (Boyer) ou avec les ciseaux courbes sur le plat (Dupuytren), comme on l'a représenté sur la figure.

INSTRUMENS SPÉCIAUX DE LA FISTULE A L'ANUS.

1. Bistouri à fistule.
2. Syringotome. C'est une lame tranchante et courbe soudée à un stylet qui sert à l'introduire.
3. Gorgeret.

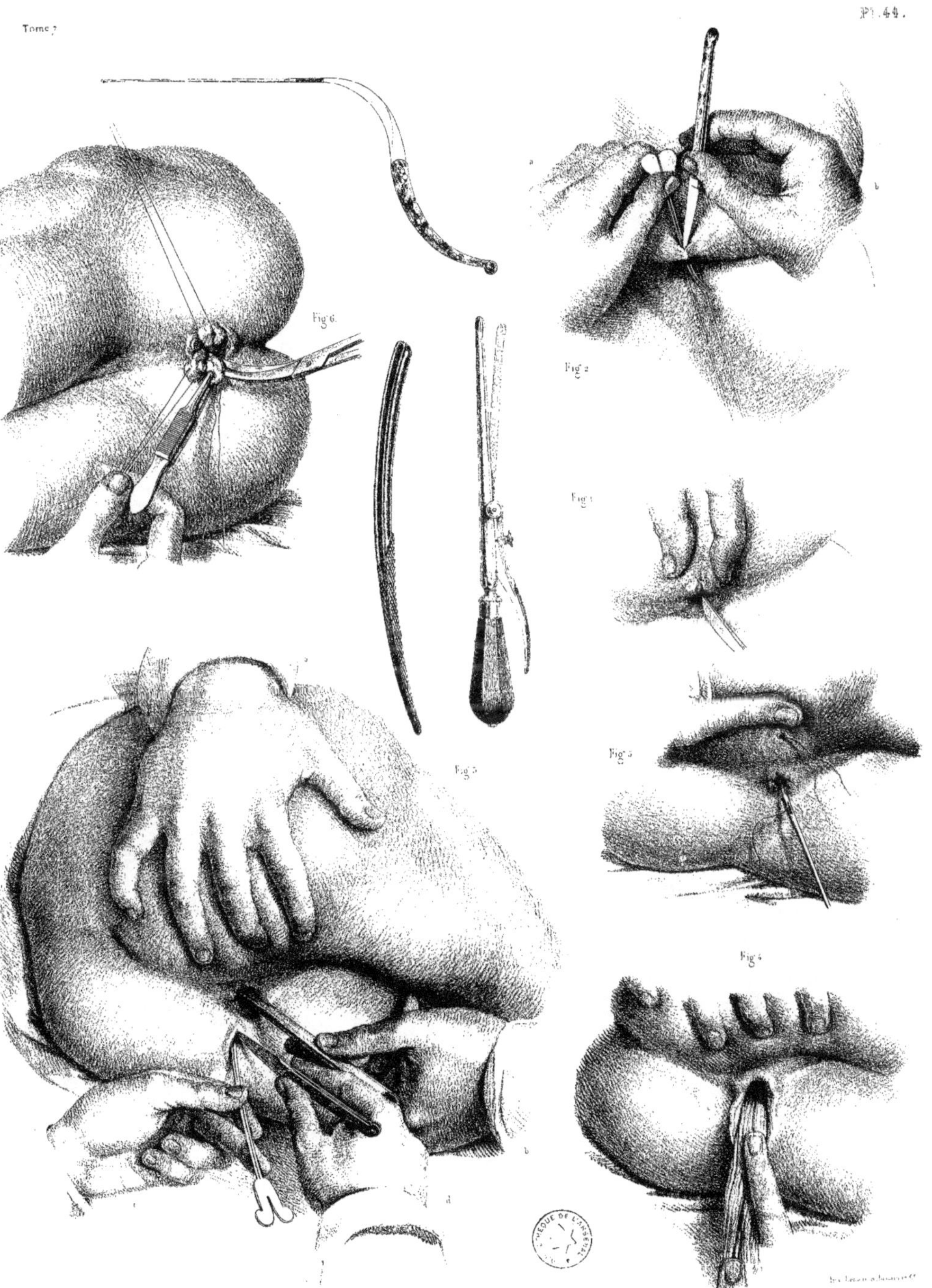
Tome 7
Pl. 44.
Fig. 6.
Fig. 2.
Fig. 1.
Fig. 5.
Fig. 3.
Fig. 4.
D'après nature par N. H.

# OPÉRATIONS SUR LE RECTUM.

### ADULTE, DEMI-NATURE.

## PLANCHE 45.

**FIGURE 1. Ligature d'un polype du rectum.**

L'opération est représentée pratiquée à l'aide du spéculum à branches de M. Charrière. Le polype, saisi avec une érigne, fait saillie entre les branches de l'instrument, dont l'écartement et les parois à claire-voie permettent d'agir avec facilité pour porter la ligature et l'étreindre avec le serre-nœud.

**Figure 2. Excisions a la circonférence de l'anus** (chute du rectum, procédé de Dupuytren). Cette opération a pour objet de rétrécir l'orifice par la cicatrice d'un certain nombre de sections périphériques. Sur la figure trois de ces excisions sont pratiquées, on en opère une quatrième avec les ciseaux courbes sur un pli formé par la pince à plat.

**Figure 3. Excision circulaire d'un bourrelet de membrane muqueuse rectale** (procédé de M. Risord). Le bourrelet muqueux est fixé dans deux anses de fil tendues par des aides, l'excision se pratique avec la pince et le bistouri convexe.

**Figure 4. Excision de la partie inférieure du rectum** (procédé de M. Lisfranc). L'extrémité anale du rectum ayant été isolée et détachée circulairement par deux incisions latérales semi-elliptiques, le doigt indicateur gauche fixe en bas le rectum qui est saisi sur le côté par des érignes confiées à des aides tandis qu'avec des ciseaux courbes à longues branches, tenus de la main droite, le chirurgien excise circulairement l'intestin au-dessus du cancer.

**Figures 5 et 6. Spéculums de l'anus et du vagin.** La figure 5 est le spéculum à claire-voie de M. Charrière, vu de face A; et de profil ou fermé pour l'introduire B, ou entr'ouvert pour écarter les parois du canal C.

La figure 6 est un autre spéculum très fort qui s'ouvre largement, une fois introduit, par une vis, sur le manche, qui fait basculer la valve inférieure. — D. L'instrument fermé vu de face. — E. Coupe du spéculum vu de profil.

## PLANCHE 46.

**FIGURE 1. Tamponnement du rectum.**

Pour faire comprendre le mécanisme de l'opération, le résultat en est figuré sur le cadavre. La paroi pubienne du bassin étant enlevée ainsi que la vessie, la vue plonge dans la cavité pelvienne. Le rectum est vu en premier plan; sa paroi antérieure est enlevée pour laisser voir l'appareil du tamponnement, dont le dessin montre la section verticale: cet appareil se compose d'une canule métallique (a) engagée dans l'intestin par l'orifice de l'anus; à l'extérieur elle se termine par un pavillon (b) percé de trous qui servent à la fixer à l'autre extrémité. Elle offre une rainure circulaire (c) qui sert à fixer le linge. La chemise (d) représente un sac (e) ouvert à l'extérieur et noué circulairement par un fil dans la rainure (c) de la canule pour faire compression. La chemise étant introduite à vide appliquée sur la canule, on l'emplit par l'extérieur de charpie que l'on fait glisser le long de la canule et que l'on y accumule par pression en tirant au dehors sur les bords de la chemise de manière à former une tête de champignon (f) qui comprime de dedans en dehors et de haut en bas les parois de l'intestin contre celles de la cavité du bassin.

**FIGURES 2 et 2 bis. Dilatation du rectum rétréci** (procédé de l'auteur).

Soit un rétrécissement situé à 6 ou 8 centimètres de hauteur dans le rectum, l'appareil se compose d'une sonde flexible en gomme élastique (a) terminée par un bec métallique portant deux petites échancrures pour faire glisser autant de fils. A l'intérieur la sonde est soutenue par un mandrin flexible (b) qui en facilite l'introduction. Extérieurement elle est environnée par un disque perforé sur lequel s'attache de la charpie en brins revêtue d'une chemise que l'on dispose dans le volume jugé convenable. La sonde introduite, deux fils ou cordonnets de soie (c, c), qui parcourent sa longueur et glissent dans les petites échancrures du jeu de la sonde, servent à faire remonter le disque auquel ils se fixent et que deux autres fils (d, d) servent à ramener en bas à volonté; le disque, mou et conique, s'insinue par cette manœuvre dans le point rétréci, où, par son séjour, il en produit peu à peu la dilatation. La sonde donne issue aux humidités stercorales.

**FIGURE 3. Imperforation du rectum.**

Sur un enfant naissant où le rectum est interrompu par une cloison, le chirurgien pratique l'incision cruciale de cette membrane au travers de l'orifice de l'anus avec un petit spéculum semblable à celui du nez.

**FIGURES 4 et 5.** *Opération de l'anus artificiel pour absence congéniale du rectum.*

L'opération de la figure 4 est représentée comme l'a pratiquée M. Amussat sur une petite fille nouvellement née. Une incision longitudinale, coupée en avant par une autre horizontale, a permis de faire une plaie à deux lambeaux qui sont maintenus renversés par les deux mains d'un aide (a, b); une sonde (c) est introduite dans le vagin pour guider l'opérateur: une anse de fil (d) sert à amener à l'extérieur le cul-de-sac formé par le rectum, que le chirurgien ouvre par une incision cruciale. La figure 5 montre l'opération terminée: la plaie horizontale est fermée par des sutures; et la plaie verticale est transformée en orifice de l'anus dans son lieu naturel, la membrane muqueuse et la peau étant réunies par des points de suture.

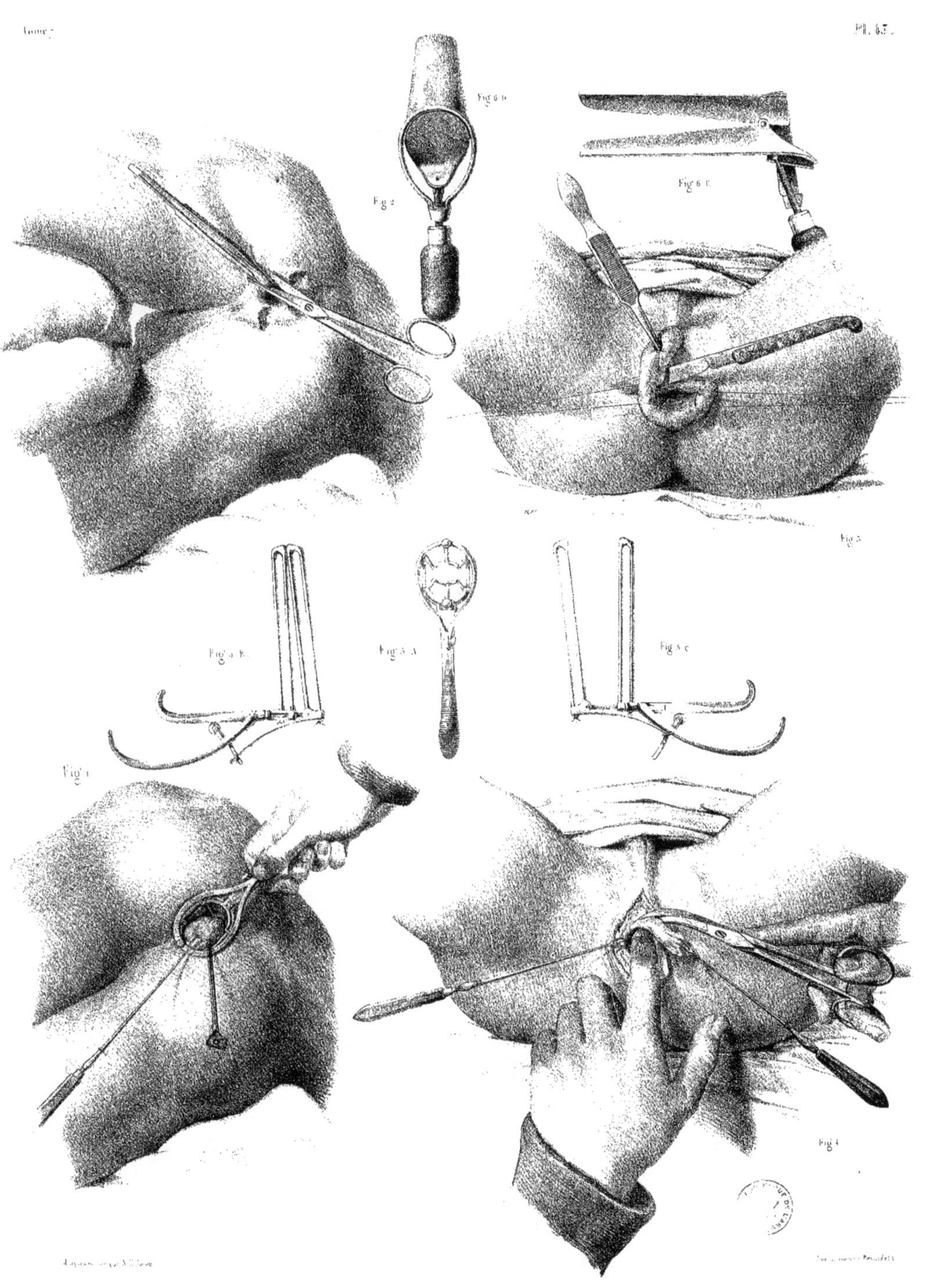

Tome
Pl. 65
Fig 2
Fig 6 B
Fig 6 C
Fig 5
Fig 3 B
Fig 3 A
Fig 3 C
Fig 1
Fig 4

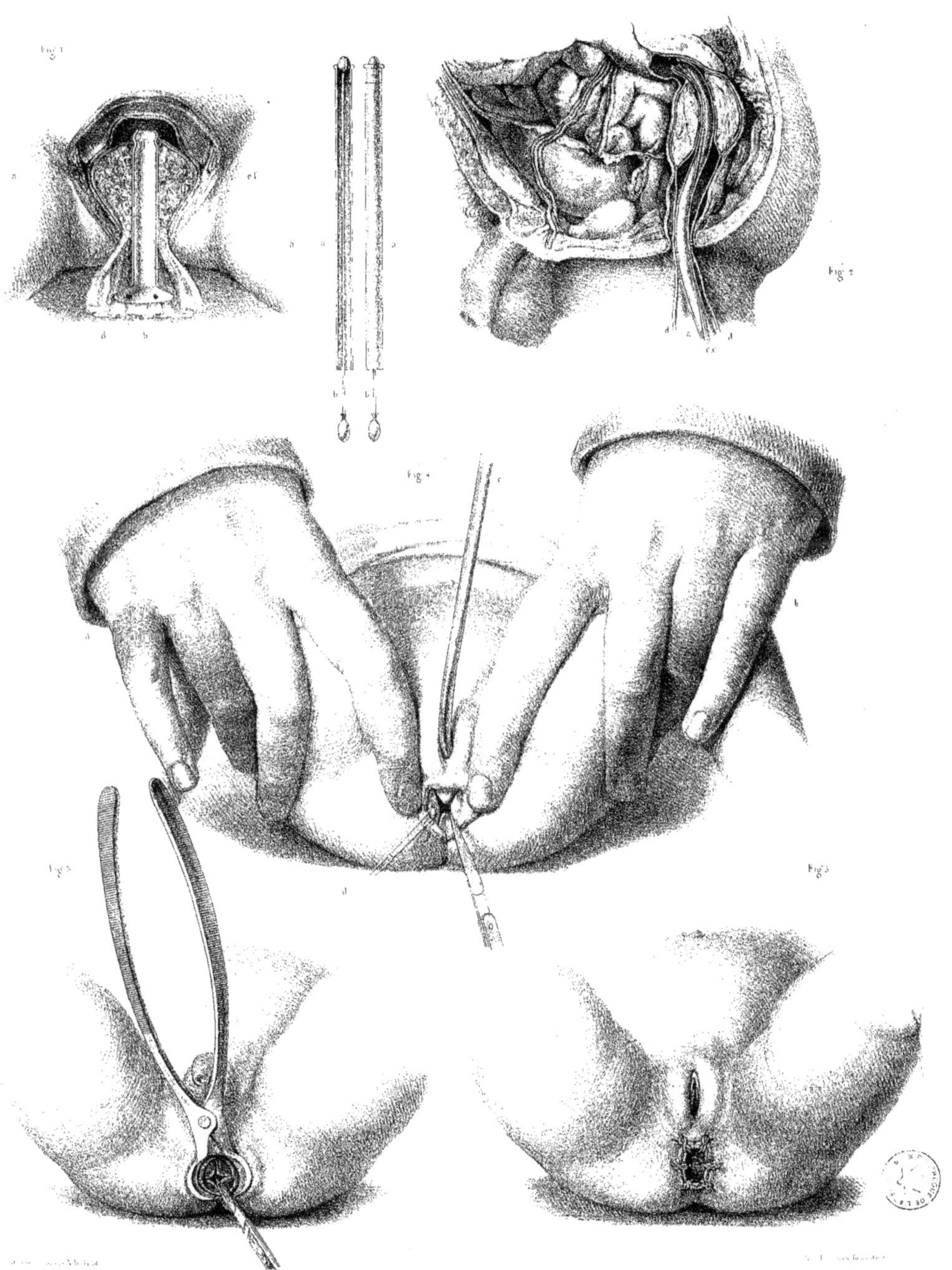

ADULTE, GRANDEUR NATURELLE.

## PLANCHE 47.

# OPÉRATIONS CURATIVES DE L'HYDROCÈLE.

FIGURE 1. *Hydrocèle du côté droit*, dessiné d'après nature à l'hôpital du Gros-Caillou (voyez le même cas après l'opération, figure 4).

FIGURE 2. *Opération d'hydrocèle par ponction* (côté gauche). La tumeur embrassée par la main gauche du chirurgien, de manière à faire saillir son extrémité inférieure, l'opérateur, avec la main droite, est occupé à pratiquer la ponction avec le trocart, dirigé d'avant en arrière, le pouce et le médius fixant le pavillon contre la tige, tandis que l'indicateur est étendu à un centimètre de la pointe pour l'empêcher de pénétrer trop loin.

FIGURE 3. *Excision de la peau et de la tunique vaginale. Procédé de Dupuytren*, modifié de Kinder Wood. Cette opération est réservée pour les cas où, les tégumens étant trop abondans, il est nécessaire d'en enlever une partie. Le temps choisi est celui où le sac séreux ayant été vidé par ponction, et l'incision prolongée ultérieurement, l'opérateur excise en masse une portion des enveloppes, la peau et le kyste compris.

FIGURE 4. *Procédé de M. Baudens. Ponction avec la canule de l'auteur* (a). Cette canule est perforée au milieu par un orifice latéral. Elle est introduite sur une tige à dard (b) que l'on retire après la ponction, de sorte que l'instrument en entier forme un petit trocart. La canule est laissée à demeure après l'évacuation du liquide, comme on le voit sur la figure, et fait ultérieurement l'office d'un corps étranger. La *figure* 1 est le cas tel qu'il existait avant l'opération.

FIGURE 5. *Trocart à hydrocèle* : (a) armé de sa canule; (b) canule isolée; (c) tige isolée.

FIGURE 6. *Seringue à injection* pour l'hydrocèle.

## PLANCHE 48.

# OPÉRATIONS CURATIVES DU SARCOCÈLE.

FIGURE 1. *Sarcocèle* dessiné d'après nature à l'hôpital du Gros-Caillou dans le service de M. Baudens. A la partie supérieure se voit une ulcération qui forme l'orifice cutané d'une fistule.

FIGURE 2. *Sarcocèle volumineux* jugé de nature encéphaloïde dessiné à l'hôpital de la Charité dans le service de M. Velpeau.

FIGURE 3. *Opération de la castration* pour un sarcocèle du côté gauche. L'incision des enveloppes étant faite, tandis qu'un aide, avec l'indicateur et le pouce des deux mains (a et b) agissant comme une pince, écarte à l'extérieur les enveloppes testiculaires, le chirurgien, soulevant de sa main gauche et faisant basculer le testicule cancéreux, est occupé de la main droite à diviser les adhérences de la tunique vaginale pour isoler l'organe avant la section du cordon.

FIGURE 4. *Ligature en masse du cordon* dénudé qui sera immédiatement suivie de la section au-dessous.

FIGURE 5. *Procédé de M. Maunoir. Ligature des artères du cordon* comme moyen d'atrophie du sarcocèle commençant.

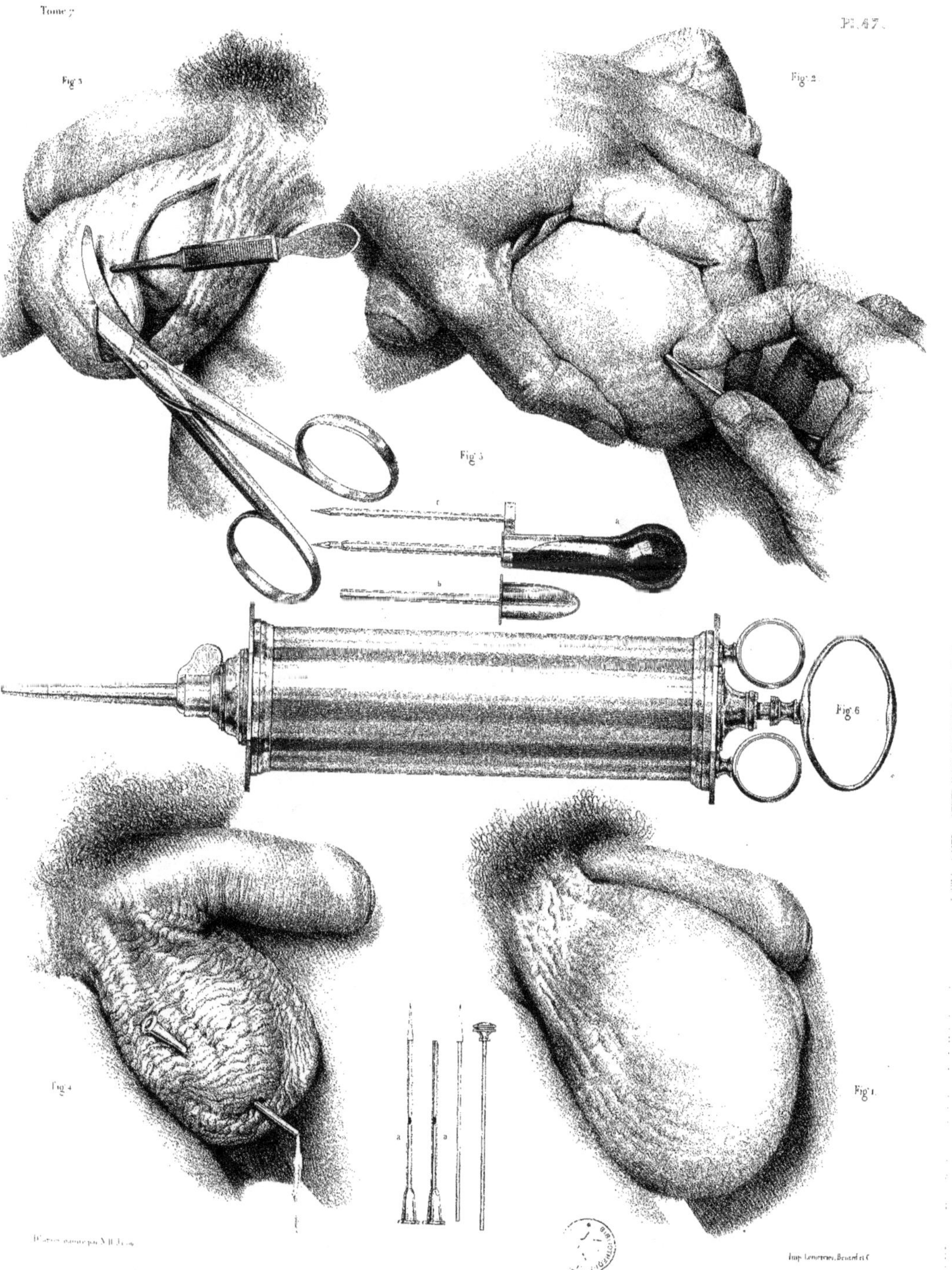

Fig. 3
Fig. 2
Fig. 5
Fig. 6
Fig. 4
Fig. 1

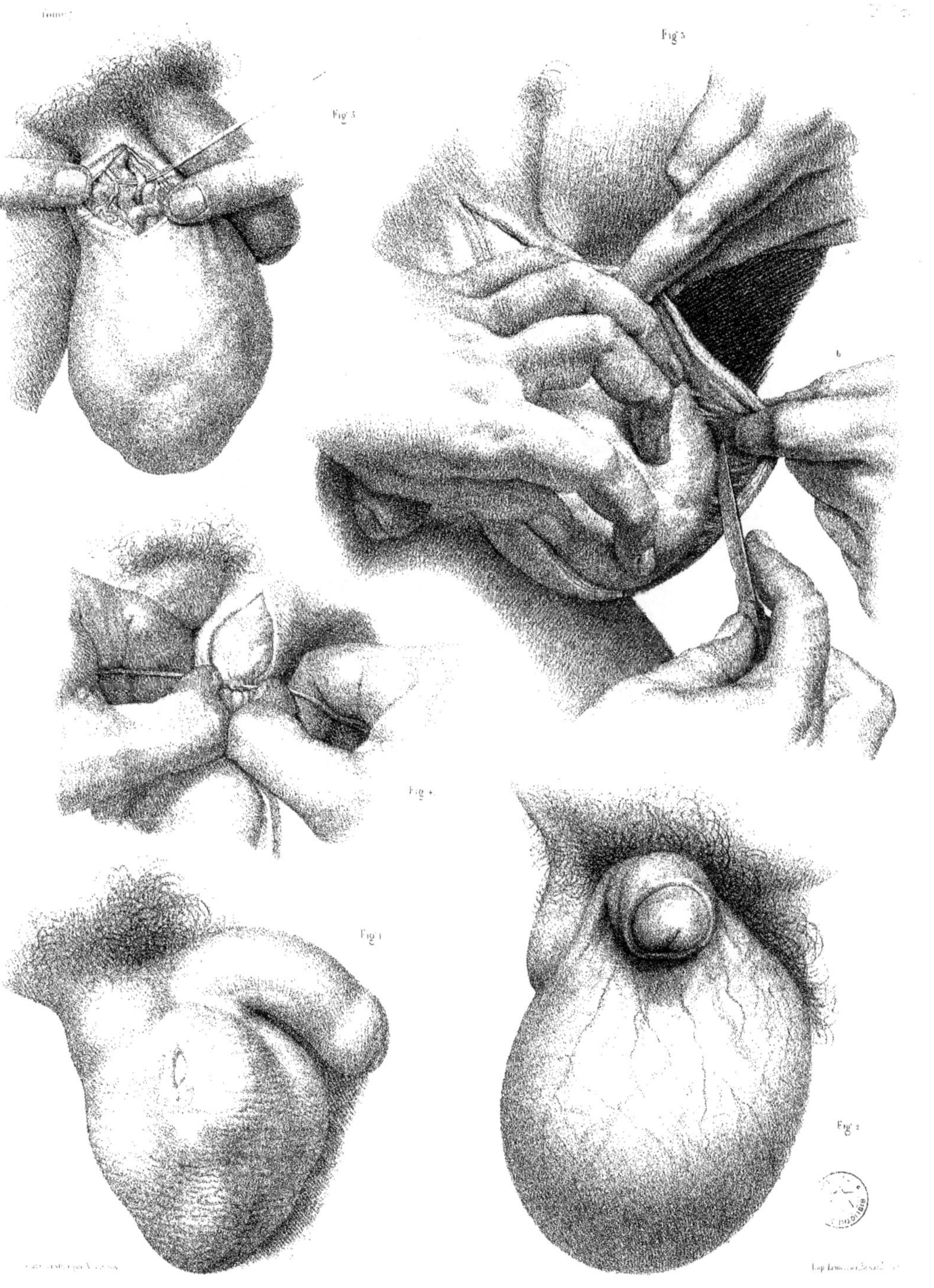

Fig 5
Fig 3
Fig 4
Fig 1
Fig 2

# VARICOCÈLE ET OPÉRATIONS QUI SE PRATIQUENT SUR LE PÉNIS.

## PLANCHE 49.

FIGURE 1. OPÉRATION DU VARICOCÈLE (*procédé de M. Breschet*).

A. Pinces de M. Breschet appliquées sur le trajet des veines variqueuses, pour en déterminer l'oblitération par compression.

FIGURES 2 et 3. *Épispadias dessiné d'après nature* (cas communiqué par M. d'Aremberg). Le pénis est bridé en bas par la peau du scrotum. Le méat urinaire anormal, consistant dans une fente longue d'un centimètre et demi, est au fond de l'angle de réunion; de cet angle à l'orifice du gland, le canal de l'urètre manque.

FIGURES 4 et 5. *Opérations curatives de l'hypospadias*, pour le cas où le canal existe en avant jusqu'à la couronne du gland. — *Figure 4*. Une incision transversale étant faite pour débrider la peau et relever la verge, un trocart introduit par la fistule dans le canal a formé,

sous la peau, la portion de trajet qui manque. — *Figure 5*. Dans un autre temps opératoire, les bords de la fistule étant avivés, les deux plaies longitudinale et transversale sont réunies par la suture entortillée, la cicatrice devant se faire sur une sonde passée dans l'urètre.

FIGURES 6 et 7. *Épispadias* congénial chez un jeune enfant. La division existe sur toute la face antéro-supérieure du canal depuis le col de la vessie jusqu'au gland, qui forme seul le pénis. Ce cas nous a été communiqué par M. H. Larrey, qui se proposait d'y remédier par une autoplastie — La *figure 6* montre les parties dans leur position normale. Un appendice cutané est le seul vestige du gland. — Sur la *figure 7* le gland est renversé entre deux doigts pour montrer la gouttière urétrale.

FIGURE 8. AMPUTATION DE LA VERGE CANCÉREUSE.

## PLANCHE 50.

### PHIMOSIS.

FIGURE 1. *Procédé ordinaire*. Section du prépuce sur une sonde cannelée près du frein de la verge.

FIGURE 2. *Procédé de M. Malapert*. Deux sections latérales et une postérieure.

FIGURE 3. *Procédé de M. Lisfranc*. Excision d'un lambeau dorsal semi-lunaire.

FIGURE 4. *Procédé de M. Lisfranc. Circoncision*. L'extrémité du

prépuce étant tirée avec des pinces ordinaires, ou avec les doigts, et saisie en travers, sur le gland, entre les mors d'une pince à anneaux, le bistouri en fait la section d'un seul coup.

FIGURE 5. Pansement de M. Baudens, avec une simple bandelette trouée pour empêcher le prépuce de revenir sur le gland.

FIGURE 6. Mode de réunion de M. Hawkins, qui affronte la peau et la muqueuse par cinq points de suture.

### PARAPHIMOSIS.

FIGURE 7. Procédé de réduction de M. Coster.
FIGURE 8. Procédé de réduction de M. Desruelles.

FIGURE 9. Débridement du paraphimosis par la section du bourrelet d'étranglement derrière la couronne du gland.

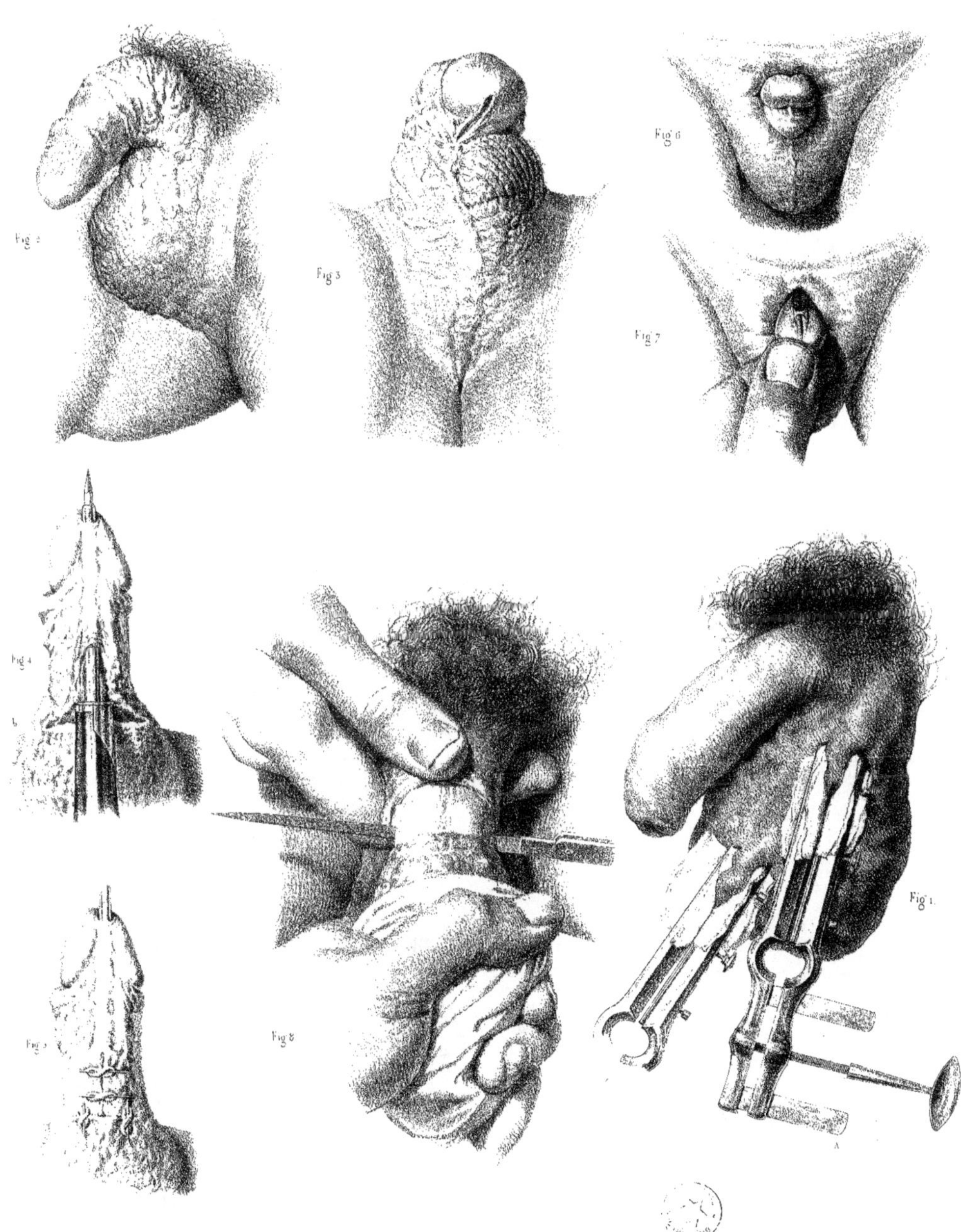
Fig 2
Fig 3
Fig 6
Fig 7
Fig 4
Fig 5
Fig 8
Fig 1
A

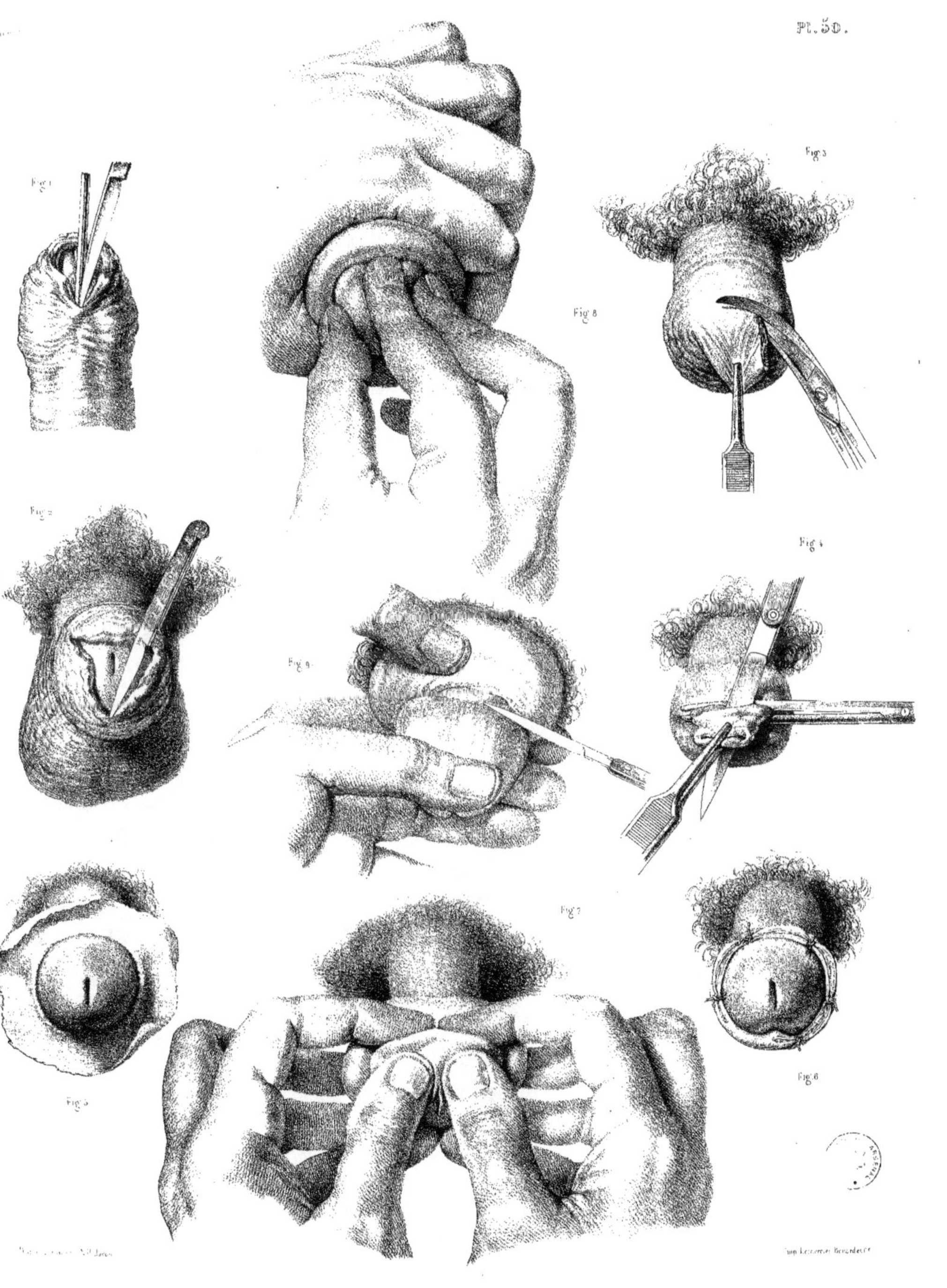
Fig 1
Fig 2
Fig 3
Fig 4
Fig 5
Fig 6
Fig 7
Fig 8
Fig 9

# TOME VII. PLANCHES 51 ET 52.

# ANATOMIE CHIRURGICALE DES VOIES URINAIRES DANS L'HOMME.

## ADULTE, GRANDEUR NATURELLE.

Les lettres et les chiffres ont la même valeur dans les deux planches.

## PLANCHE 51.

La paroi abdomino-pelvienne a été enlevée sur le plan moyen ; les viscères sont montrés à découvert au profil : le rectum et la vessie sont injectés en plâtre pour les offrir dans leurs rapports et dans leur volume à l'état de distension. Le canal de l'urètre est également injecté, la verge laissée pendante. Pour être certain des courbures de ce canal nous avons eu recours à trois injections, deux avec du plâtre, et une autre avec l'alliage fusible de M. Darcet, qui ont donné les courbures et le calibre du canal de l'urètre dans ses différens points tels qu'on les voit pl. 51 ; et fig. 2, pl. 52. De l'examen de ces pièces il résulte que l'urètre ne présente que deux courbures principales, l'une dans l'état de flaccidité à la racine de la verge ; l'autre à la portion bulbeuse, dans le prolongement de la ligne moyenne des pubis, où la coudure représente un peu moins d'un angle droit, les deux portions membraneuse et prostatique du canal se faisant suite dans une direction à peu près rectiligne. Dans les rapports des courbures on voit qu'à l'état normal le pénis n'est séparé du bulbe de l'urètre que par l'épaisseur des sacs testiculaires.

## PLANCHE 52.

Dans la *figure* 1 les organes génito-urinaires sont vus de face, la paroi abdominale étant enlevée. La symphyse pubienne est conservée avec les attaches du pénis : la portion horizontale des pubis est enlevée pour laisser voir l'excavation du bassin. La vessie et le canal de l'urètre sont injectés en plâtre ; le pénis, maintenu soulevé, est écarté en dehors pour démasquer la figure.

La *figure* 2 n'est que la répétition du canal de l'urètre de la planche 51 représenté ouvert dans sa longueur sur son diamètre vertical.

La *figure* 3 montre le même canal ouvert en dessus ; c'est-à-dire dans son demi-cylindre inférieur, le supérieur étant enlevé.

### INDICATION DES SIGNES COMMUNS AUX DEUX PLANCHES.

(a) Section de la paroi abdominale antérieure.
(b, pl. 51) Section de la paroi postérieure.
(c) Symphyse du pubis sur le plan de section, pl. 51 ; et vue de face, pl. 52.
(d) Intestin grêle au-dessus de la vessie.
(e) S iliaque du colon.
A, pl. 51. *Intestin rectum.*
(f) Ampoule ou portion terminale du rectum qui forme une courbure à convexité supérieure pour se terminer à l'orifice anal.
B. *Vessie.*
C. *Feuillet péritonéal* de l'excavation du bassin.
(g) Feuillet abdominal qui se réfléchit sur la vessie en formant de chaque côté un cul-de-sac intestinal (pl. 52).
(h, pl. 51) Section du péritoine sur la face latérale de la vessie.
(i, pl. 51) Réflexion du péritoine en arrière de la prostate, du bas-fond de la vessie sur le rectum.
(k, pl. 51) Péritoine pariétal qui va tapisser les fosses iliaques.
(l, pl. 51) Uretère.
(m, pl. 51) Canal déférent.
(n, pl. 51) Vésicules séminales.
(o, pl. 51) Prostate coupée à demi-diamètre sur la figure 2.
(p, pl. 51) Muscles constricteurs de l'urètre coupés.
D. *Périnée.*
(q, pl. 51) Sphincter rectal.
(r) Sphincter anal.
(s) Section du releveur de l'anus.
E. *Pénis.* Sur la planche 51 le trait de peau est conservé au contour. Sur la planche 52 la peau est enlevée en totalité, excepté une portion du prépuce.
(t) Corps caverneux, dont on voit le plan de section sur la planche 51.
(u) Muscles bulbo-caverneux.
(v) Portion spongieuse de l'urètre.
(x) Portion bulbeuse de l'urètre.
(y) Portion membraneuse de l'urètre.
(z) Portion prostatique de l'urètre.

L'urètre, dans toute sa longueur, est représenté à l'intérieur, à demi-canal, dans les figures 2 et 3, pl. 52.

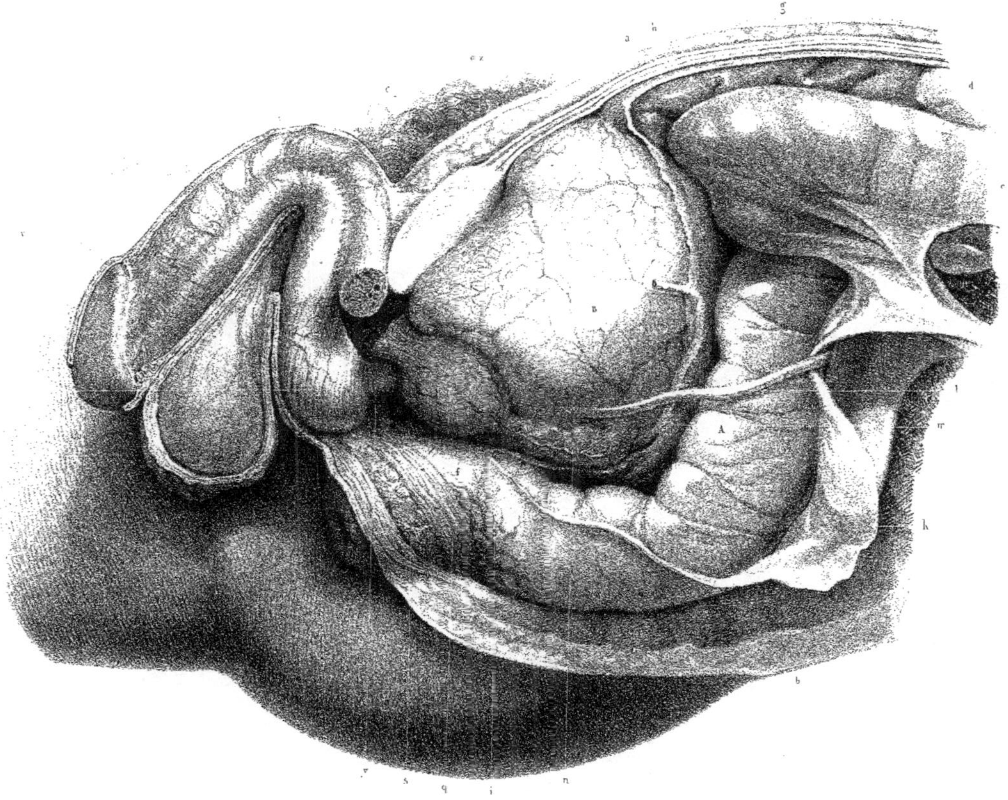

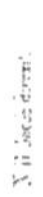

N. H. Jacob direxit. Lith. par Aurent. Imp. Lemercier, Benard et Cie

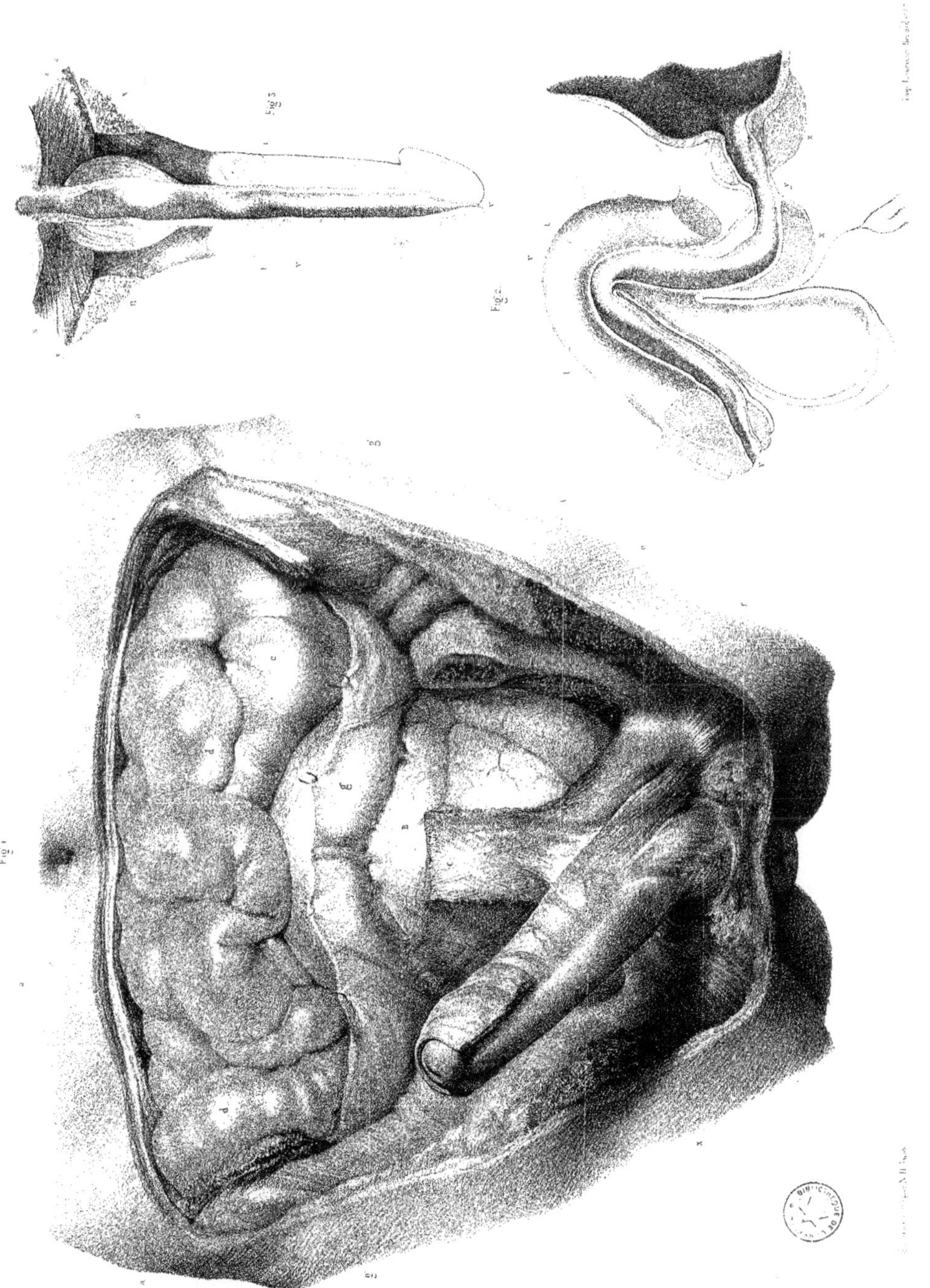

# MALADIES DE L'URÈTRE, DE LA PROSTATE ET DE LA VESSIE.

DEMI-NATURE.

Nous avons réuni sur cette planche un certain nombre de cas de maladie de la vessie et de l'urètre qui exigent le secours de la médecine opératoire. Nous devons tous ces faits à l'obligeance de M. Leroy d'Étiolles, qui possède les pièces originales empruntées de sa pratique.

### MALADIES DE L'URÈTRE.

FIGURE 1. *Rétrécissement de la portion bulbeuse de l'urètre.* L'étroitesse du canal est telle, que, dans une longueur de cinq millimètres, il ne peut recevoir qu'une épingle ; au-dessus les portions membraneuse et prostatique et le col de la vessie se dilatent graduellement en infundibulum.

FIGURE 2. *Rétrécissement de l'urètre dans trois points :* (a) au pénis, (b) à la racine du même organe, et (c) aux portions membraneuse et prostatique de l'urètre, où, dans une longueur de deux centimètres et demi, le calibre du canal est à peine de deux millimètres. Sur le même sujet la vessie était malade et renfermait dans son épaisseur un vaste abcès.

FIGURE 3. *Portion de canal de l'urètre accidentelle.* Une oblitération de l'urètre s'est formée au tiers antérieur du pénis (a) ; par suite un trajet fistuleux s'est organisé avec deux embranchemens : l'un plus étroit (b) qui ouvre dans le bout de l'ancien canal (c), et l'autre plus large (d) qui débouche latéralement à la surface de la peau. En arrière le canal est un peu rétréci par le développement de la prostate.

FIGURE 4. *Rétrécissement de la portion prostatique* par hypertrophie des lobes latéraux de la prostate, principalement le gauche. Au milieu de la portion pénienne du canal de l'urètre existe une fosse oblongue anormale.

### MALADIES DE LA PROSTATE.

FIGURE 5. *Destruction de la prostate* dont le lieu est transformé en une poche séparée de la vessie par une cloison. Un pertuis qui la traverse donne passage à l'urine.

FIGURE 6. *Oblitération de l'urètre* par le développement fongueux des lobes latéraux de la prostate. Une portion en avait été déjà mâchée par l'action des instrumens.

FIGURE 7. *Développement du lobe moyen de la prostate* qui, pressé par les lobes latéraux, fait hernie dans la vessie par l'orifice de son col et forme un obstacle au passage de l'urine.

FIGURE 8. *Oblitération du col de la vessie* par le développement du lobe médian pathologique de la prostate. On a produit à dessein, par le cathétérisme forcé, une fausse route dans laquelle est un bout de sonde.

FIGURE 9. Cas semblable avec deux fausses routes en Y à la base du lobe pathologique.

FIGURE 10. Autre cas semblable avec indication de cinq fausses routes.

### MALADIES DE LA VESSIE.

FIGURE 11. *Fongus de la vessie* avec deux calculs dont l'un est enchatonné.

FIGURE 12. *Vessie à colonnes* formant des cavités dans l'une desquelles est logé un long calcul plat, piriforme. Le calcul est encastré sous une large bande et fait saillie dans la vessie par sa petite extrémité. Les *figures* 12ᵃ et 12ᵇ montrent le calcul par ses deux faces.

FIGURE 13. *Tumeur osseuse* saillante dans l'intérieur de la vessie.

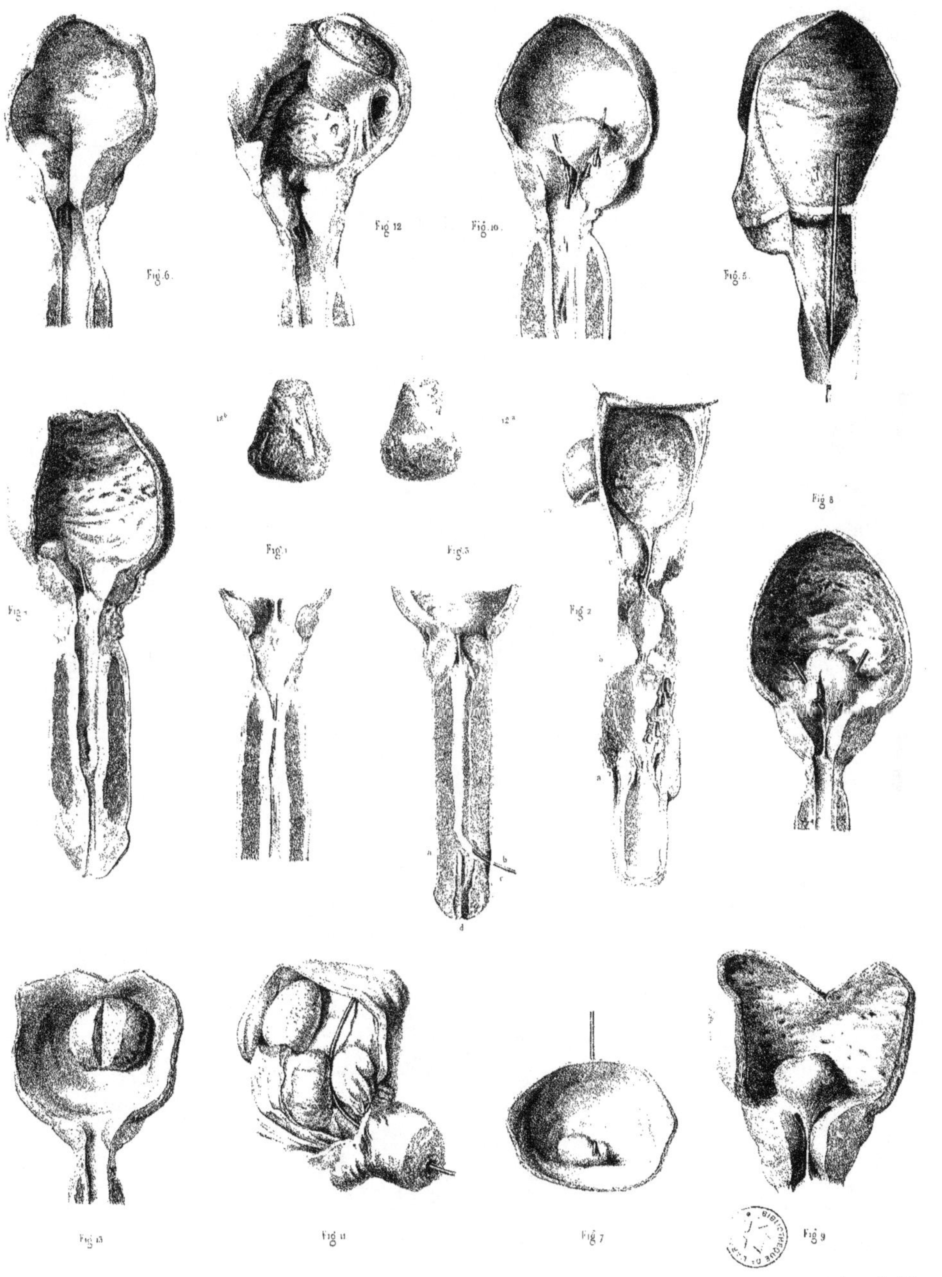

# INSTRUMENS DES OPÉRATIONS

## QUI SE PRATIQUENT DANS OU PAR LE CANAL DE L'URÈTRE.

### DEMI-GRANDEUR.

#### 1° CATHÉTÉRISME.

FIGURES 1, 2, 3, 4, 5, 6, 7, 8, 9. Sondes d'argent, variées de courbure et de volume, pour le cathétérisme dans l'homme. Les anciennes grandes courbures 1, 2, 2, 3, 4, 8, sont de jour en jour moins usitées ; on leur préfère les courbures plus courtes 6, 7, mieux appropriées à l'angle que forme la bulbe de l'urètre avec les portions membraneuse et prostatique, et plus particulièrement celle du cathéter n° 10.

Par propreté, les sondes les plus modernes sont fermées au bout par un couvercle et un robinet (n° 3, 9.) On y ajoute un curseur pour déterminer, sur chaque sujet, la longueur de l'urètre (n° 9).

FIGURE 10. Cathéter pour rechercher les calculs dans la vessie, dont la courbure est celle des percuteurs les plus nouveaux ( pl. 61, n°° 29, 30 ). Sa courbure, qui unit les avantages de la sonde droite à ceux de la sonde courbe ordinaire, est la plus favorable pour le cathétérisme.

FIGURE 3. Sonde de femme ; 3 b représente l'en-bout de la sonde d'argent à double courant, de M. J. Cloquet, commun à cette sonde et à celle n° 3.

FIGURE 11. Sondes droites de M. Amussat, dont l'une se termine par un pavillon évasé.

FIGURE 12. Tube acoustique de MM. Leroy-d'Étiolles et Moreau de Ludgère. Le bec étant introduit dans une sonde, et le pavillon, en ivoire, appliqué sur l'oreille, il est facile de reconnaître à la qualité du son l'espèce du choc déterminé par le bec de la sonde dans la vessie, sur un calcul, une colonne vésicale, etc.

FIGURE 13. Sonde conique de Boyer, pour le cathétérisme forcé.

FIGURE. 14 Sonde à double courant, pour les irrigations de la vessie, par M. J. Cloquet : une cloison intérieure, longitudinale, sépare les deux courans.

#### 2° RÉTRÉCISSEMENS DE L'URÈTRE.

FIGURES 15, 27 A 28 BIS. EXPLORATEURS. — 15 Sonde exploratrice, à prendre des empreintes, de Ducamp. — 27, 28, 28 bis, diverses bougies exploratrices, de M. Leroy-d'Étiolles. — 26. Sonde à chapelet, du même auteur, pour reconnaître le siége d'un rétrécissement.

FIGURES 16 à 23. DILATATEURS.—16. Sondes, de Ducamp, à vésicule de baudruche. — 17. Dilatateur à quatre branches, de M. Amussat —20 A deux branches, de A. Cooper. — 19, 21. A trois branches (le n° 21, qui est courbe, nous paraît le meilleur et le plus efficace). — 18. De M. Charrière, d'un usage commode, en ce qu'il se compose d'un fourreau élastique, à trois branches, dans lequel on insinue, suivant le besoin, des mandrins de diverses dimensions, dont on augmente le calibre à volonté.—22 Dilatateur du col de la vessie, de M. Leroy-d'Étiolles, (a) fermé ; (b) ouvert. Cet instrument dilate bien, mais il peut blesser par ses pointes. Le n° 23, ou le dilatateur de la prostate, du même auteur, calqué sur le lithomètre, et qui écarte par le glissement ou le retrait de la branche femelle sur l'autre, paraît bien préférable.

FIGURES 23, 24. Dépresseurs de la prostate hypertrophiée, de M. Leroy-d'Étiolles. Le n° 24 agit par un pas de vis dans le manche du mandrin. Dans le n° 25, le mandrin formant chaîne articulée, se courbe ou se redresse par une vis d'appel.

FIGURES 29 à 35. CAUTÉRISATEURS. — 29, 30. De Ducamp. 29. A canule flexible de caoutchouc ; 30. A canule d'argent.— Le nitrate d'argent est logé dans une gouttière latérale. — 31. De M. Leroy. — 32. De M. Lallemand. Un curseur fixe la profondeur du rétrécissement ; le mandrin porte-caustique se termine par un bouton olivaire, pour faciliter l'introduction. — 33. De M. Leroy-d'Étiolles. Le caustique est porté au sommet de la canule élastique (a) par un mandrin que termine une petite cavité de réception (b) — 34. Fenêtré, du même auteur (a), de profil ; (b) de face. Comme celui de M. Lallemand, il porte un bouton olivaire, mais au sommet de la canule. Celle-ci est percée de deux trous ou fenêtres par où le mandrin vient offrir le caustique. — 35. De M. Barré. Deux petites branches s'écartant au sommet de la canule, dilatent au devant du rétrécissement, et donnent issue au mandrin porte-caustique. On voit que, dans tous ces instrumens, soit que la cautérisation ait lieu par le côté ou le sommet, l'objet est le même, de cacher d'abord le caustique, pour ne le dégager que sur le point et au moment de l'action.

FIGURES 36 A 48. SCARIFICATEURS. La construction et le mécanisme de ces instrumens, sont à-peu-près les mêmes. Ils se composent d'une tige ou canule, flexible, en caoutchouc, ou inflexible, en argent, offrant un renflement pour loger la lame scarificatrice. Celle-ci est portée à l'extrémité d'un mandrin, et en poussant le bouton, se dégage de sa gaîne pour inciser.— 36, 37, 38. Scarificateurs, de M. Leroy-d'Étiolles. — 39. De M. Tanchou. — 40, de M. Leroy. — 41. A deux lames en ailerons, de M. Reybard. — 42, 43. Droit et courbe, de M. Dupierris. Celui-ci est singulier en ce qu'il offre une petite lame de laucette qui se meut en demi-cercle. Il fonctionne très bien, mais peut inciser trop profondément. — 44, 45, 46. A plan incliné, de M. Ricord. Ce mécanisme est commode et sûr. — 47. Écopeur, de M. Leroy-d'Étiolles. C'est une gouttière à bords tranchans, destinée à inciser par un mouvement de rotation sur son axe. — 48. Scarificateur de la prostate hypertrophiée, de M. Leroy-d'Étiolles, représenté dans deux états ouvert et fermé. Il opère très bien.

#### 3° LITHOTRITIE URÉTRALE. FIGURES 49 A 64.

49 (a) Sonde à broyer les petits graviers dans la vessie, par M. Leroy-d'Étiolles ; (b) est un mandrin à fraise, terminé par un ressort flexible, pour s'accommoder à la courbure de la sonde. — 50. Canule à anse, de M. J. Cloquet. — 51. Pince de M. Amussat. — 52. Pince de M. Ségalas. — 53. Curette simple à extraire les petits calculs. — 54, 55, 56. Curette articulée, de M. Bonnet. Elle s'introduit droite et se redresse par une vis de rappel. — 57. Pince de M. Civiale. — 58. Pince à trois branches, de M. Leroy. — 59. Autre, de M. Amussat. — 60. Lithotriteur urétral de M. Dubowisky. Il se compose de la curette articulée (n° 54), sur laquelle joue une canule ; dans celle-ci est un mandrin terminé par une fraise pour écraser le calcul contre le bec redressé de la curette. — 61. Le même, modifié par M. Leroy-d'Étiolles. Il nous paraît préférable vu l'application de la pince à trois branches qui écarte les parois de l'urètre et les empêche d'être blessés par le foret. — 62. Pince à triple usage, de M. Civiale, pour les calculs peu éloignés du méat urinaire. — 63, 64. Autres, de M. Leroy-d'Étiolles.

#### 4° LIGATURE DE LA PROSTATE (lobe médian, pathologique).

FIGURES 65 ET 66. Porte-ligatures de M. Leroy-d'Étiolles. — 65. Canule simple faisant office de serre-nœud ; (b) vue de face ; (a) de profil. Cet instrument opère bien, mais la sonde se trouve bouchée par le lobe lié. — 66. Autre porte-ligature. Dans celui-ci la sonde fait également serre-nœud ; mais le bout qui surmonte cet orifice donne en même temps passage à l'urine ; de sorte qu'elle peut être laissée à demeure pendant tout le temps convenable. A, b. Instrument au profil ; c. de face.

#### 5° ÉTAUX POUR FIXER LES LITHOTRITEURS DE LA VESSIE.

67, 68, 69. Étaux à main, de MM. Amussat et (69) Ségalas. — 70 Grand étau, de M. Leroy-d'Étiolles. Il se fixe par deux vis sur une planche, et par son mécanisme, s'allonge et s'incline à volonté. — 71. Lit de M. Heurteloup, susceptible de se renverser à volonté ; il porte un scapulaire et deux pantoufles pour fixer le malade, et offre un étau pour le percuteur.

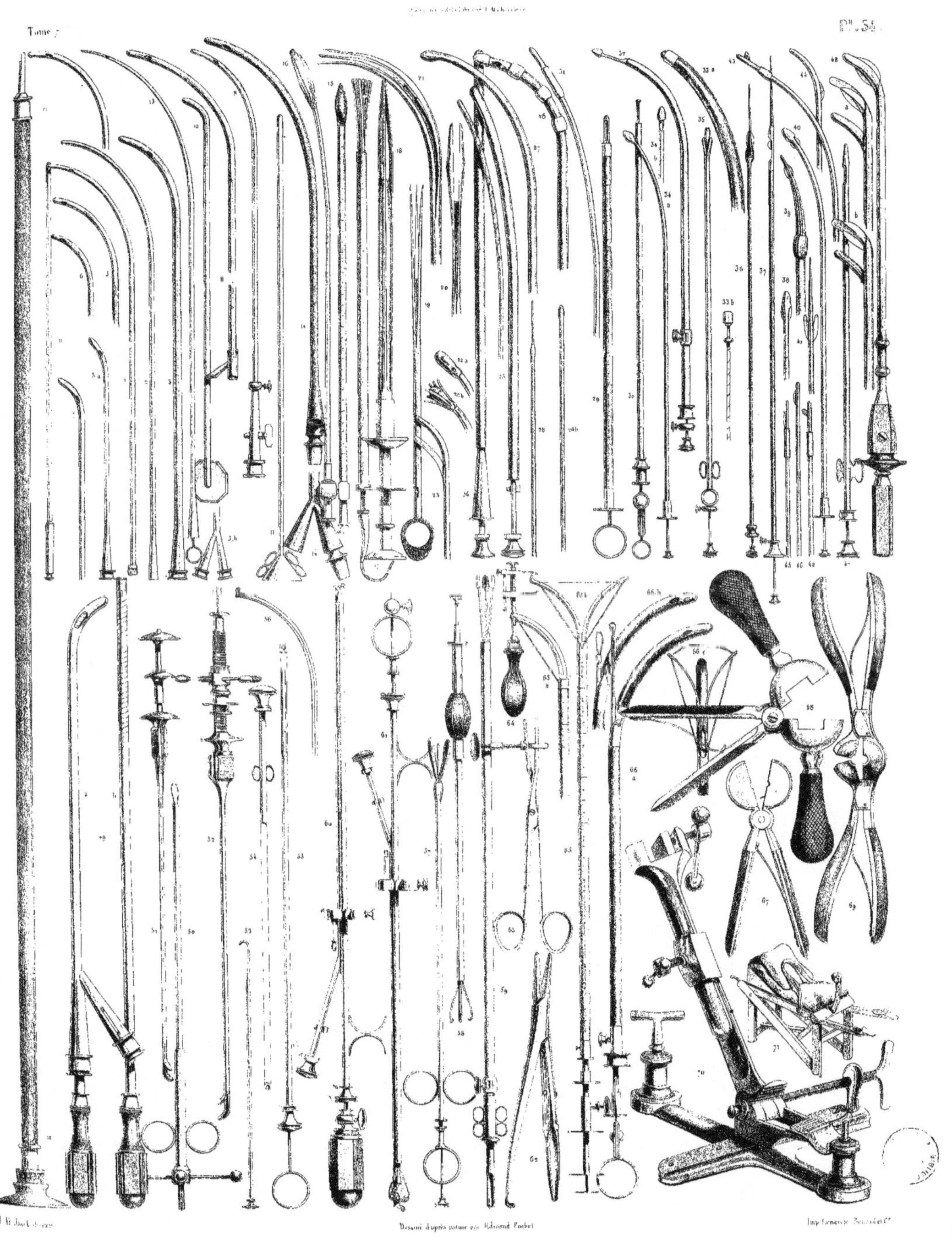

Dessiné d'après nature par Edmond Pochet       Imp. Lemercier, Paris

# CALCULS ENCHATONNÉS DE LA VESSIE ET DE LA PROSTATE.

(GRANDEUR NATURELLE.)

Nous devons à l'obligeance de M. Marx ces figures copiées sur les dessins originaux, et dont les modèles appartenaient à la collection des aquarelles de Dupuytren.

FIGURES 1, 2, 3, 4. Vessie hypertrophiée renfermant plusieurs calculs enchatonnés.

Figure 1. La vessie est ouverte par sa face antérieure; du milieu du bas-fond s'élève une tumeur renfermant plusieurs calculs dont un gros (figure 4), recouvert par les tissus, et plusieurs petits (a, a) qui font saillie dans l'intérieur de la vessie.

Figure 2. Face postérieure de la vessie. Vers son bas-fond se voit une ouverture donnant issue à un gros calcul (figure 4), qui était recouvert par le tissu même de la vessie sur la face interne, et se trouvait en rapport avec la cloison rectale sur la face externe.

Figure 3. Intérieur du kyste renfermant le calcul, dessiné lui-même (figure 4).

FIGURES 5 et 6. Pénis et vessie d'un homme adulte, vus par le plan inférieur.

Le canal de l'urètre est ouvert dans toute sa longueur et les deux moitiés de la prostate déjetées à droite et à gauche. Dans l'épaisseur de la glande se voient plusieurs petits calculs enchatonnés dd, très différens de volume et de configuration, qui sont dessinés à part, figure 6.

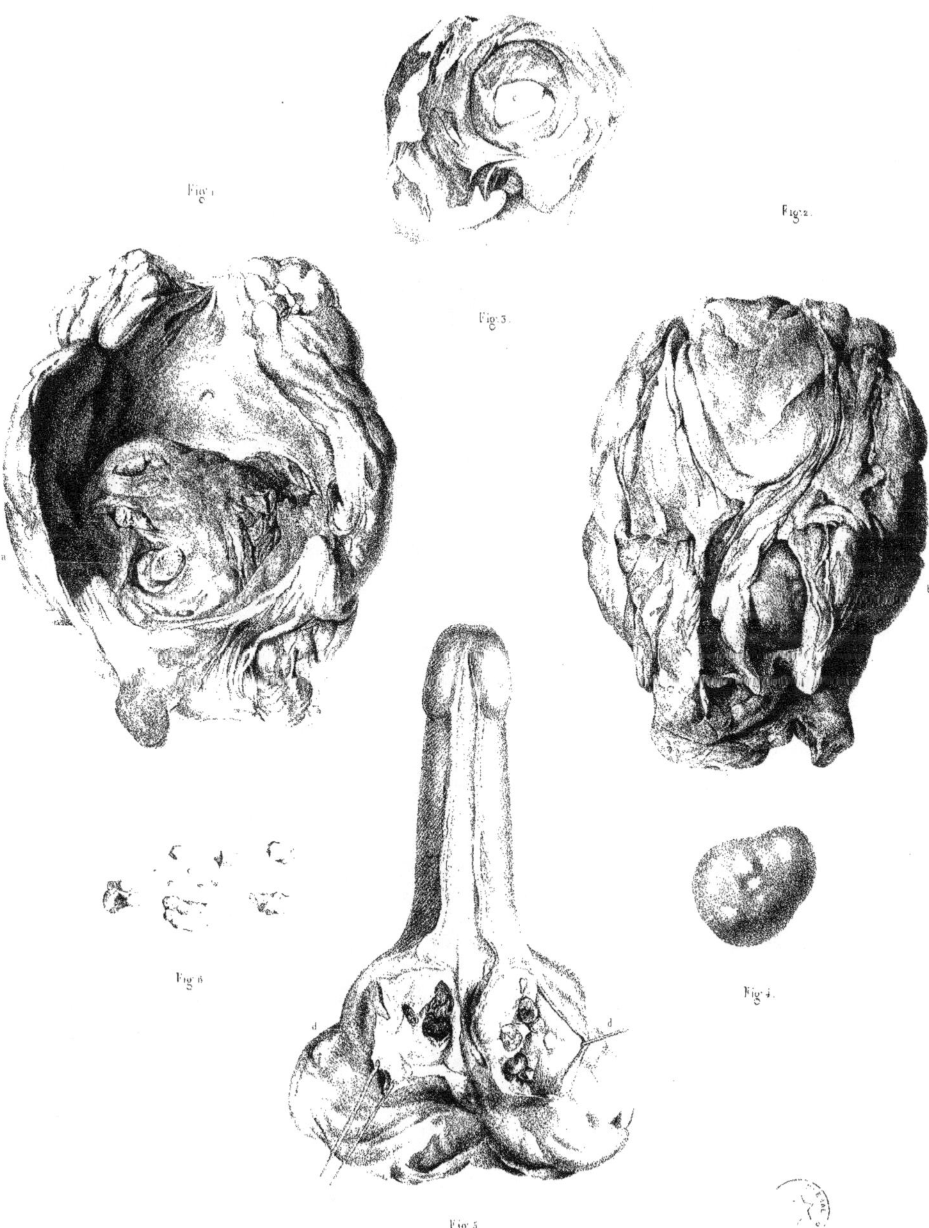



Imp. Lemercier Bénard & Cie.

# OPÉRATIONS

## QUI SE PRATIQUENT DANS LE CANAL DE L'URÈTRE.

## PLANCHE 56.

### CATHÉTÉRISME.

FIGURES 1, 2, 3. *Cathétérisme ordinaire avec la sonde courbe en argent* (Pl. 54, n° 9 ).

FIGURE 1. (*Premier temps. Sonde horizontale.*) Introduction du bec de la sonde par l'orifice de l'urètre. Le pénis est fixé de la main gauche (a).

Le prépuce abaissé par le médius et l'annulaire et le frein maintenu entre le pouce et l'indicateur, la sonde est tenue de la main droite (b), par son pavillon. Le curseur servira à déterminer la profondeur à laquelle doit pénétrer l'instrument.

FIGURE 2. (*Deuxième temps. Sonde verticale.*) La main gauche (a), soulevant le pénis par le frein, la sonde est fixée par trois doigts de la main droite (b), l'indicateur appuyé sur l'orifice, ou ici, le couvercle vissé, pour diriger le bec de l'instrument qui doit être arrivé sur le bord antérieur de la prostate (Voyez fig. 4).

FIGURE 3. (*Troisième temps. Sonde horizontale à revers*). La sonde s'est abaissée par un second quart de cercle en avant pour franchir la portion prostatique de l'urètre, guidée dans ce mouvement par la pression de l'indicateur qui la fait pénétrer dans la vessie.

FIGURES 4, 5, 6. *Théorie du cathétérisme.* Dans ces trois figures dessinées en grandeur réelle, d'après nature, les parties étant disséquées sur le plan de section verticale, nous avons pour objet de démontrer le mécanisme de l'introduction des sondes et cathéters dans la vessie.

A. Pénis. — B. Cavité de la vessie. — a. Canal de l'urètre où est logé l'instrument. — b. Extrémité antérieure du grand lobe inférieur de la prostate. C'est, en traversant la portion membraneuse ou sous ce lobe, ou au-dessus du petit lobe supérieur, que se font le plus ordinairement les fausses routes. — c. Portion prostatique de l'urètre, inclinée en haut, vers la vessie et dont l'extrémité antérieure se relève par le mouvement de bascule de la sonde droite (fig. 6). — d. Ligament suspenseur du pénis qui est tiraillé par l'abaissement de la sonde. — e. Muscles pubio-urétraux. Ils se relèvent vers le pubis par la pression de la sonde droite (fig. 6). — f. g. Les deux lèvres de l'orifice vésico-prostatique dont le supérieur se relève et l'inférieur s'abaisse devant la sonde droite (fig. 6).

FIGURE 4. Deuxième temps de l'introduction de la sonde courbe (fig. 2).

FIGURES 5 et 6. Ici, pour faire comprendre l'angle suivant lequel la sonde se meut dans le plan vertical, nous avons pris pour plan de départ à o degré, la ligne verticale de la symphyse pubienne représentant sensiblement le plan du pénil. Le premier temps d'introduction de la sonde droite, qui amène son bec dans le cul-de-sac pré-prostatique, s'exerce sous un arc de 60 à 80 degrés (ici, 77, fig. 5). C'est en abaissant encore de 15 à 30 degrés (ici, 104, fig. 6), que la sonde, basculant sous le pubis, relève l'orifice antérieur de la portion prostatique de l'urètre et pénètre dans la vessie. L'abaissement de la sonde ne peut guère dépasser 110° sans tirailler trop fortement le ligament suspenseur (d).

L'angle de la sonde droite avec le canal prostatique (c) est précisément celui de la nouvelle sonde (Pl. 54, fig. 7, 10.) et de la plupart des nouveaux instrumens de lithotritie : aussi est-ce avec ces instrumens que le cathétérisme est le plus facile.

## PLANCHE 56 BIS.

### OPÉRATIONS SPÉCIALES DANS L'URÈTRE.

Pour en faciliter l'intelligence, toutes ces opérations sont représentées cadavériques, au profil, sur le plan de section verticale, excepté la figure 2 qui est vue d'en haut.

FIGURE 1. *Dilatation brusque ou forcée* avec la grosse sonde conique d'étain (Procédé de M. Mayor).

FIGURE 2. *Dilatation forcée* avec le dilatateur anglais. Elle s'opère mécaniquement par l'écartement de trois branches.

FIGURE 3. *Dilatation graduée* avec l'algalie ou la sonde en ivoire flexible.

FIGURE 4. *Empreinte* en cire d'un rétrécissement prise avec l'instrument de Ducamp.

FIGURE 5. *Cautérisation* par le procédé et avec le porte-caustique de Ducamp.

FIGURE 6. *Cautérisation* avec le porte-caustique de M. Lallemand.

FIGURE 7. *Scarification* avec le scarificateur de M. Leroy-d'Etiolles.

FIGURE 8. *Scarification* avec le scarificateur de M. Ricord.

FIGURE 9. *Scarification de la prostate* avec l'instrument de M. Leroy d'Etiolles (Pl. 54, n°    a et b).

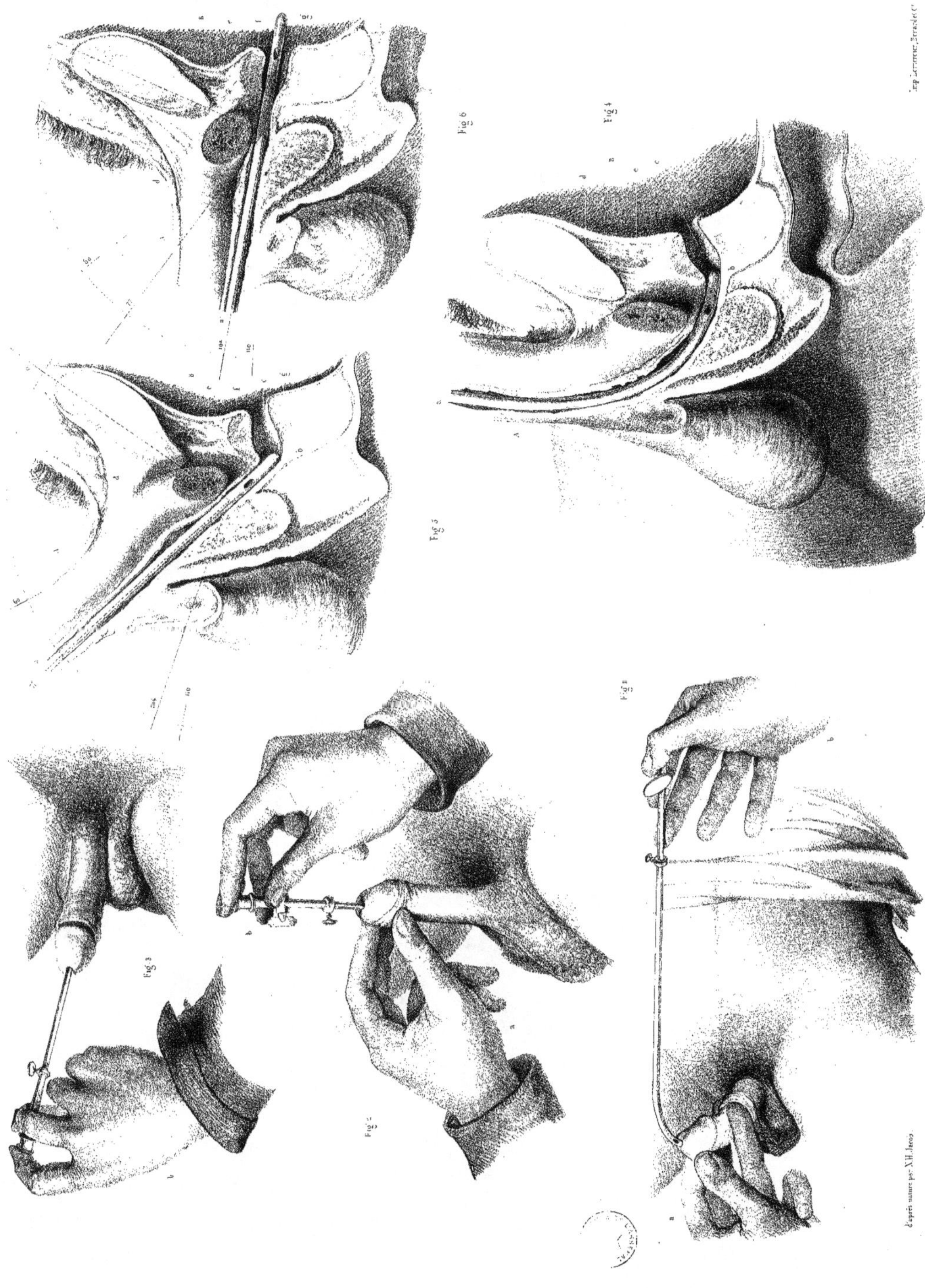

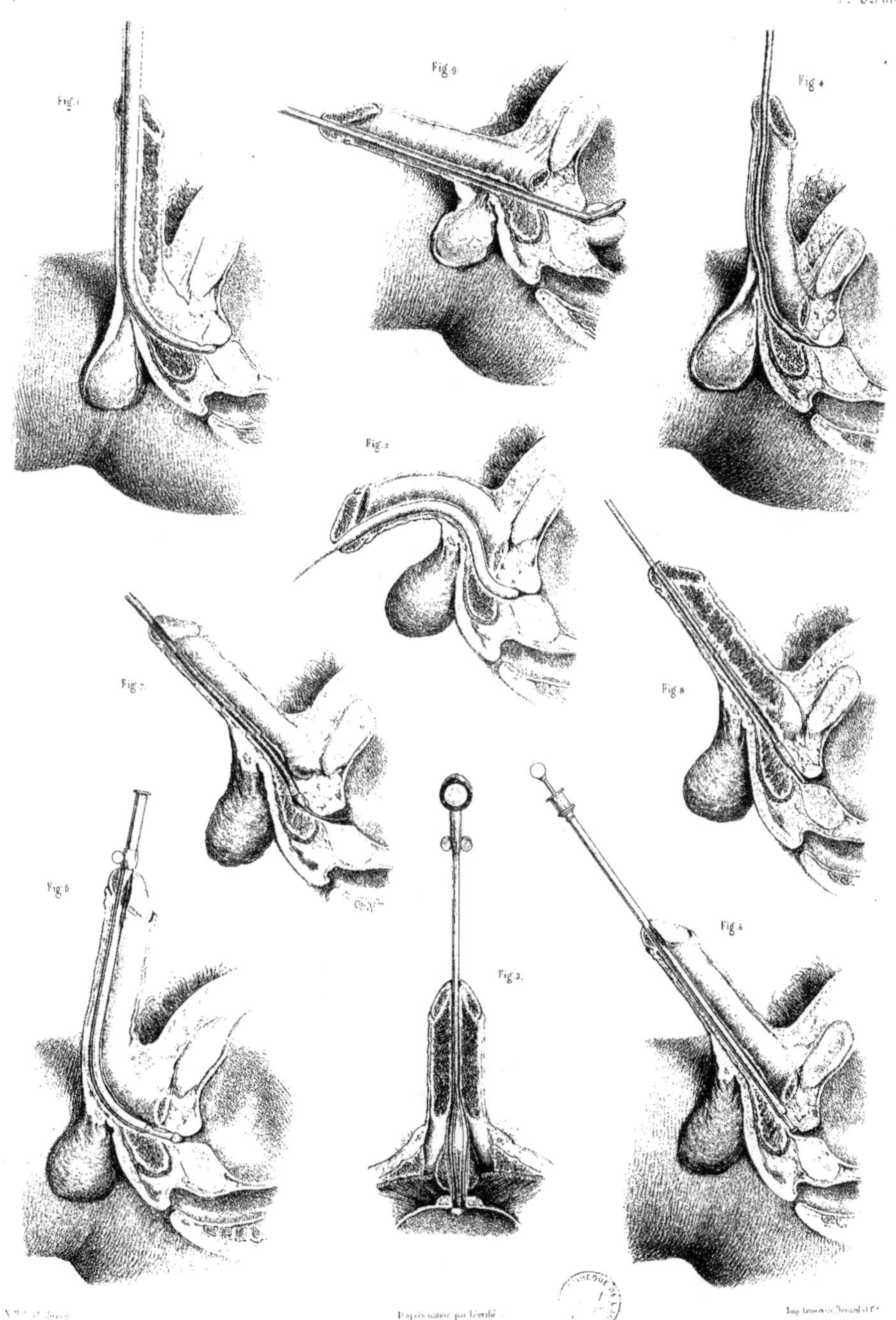


Fig. 1
Fig. 9
Fig. 4
Fig. 2
Fig. 7
Fig. 8
Fig. 6
Fig. 3
Fig. 5

# OPÉRATIONS DIVERSES

## SUR L'URÈTRE, LA PROSTATE ET LA VESSIE.

### PLANCHE 57.

#### PROSTATE.

FIGURE 1. *Dépression* du lobe médian, pathologique, de la prostate avec le dépresseur articulé de M. Leroy-d'Etiolles.

FIGURE 2. *Dilatation par écartement* des lobes supérieur et inférieur de la prostate hypertrophiée, avec le dilatateur de M. Leroy-d'Etiolles.

Ces deux opérations sont représentées au profil, sur le plan de section des parties.

Leur but est de tracer un canal dans l'épaisseur des lobes de la prostate, dont l'accroissement de volume fait disparaître, par l'accollement des parois, la portion prostatique de l'urètre, ou bouche, par le lobe médian, le col de la vessie, et produit ainsi un obstacle invincible au passage de l'urine.

FIGURE 3. *Ligature du lobe pathologique de la prostate* (Procédé de M. Leroy-d'Etiolles). L'opération est représentée cadavérique pour laisser voir ce qui se passe dans l'intérieur de la vessie. Le porte-ligature (Pl. 54, n° 66) étant ouvert dans la vessie (a), sa tige est soutenue par la main gauche du chirurgien (b), tandis que les doigts de la main droite (c), passés dans les anneaux, font agir l'instrument pour étreindre le lobe prostatique (d).

FIGURE 4. *Ponction sus-hypogastrique de la vessie* avec le trocart courbe.

FIGURE 5. *Ponction de la vessie par le rectum*, avec le même instrument. Le trocart tenu de la main droite (a) glisse sur l'indicateur gauche (b), introduit dans le rectum.

FIGURES 6, 7, 8. *Ponction de la vessie par l'urètre* avec la sonde à dard, en trois figures indiquant des trajets différens. Chaque figure montre en dessin réel son trajet propre, les deux autres étant ponctués.

*Figure 6.* Ponction par le trajet normal (a), au travers de la prostate. — b. Trajet ponctué au-dessus. — c. Trajet ponctué au-dessous.

*Figure 7.* Ponction au-dessus de la prostate (b), déprimée par l'inclinaison du pavillon de la sonde en bas. — a. Trajet normal. — c. Trajet au-dessous.

*Figure 8.* Ponction au-dessous de la prostate (c) soulevée sur la sonde dont le pavillon est beaucoup plus élevé que dans les deux autres figures. — b. Trajet ponctué au-dessus. — a. Trajet normal.

### PLANCHE 57 BIS.

#### URÈTRE.

FIGURES 1 et 2. Extraction de calculs de l'urètre. Dans la figure 1 le calcul est broyé par la pince lithotriteur de MM. Dubowisky et Leroy-d'Etiolles. La figure 2 montre un calcul, dans la portion membraneuse, amené par la curette articulée.

FIGURES 3 et 4. Extraction à l'aide d'une incision, pratiquée par M. Leroy-d'Etiolles, d'un fort calcul urétral à trois fragmens articulés. (a) Main d'un aide qui soulève les parties génitales; (b, c) doigts d'un aide qui écartent la plaie pour faciliter l'énucléation du calcul. La pince (d),

tenue par le chirurgien, extrait le premier fragment. — *Figure 4.* Calcul dans sa position, dessiné sur le plan de section des parties.

FIGURE 5. Calcul dessiné d'après nature.

FIGURE 6. Excision des côtés d'une poche urétrale calculeuse.

FIGURE 7. Opération, par incision, du rétrécissement de l'urètre en avant du bulbe. Un cathéter étant introduit dans le canal, jusque sur l'obstacle, a servi de guide pour inciser; la sonde cannelée a franchi l'obstacle et le bistouri incise dans la cannelure. La cicatrisation ultérieure se fera sur une sonde à demeure.

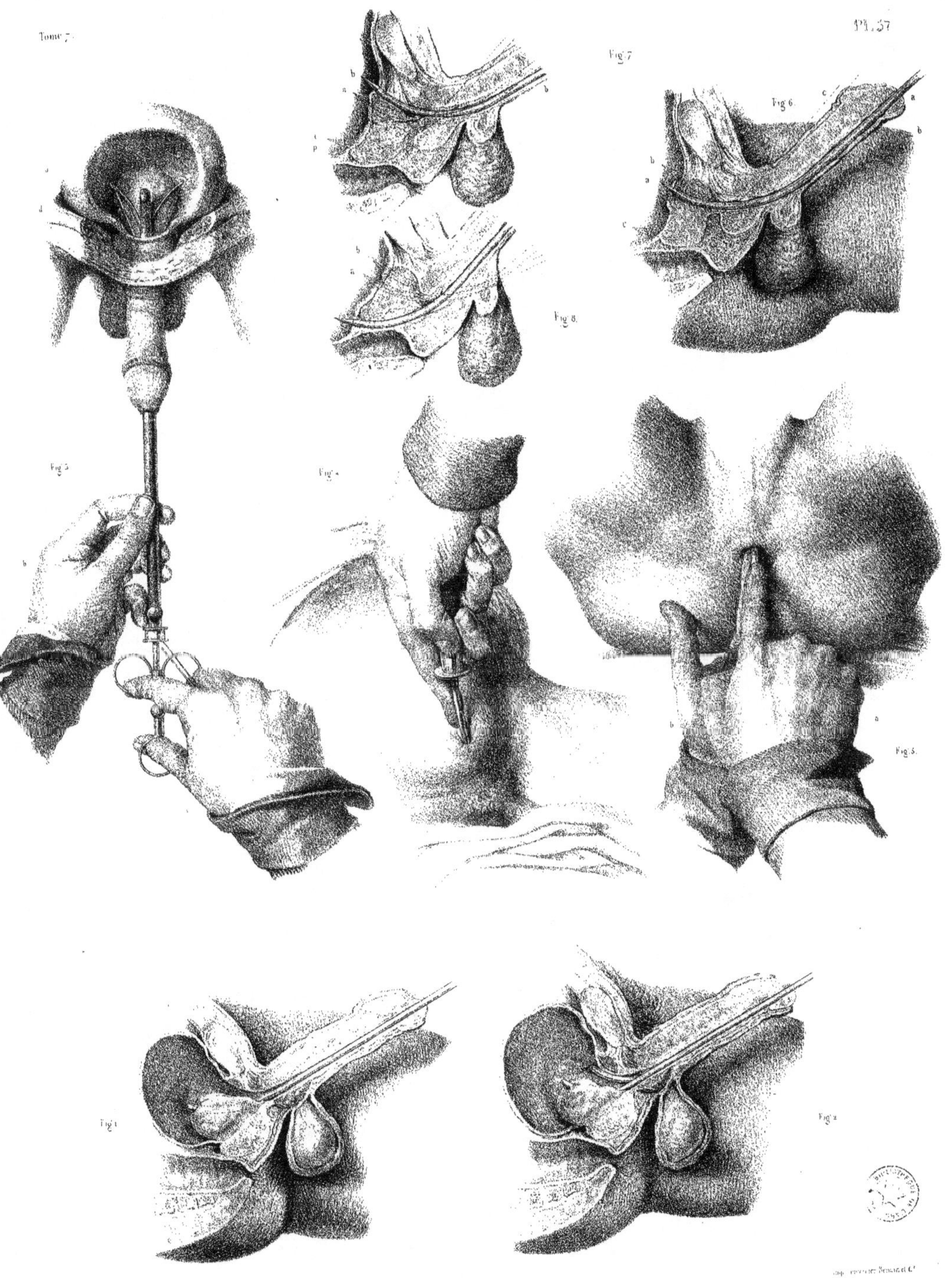

Tome 7.
Pl. 57.
Fig. 7
Fig. 6
Fig. 8
Fig. 3
Fig. 4
Fig. 5
Fig. 1
Fig. 2

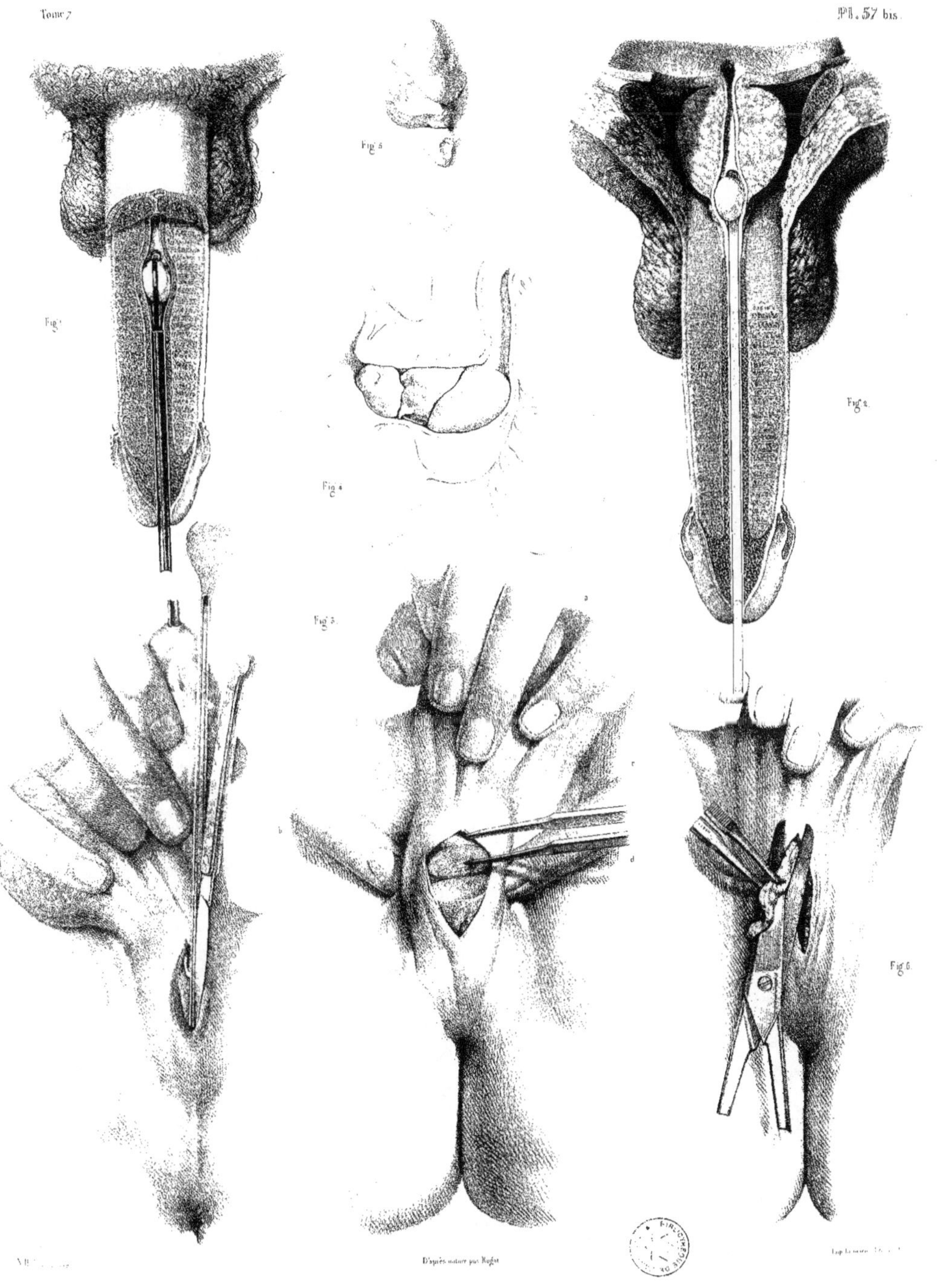

Fig 1.
Fig 2.
Fig 3.
Fig 4.
Fig 5.
Fig 6.
D'après nature par Rigat

# OPÉRATIONS DE LA LITHOTRITIE VÉSICALE.

## ADULTE, DEMI-NATURE.

DISPOSITION GÉNÉRALE COMMUNE AUX TROIS FIGURES.

L'opération est représentée cadavérique pour laisser voir ce qui se passe dans l'intérieur de la vessie. Le sujet est couché sur le dos, les cuisses convenablement écartées; un oreiller est placé sous le bassin qu'il soulève. La paroi antérieure de l'hypogastre (AA) est enlevée jusqu'à la racine de la verge, les deux pubis (B) sont sciés obliquement depuis le point correspondant, au bord du psoas-iliaque, jusqu'auprès de l'arcade pubienne pour démasquer la face antérieure de la vessie; ce viscère lui-même (C) est figuré à l'état de réplétion, comme il existe quand il est distendu par une injection, sa forme réelle en ayant été prise sur plusieurs moules en plâtre. La portion supérieure de sa face antérieure est enlevée pour laisser voir ce qui, chez le sujet vivant, se passe au milieu du liquide dans sa cavité.

Autour de la vessie se voit l'enveloppe péritonéale (D) coupée latéralement, sur les artères ombilicales, et entre ces vaisseaux, au-dessus de la vessie.

## PLANCHE 58.

FIGURE 1. *Opération de la lithotritie par la méthode et avec l'appareil de M. Civiale (Usure suivant les diamètres ou perforation).*

Le calcul étant saisi avec la pince à trois branches, l'opération est représentée au moment où le foret commence à entamer le calcul. Le manche du litholabe (Pl. 61, fig. 5) est fixé par les deux mains (a et b) d'un aide placé à la droite de l'opérateur, qui placé lui-même au côté droit de son malade, de la gauche (c) dirige l'instrument, tandis que de la droite, il fait agir l'archet (d) sur la poulie qui commande le foret.

FIGURE 2. *Recherche du calcul avec la sonde articulée de M. Leroy-d'Étiolles.*

Cette manœuvre opératoire est commune à toutes les opérations de lithotritie.

FIGURE 3. Calcul qui a subi plusieurs perforations.

## PLANCHE 59.

FIGURE 1. *Opération de la lithotritie avec le brisepierre de M. Jacobson modifié par M. Charrière (Pl. 61 fig. 20).*

Le chirurgien est placé entre les jambes du malade; de la main gauche (a) il fixe le manche de l'instrument, et de la droite (b) il tourne le pignon qui fait remonter la crémaillère de la branche mobile pour écraser le calcul saisi entre son mors et celui de la branche fixe.

FIGURE 2. *Action de charger le calcul* entre les mors du percuteur par le glissement de la branche mâle articulée sur la branche femelle fenêtrée (Voyez Pl. 60, fig. 1 et Pl. 61, fig. 30).

FIGURE 3. *Action de ramasser soit les petits calculs soit les graviers* ou éclats d'un gros calcul cassé par le percuteur à mors denticulés, avec l'autre percuteur à double cuillère (Pl. 61, fig. 29) destiné à les écraser.

FIGURES 4 à 12. Divers calculs, demi-grandeur, que leur volume rend accessibles à la lithotritie (Ces calculs proviennent de la collection de M. Leroy-d'Étiolles qui a bien voulu nous les confier).

*Figure 4.* Calcul d'acide urique à surface granuleuse.

*Figure 5.* Calcul pyriforme de phosphate triple calcaire ammoniaco-magnésien avec quatre noyaux. Ce calcul qui a été scié est dessiné sur sa tranche et sa cassure.

*Figure 6.* Calcul d'oxalate de chaux et phosphate triple représenté sur son plan de section et sa cassure.

*Figure 7.* Moitié d'un calcul dessinée sur son plan de section. Il ne se composait primitivement que du noyau central d'oxalate de chaux qui existait depuis dix-huit ans; l'épaisse couche extérieure de phosphate calcaire s'est agglomérée en huit mois.

*Figure 8.* Petit calcul moriforme d'oxalate de chaux.

*Figures 9 et 9 bis.* Calculs de phosphate double ammoniaco-magnésien. Deux de ces calculs semblables existaient dans une même vessie. Ils sont creux à l'intérieur comme des géodes; dans la chambre intérieure, l'un ne présentait qu'une sorte de mucus épaissi avec de petites aiguilles d'une substance ligneuse ou herbacée (fig. 9), l'autre avait un noyau central entouré par un mucus concret (fig. 9 bis).

*Figure 10.* Calcul d'urate d'ammoniaque.

*Figure 11.* Petit calcul d'acide urique.

*Figures 12 et 12 bis.* Calcul mêlé de silice avec le fragment d'un semblable qui appartenait à la même vessie. Ce calcul, d'une extrême dureté, avait été brisé par le percuteur denticulé.

## PLANCHE 60.

FIGURE 1. *Opération de la lithotritie avec le percuteur perfectionné* (Pl. 61, fig. 36).

Le calcul étant saisi entre les mors de l'instrument, le moment choisi de l'opération est celui où l'on fait éclater ce calcul par la percussion. La tenue de l'instrument, pour éviter l'emploi des étaux, a été posée par M. Leroy-d'Étiolles, telle qu'il la pratique. De sa main gauche (a) l'opérateur saisit l'instrument le pouce appliqué sur la petite plaque de la tige à crémaillère pour contenir la branche mâle et empêcher que le calcul n'échappe. Cette main est fixée comme il est vu sur la figure par les deux d'un aide (b, c) pour résister au choc. La main droite de l'opérateur (d) tient le marteau pour frapper.

FIGURE 2. *Autre manière du même chirurgien pour fixer le percuteur.*
Le pouce et l'indicateur de la main gauche fixant le talon de l'instrument, la main droite qui tient le pignon résiste au choc du marteau, en même temps qu'elle tourne la crémaillère pour faire avancer la branche mâle à mesure qu'elle entame le calcul. Un aide frappe avec le marteau (e).

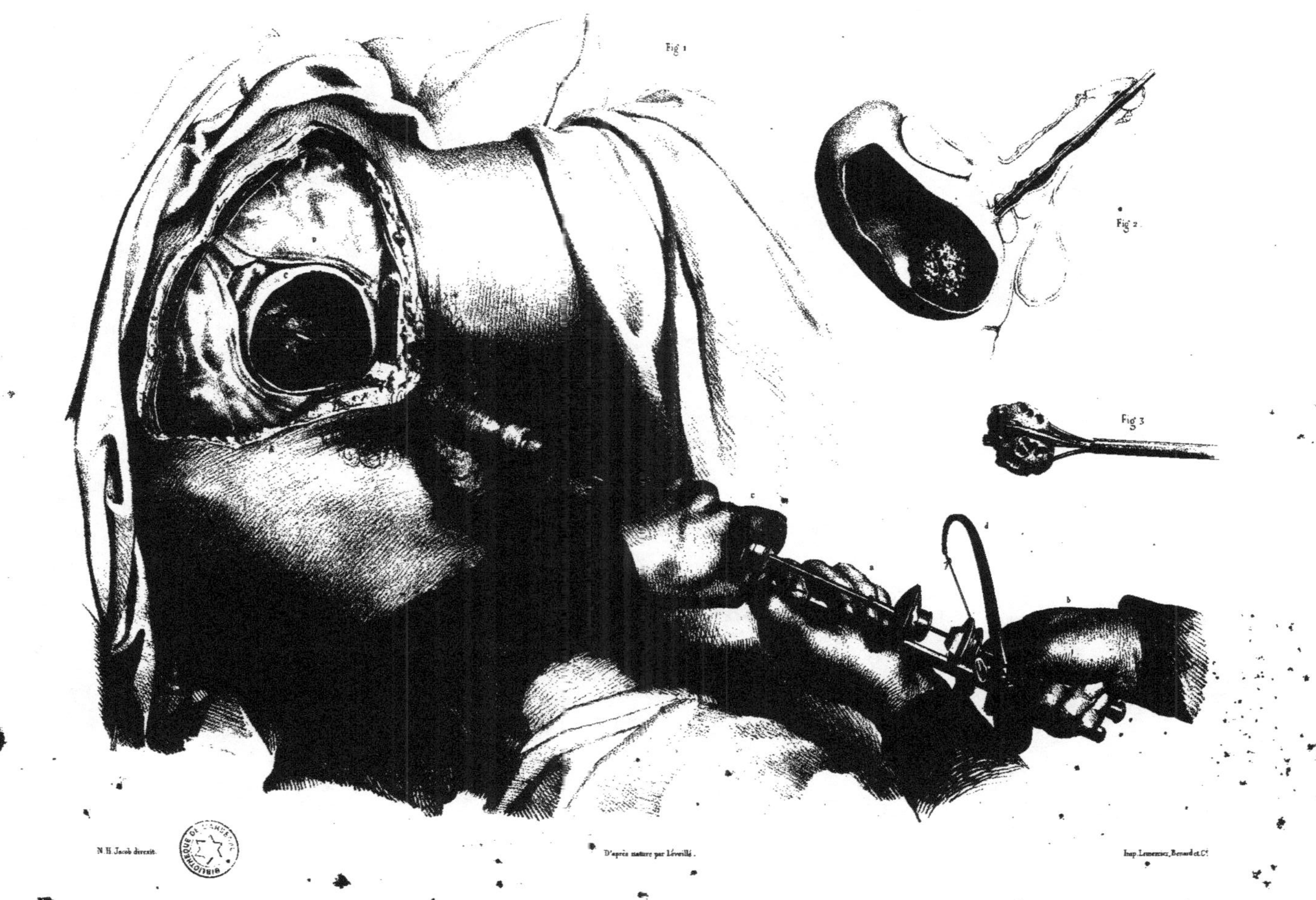

Tome
Fig 1
Fig 2
Fig 3
N. H. Jacob direxit.
D'après nature par Léveillé.
Imp. Lemercier, Bénard et C.ie

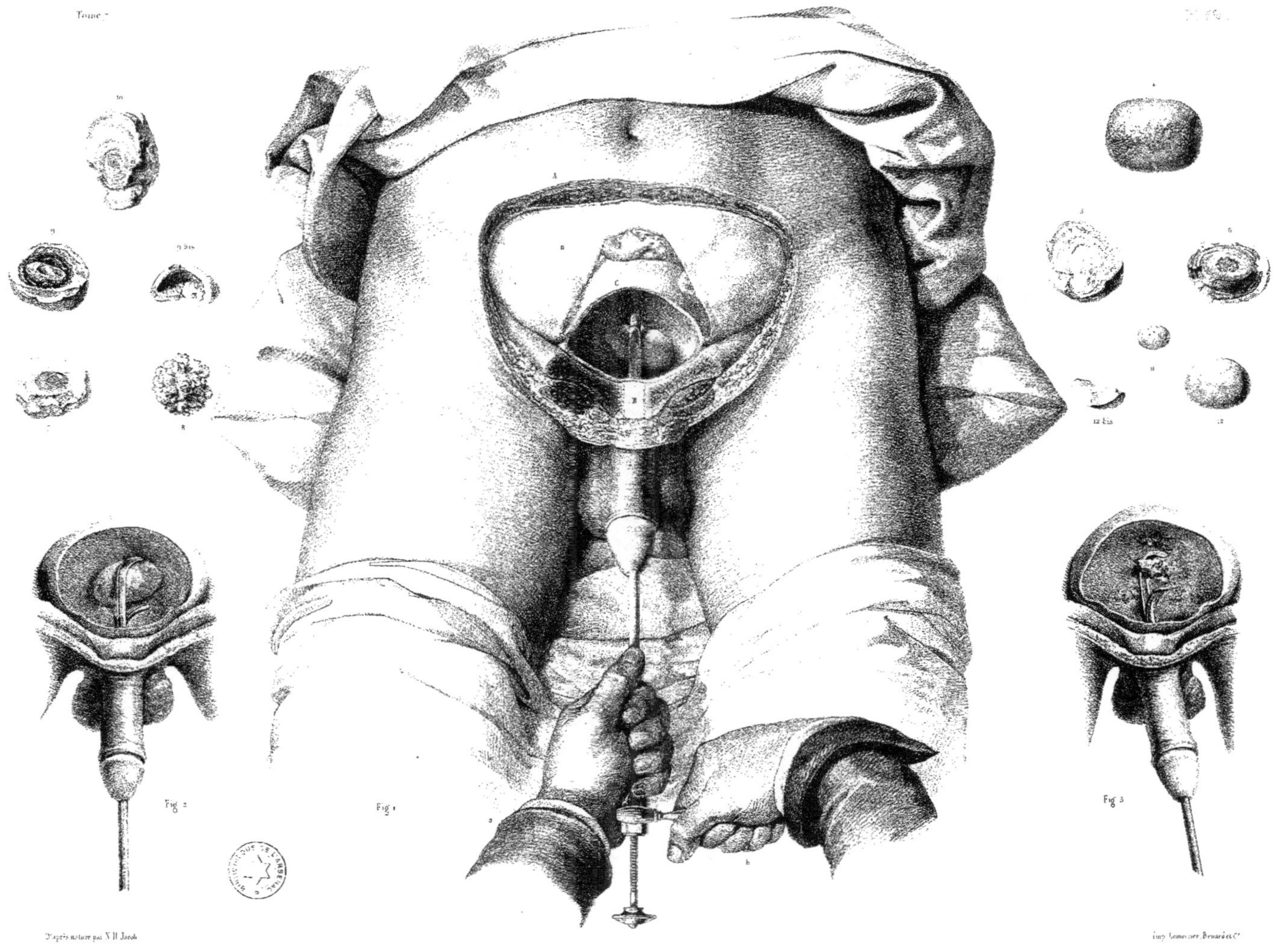
Tome
Fig. 2.
Fig. 1.
Fig. 3.
D'après nature par N.H. Jacob
Imp. Lemercier, Bénard et C.ie

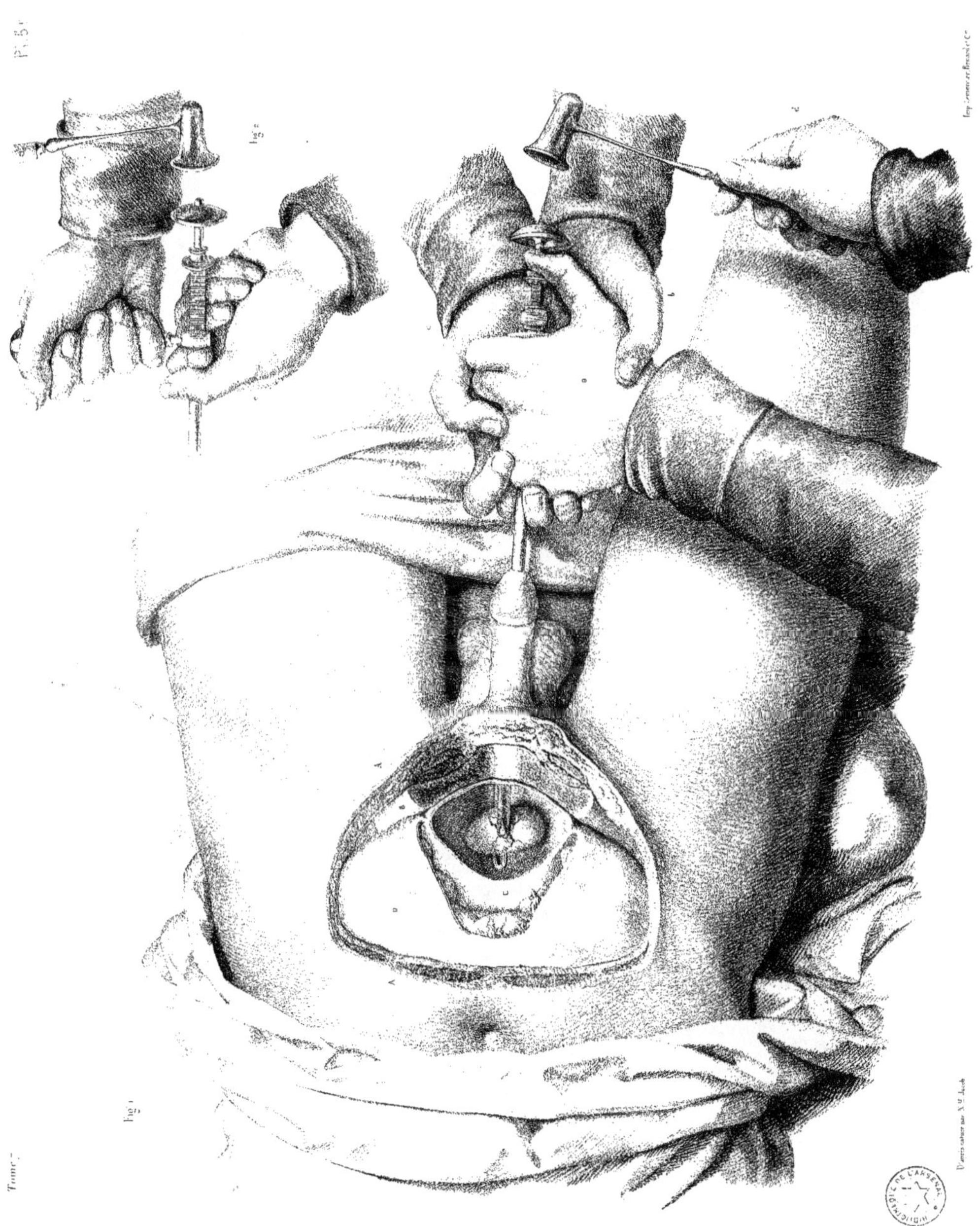

# INSTRUMENS DE LA LITHOTRITIE VÉSICALE.

## DEMI-GRANDEUR.

Nous avons groupé dans cette planche tous ceux des instrumens de lithotritie vésicale qui ont quelque importance par leur mode d'action, de manière à offrir, par l'appareil instrumental, un résumé chronologique de l'histoire de cette branche nouvelle et si importante de la médecine opératoire. Le défaut d'espace nous a empêchés de pouvoir réunir avec les instrumens les étaux qui servent à les fixer.

INSTRUMENS QUI AGISSENT PAR USURE PROGRESSIVE SUIVIE DÉCLATEMENT.

### 1° Usure excentrique ou perforation.

1. Perforateur à sonde droite de Gruithuisen, premier inventeur des instrumens lithotriteurs. La tige centrale est mue par un archet qui joue sur une poulie (a). Une autre tige portait une fraise (b) pour évider.
2. Lithoprione de M. Leroy d'Étiolles (1822).
3. Pince de F. de Hilden, qui, avec le tire-balle d'Alphonse Ferri, a fourni à M. Leroy d'Étiolles la première idée de la pince à trois branches.
4. Pince à trois branches de M. Leroy d'Étioles (1823). Dans une grosse canule extérieure (a) glisse une seconde canule, qui se termine par trois branches (b) qui saisissent le calcul. Dans la seconde canule glisse une tige mue au dehors par un archet sur une poulie (c). L'extrémité vésicale porte un foret à ailerons pour l'évidement.
   — 4 bis. Foret à développement (évideur) de M. Heurteloup.
5. Lithotriteur complet de M. Civiale, avec sa fraise, ses boîtes à cuir, et son étau; employé pour la première fois sur le vivant en 1824.
6. Archet qui met en jeu tous les instrumens du même genre.
7. Pince à sept branches de M. Meyrieux, avec le foret à développement de M. Pecchioli.
8. Pince-forceps de M. Heurteloup, à quatre canules ou tiges contenues les unes dans les autres : 1° (a) la canule extérieure; 2° (b) quatre fortes branches mobiles chacune par une coulisse; 3° (c) une deuxième canule; 4° une petite pince-servante, que l'on remplace par la tige qui porte le foret à développement (4 bis).
9. Pince à sept branches de M. Amussat, avec un manche, les annexes pour la rotation, le foret à développement, et le poucier de M. Leroy d'Étiolles.
10. Perforateur à mouvement de rotation de M. Pravaz, supporté par un étau à main de M. Ségalas.

### 2° Usure concentrique ou périphérique.

11. Brise-coque de M. Pravaz. Le calcul saisi entre les mors est limé par ces deux mors dentelés par un mouvement de va-et-vient que l'on imprime avec le manche articulé.
12. Même instrument de M. Charrière. Une seule tige est mobile par le jeu d'un levier à bascule.
13. Instrument de M. Colombat, qui agit de la même manière que celui de M. Pravaz. Les deux mors sont réunis en travers par deux petites branches articulées.
14. Pince-scie de M. Weiss. Entre les deux mors est une petite scie propre à diviser le calcul et qui est mise en jeu, à l'autre extrémité, par un levier à bascule.

Ces divers instrumens sont peu sûrs. Ils n'usent que très lentement le calcul et le laissent fréquemment échapper.

INSTRUMENS QUI PRODUISENT L'ÉCRASEMENT SIMPLE PAR PRESSION GRADUELLE ET CONTINUE.

15. *Brise-coque de M. Amussat* (1827). Il agit par un mouvement de va-et-vient des mors, et par pression en les rentrant dans la canule. Cet instrument est le second du même auteur.
16. *Brise-pierre articulé de M. Jacobson* (1829). Une branche brisée, mobile, mue par un écrou ailé, produit l'écrasement en se rapprochant de la branche fixe par un mouvement continu.
17. Le même modifié par M. Amussat. Deux branches latérales articulées.
18. Le même avec un petit râteau mobile pour nettoyer, par M. Leroy d'Étiolles.
19. Le même à double branche articulée, de M. Charrière.

20. Le même perfectionné, le mouvement commandé par une charnière et un pignon.

INSTRUMENS D'ÉCRASEMENT OU D'ÉCLATEMENT PAR PRESSION SIMPLE OU GRADUELLE OU PAR PERCUSSION.

21. *Premier percuteur inventé par M. Heurteloup.*

Cet instrument, modèle de tous ceux qui suivent, se compose d'une branche femelle (a) creusée d'une gouttière longitudinale dans laquelle glisse la branche mâle (b), sorte de mandrin rectangulaire. Ces branches se terminent par deux mors courbes offrant des dents alternes qui se reçoivent de l'une à l'autre. Le jeu longitudinal d'une branche sur l'autre détermine l'écartement des mors, entre lesquels est saisi le calcul. Un talon carré sur la branche femelle (c) est destiné à fixer l'instrument, tandis qu'un marteau frappe l'extrémité (d) de la branche mâle.
22. Marteau pour la percussion. La tige en est évidée pour être rendue élastique (Charrière).

Depuis le premier inventeur, les instrumens de pression et percussion ont subi de nombreuses modifications dont les unes ont porté sur le mode d'action et l'intensité de la force comprimante et les autres sur la forme des mors. Les derniers instrumens offrent l'assemblage de ces diverses combinaisons.

Pression graduelle par une vis et une poignée.

23. Gouttière de M. Touzay (1832). — 24. Compresseur de sir Henry (1832). Le mors femelle (24 bis) est une gouttière simple percée de trois trous pour le dégagement de la boue calculeuse. — 25. Instrument semblable de Clot-Bey.
26. Quadruple poignée de M. Bancal, que l'on saisit à pleine main. La force agissante est ici brusque, irrégulière et souvent insuffisante.
27. Percuteur avec un râteau de M. Leroy d'Étiolles pour nettoyer le magma calcaire. Les mors sont à dents sinueuses pour les calculs mous.

Les quatre derniers instrumens, les plus nouveaux, réunissent toutes les conditions imaginées pour graduer la pression et faire écraser ou éclater le calcul.

28. *Percuteur de M. Charrière.* La branche mâle est mue par une vis (a) (Touzay) et fixée par l'écrou brisé (b) de M. Leroy d'Étiolles. Son mors est à double rang de dents alternes et reçues dans le mors de la branche femelle fenêtré à son extrémité (Charrière) pour permettre au calcul de s'y engager.
29. *Percuteur à trois genres de pression.* 1° A l'extrémité une plaque (a) pour appuyer avec la paume de la main. 2° A un degré plus fort une crémaillère (b) mue par un pignon dans une douille horizontale (Charrière). 3° Enfin, si cette pression est encore insuffisante, le marteau vient frapper sur l'extrémité (c). Les mors (d, d) forment deux gouttières opposées, destinées à écraser les petits calculs et à ramasser les graviers. — 29 bis. Gouttières fermées.
30. *Percuteur avec douille verticale* (Leroy d'Étiolles) pour que le pignon ne soit pas arrêté par les cuisses. Les mors sont les mêmes que dans la figure 28. — 30 bis. Ces mors vus de face.
31. Le même percuteur dont M. Leroy d'Étiolles a modifié la plaque (a) pour l'engager dans sa gouttière, et qu'il a nommé *compresseur-percuteur.* Dans une gouttière (b) est reçue une vis (c) fixée par un écrou (d) qui vient au-devant de l'instrument simple. Dans cette vis creuse en est renfermée une autre commandant un échappement qui frappe comme un marteau en tournant un écrou ailé (e).

En résumé, dans la lithotritie perfectionnée il n'y a plus d'indispensables que les brise-pierres et parmi eux trois instrumens : le brise-pierre de Jacobson (n° 20) et les deux percuteurs à mors dentelé et fenêtré (n°° 28 et 30) et à double cuiller (n° 29).

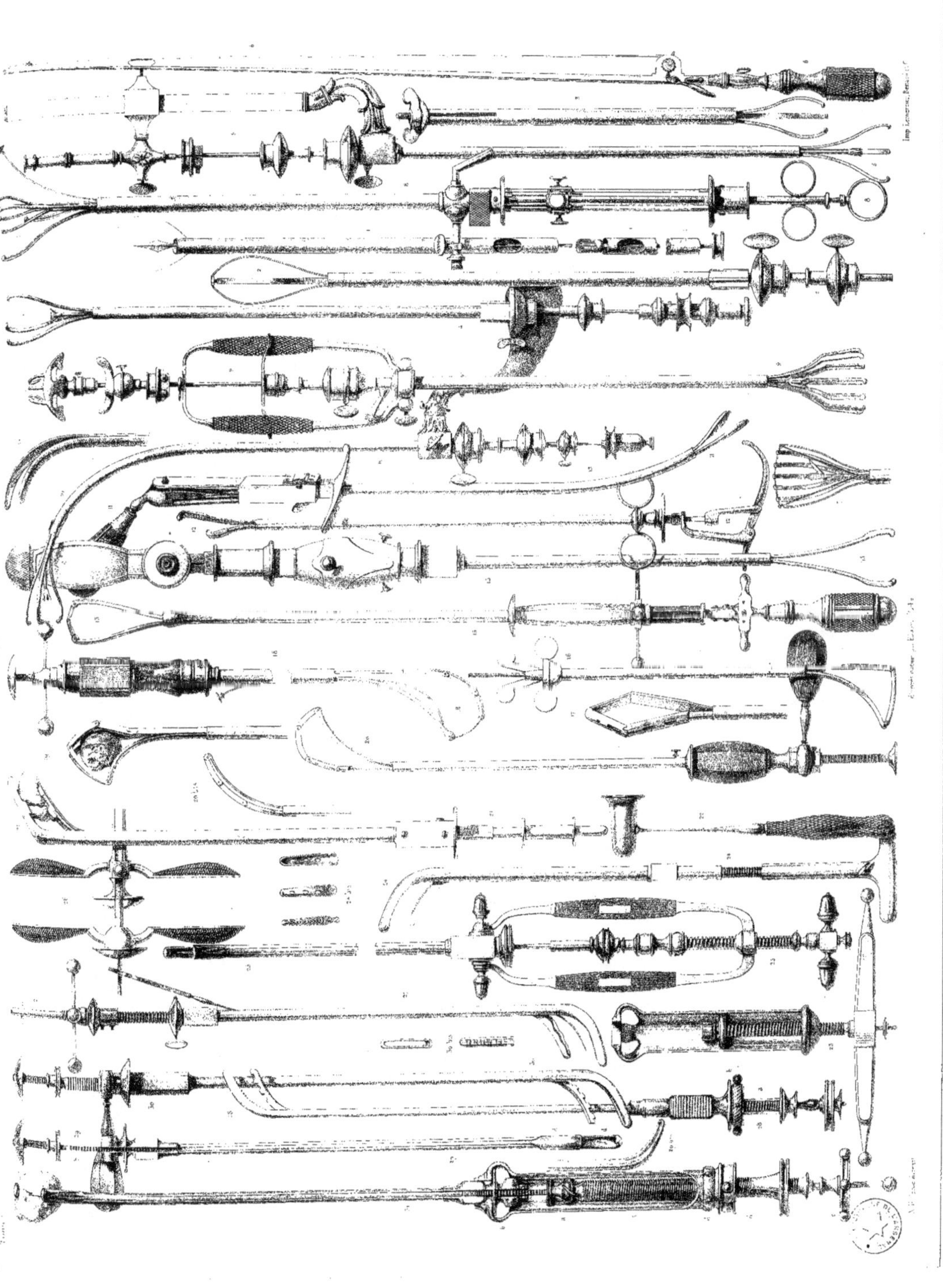

TOME VII. PLANCHES 62, 63 ET 64.

# OPÉRATIONS DE LA LITHOTOMIE.

## PLANCHE 62.

### TAILLE LATÉRALISÉE.

Figure 1. (Demi-nature). *Incision extérieure.* Un aide tient d'une main (a) le cathéter et de l'autre, soulève le scrotum (b). La première incision étant pratiquée, le chirurgien reconnaît, avec l'indicateur de la main gauche (c), le bord de la cannelure du cathéter pour y plonger la pointe du bistouri, tenu de la main droite (d).

Figure 2. (Demi-nature.) *Section de la prostate avec le lithotome simple.*

Figure 3. (Grandeur naturelle.) *Section de la prostate.* Représentée cadavérique sur le profil des parties disséquées.
A. Plan de section de la symphyse du pubis.
B. Pénis relevé. La racine du corps caverneux du côté gauche est coupée.
C. Intestin rectum. Autour de son extrémité anale le transverse, les sphinc-ters et le releveur de l'anus, sont interrompus dans un espace correspondant à la hauteur verticale de la plaie. Dans leur intervalle se voit le lithotome sur la face opposée de la section.
D. Glande prostate, incisée obliquement à gauche, par le lithotome.
E, E. Vessie figurée dans son volume à l'état de réplétion. La paroi latérale gauche est enlevée pour laisser voir dans sa cavité où il existe un calcul sur le bas-fond.
F. Lithotome figuré dans le moment où, le retirant ouvert, il incise la vessie.

Figure 4. (Grandeur naturelle.) *La même section de la prostate vue de face.* La portion des deux sphincters et du releveur de l'anus, antérieure à l'orifice anal, est enlevée pour laisser voir à nu la prostate.
A. Bulbe de l'urèthre.—B. Orifice de l'anus.—C. Vaisseaux honteux internes.
— D. Section latérale gauche de la prostate avec le lithotome, oblique de haut en bas et de dedans en dehors.

## PLANCHE 63.

### TAILLES DIVERSES.

Figure 1. (Demi-nature.) Extraction du calcul avec les tenettes dans la TAILLE LATÉRALISÉE (Suite de la planche 62).
a. Main de l'aide qui soulève le scrotum.
b, c. Mains du chirurgien qui tiennent les tenettes. Le pouce et l'annulaire de la main droite sont passés dans les anneaux. La main gauche fixe les branches de l'instrument avec les trois derniers doigts, tandis que le pouce et l'indicateur refoulant les bords de la plaie, en même temps qu'ils pressent sur l'origine des mors, fixent le calcul et en facilitent la sortie.

### TAILLE QUADRILATÉRALE.

Figure 2. (Grandeur naturelle.) L'opération est représentée cadavérique sur les parties disséquées. La portion antérieure des deux sphincters et du releveur de l'anus est enlevée, pour montrer à nu la prostate.
A. Bulbe de l'urèthre.—B. Orifice de l'anus.—C. Vaisseaux honteux internes.
D. Grande incision bilatérale de Dupuytren qui précède les deux autres.

Elle est figurée en une seule courbe, telle que la pratique le lithotome double de ce chirurgien. On voit que faite un peu plus haut ou étendue un peu plus en dehors, elle blesse les vaisseaux et sort de la prostate.
E. Petites incisions supérieures pratiquées avec le bistouri boutonné (M. Vidal de Cassis).

### TAILLE MÉDIANE.

Figure 3. (Grandeur naturelle.) Cette figure représente, sur le profil des parties disséquées, l'incision du segment supérieur de la prostate et du col de la vessie par laquelle Dupuytren terminait la taille médiane. Le dessin est le même que dans la figure 3 de la planche 62, excepté que le sphincter et le releveur de l'anus ne sont pas interrompus dans leur continuité sur le plan vertical.
A. Plan de section de la symphyse pubienne.—B. Pénis relevé.—C. Rectum.
— D. Prostate.—E, E. Vessie.—F. Lithotome simple, dont le tranchant, tourné en haut, incise le segment supérieur de la prostate et le col de la vessie.

## PLANCHE 64.

### TAILLE BILATÉRALE.

Figure 1. (Demi-nature.) *Incision extérieure.* Un aide tient d'une main (a) le cathéter bien vertical, et de l'autre (b) soulève le scrotum. L'incision des chairs, qui forme un arc d'environ 100°, étant terminée, le doigt indicateur de la main gauche (c) reconnaît le cathéter sur lequel va inciser l'instrument tranchant, tenu de la main droite (d).

Figure 2. (Grandeur naturelle.) *Section de la prostate avec le lithotome double,* représentée, sur les parties disséquées, la portion antérieure du sphincter anal et du releveur de l'anus étant enlevée.
Le lithotome n'est pas tout-à-fait celui de Dupuytren. L'autre formait par l'écartement des lames, une incision analogue à celle des chairs (V. Pl. 62, fig. 2). Dans celui-ci, l'inclinaison des lames est telle qu'elles décrivent par leur écartement un angle curviligne. En sorte, que les incisions formant, en quelque sorte, deux tailles latéralisées, viennent tomber, de chaque côté, à distance moyenne du rectum et des vaisseaux honteux internes, sans courir le risque de les blesser.
A. Bulbe de l'urèthre. — B. Orifice de l'anus. — C. Vaisseaux honteux internes. — D. Section de la prostate. — a. Main droite du chirurgien qui fait agir le lithotome.

Figure 3. (Grandeur naturelle.) Cette figure représente la vessie par son plan postérieur, dans sa forme et dans son volume, à l'état de réplétion. L'organe est ouvert en arrière. On a ponctué, sur la face opposée, la délinéation du pubis et de la prostate. Le but de la figure étant de montrer, d'un seul coup, le lieu, l'étendue et les rapports des diverses incisions par lesquelles on pénètre dans la vessie, tous les détails sont représentés en plan géométral, c'est-à-dire dans leur grandeur réelle et abstraction faite de la perspective générale de la vessie. Un calcul est couché dans le bas-fond.
A, A. Contour supérieur de la vessie.
B. Plan de section de l'extrémité anale du rectum, vue d'arrière en avant.
C. Symphyse cartilagineuse des pubis.
D. Voûte des pubis.
E. Branche descendante des pubis.
F, F. Limites de la prostate. En hauteur, quarante-cinq millimètres (20 lignes); en largeur, quarante millimètres (18 lignes). Nous discuterons dans le texte, ces dimensions de la prostate, sur lesquelles sont fondées la longueur et la direction des incisions.
G, G. Pli de réflexion du péritoine sur la face antéro-supérieure. Le trajet en est ponctué sur la vessie, entre les deux points G, G.
a. et a a. Grande incision bilatérale, opérée par le lithotome double modifié, en action dans la plaie. Elle donne, à partir du centre du canal, deux centimètres de chaque côté; en tout, quatre centimètres en ligne droite et par les courbes qu'elle décrit, quarante-cinq millimètres (20 lignes). On voit que si elle formait la courbe régulière de celle de Dupuytren, elle sortirait de chaque côté de la prostate. L'incision (a) du côté gauche, sauf sa légère courbure, représente celle de la taille latéralisée, vingt-et-un millimètres (neuf lignes). Seulement cette dernière étant plus oblique en bas, peut être prolongée un peu plus loin sans sortir de la prostate.
b, b. Petites incisions qui complètent la taille quadrilatérale (huit millim. ou 4 lig.).
c. Incision prostatique de la taille recto-vésicale, vingt-cinq millimètres ou onze lignes sans le diamètre du canal.
d. Incision sous-pubienne qui, pour produire un passage, entame nécessairement la vessie entre la prostate et le pubis, dix-huit millimètres ou huit lignes sans le diamètre du canal.
e. Incision de la taille hypogastrique. Comme elle s'effectue derrière le pubis dans le vaste espace situé entre les ligamens antérieurs de la vessie et le repli du péritoine, et qu'elle s'opère en partie par déchirure, les dimensions et la direction, figurées ici dans le plan vertical, sont variables presque pour chaque cas et déterminées par le volume du calcul.

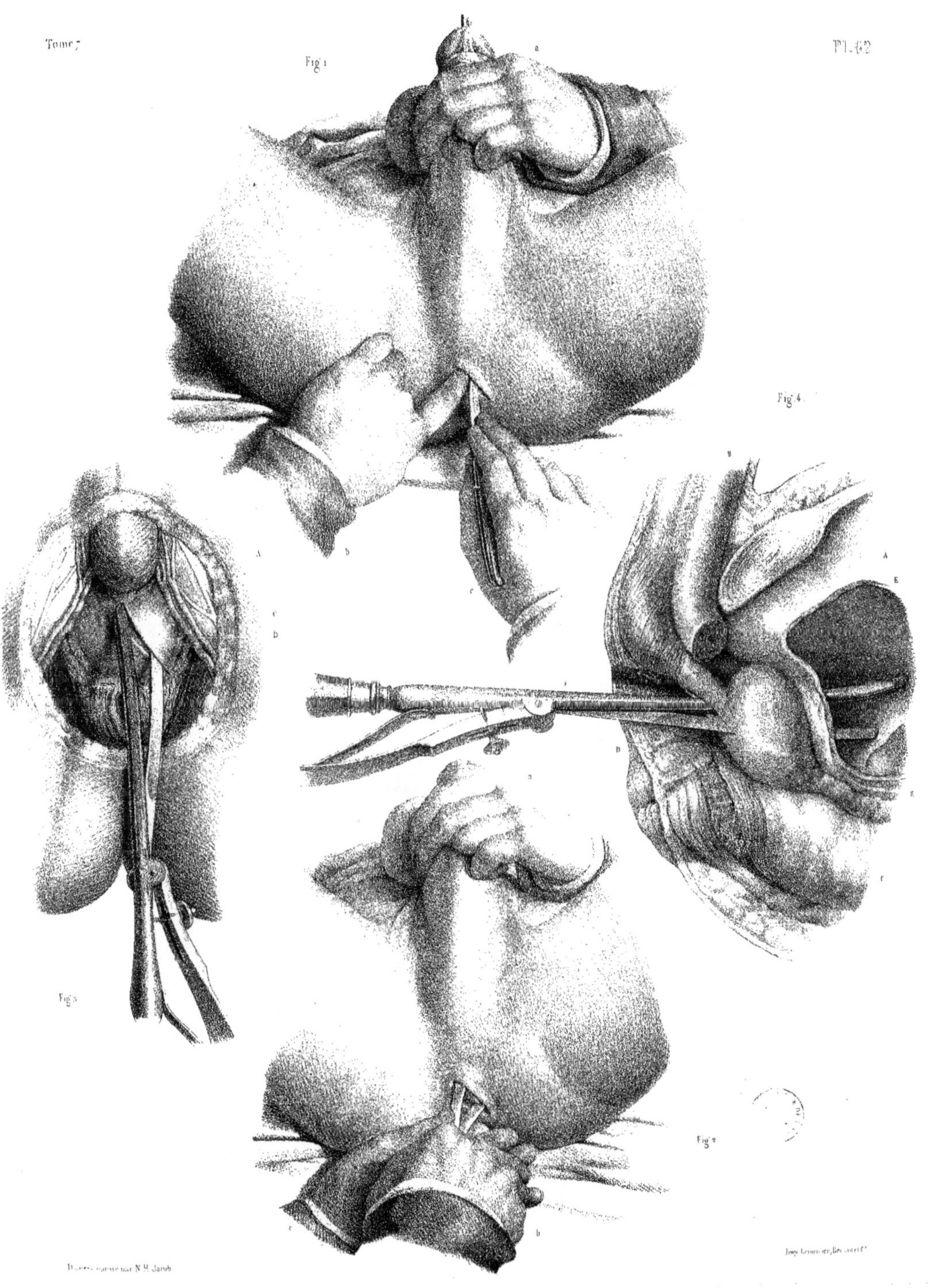
Fig 1
Fig 4
Fig 3
Fig 2

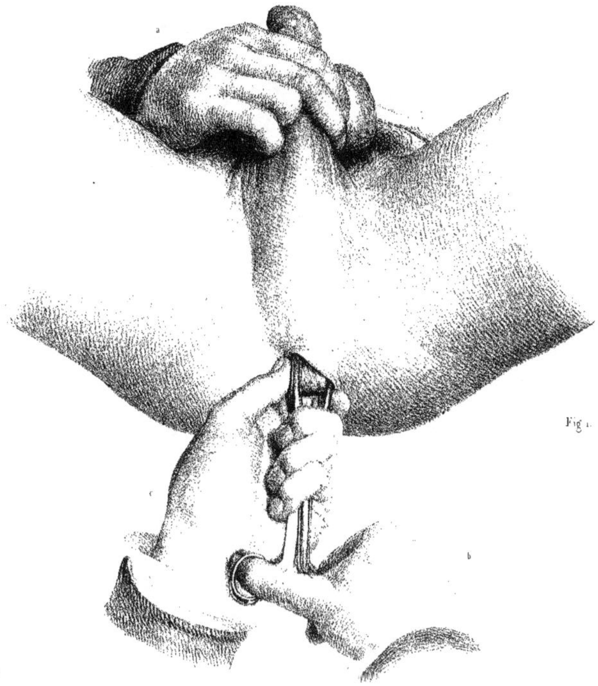

Fig. 1.

Fig. 2.

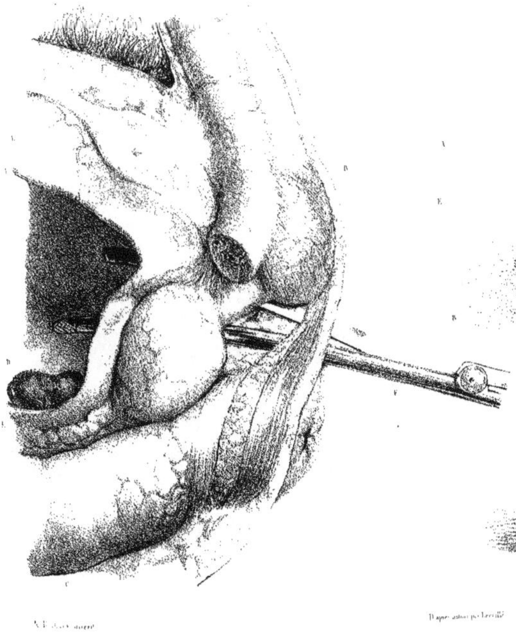

Fig. 3.

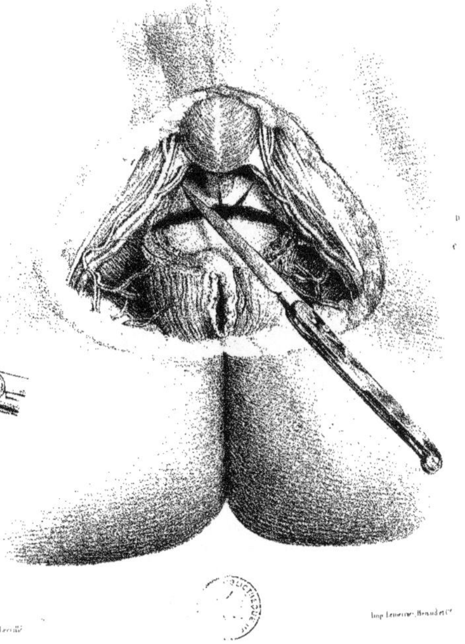

D'après nature par Leveillé

Imp. Lemercier, Benard et C.ᵉ

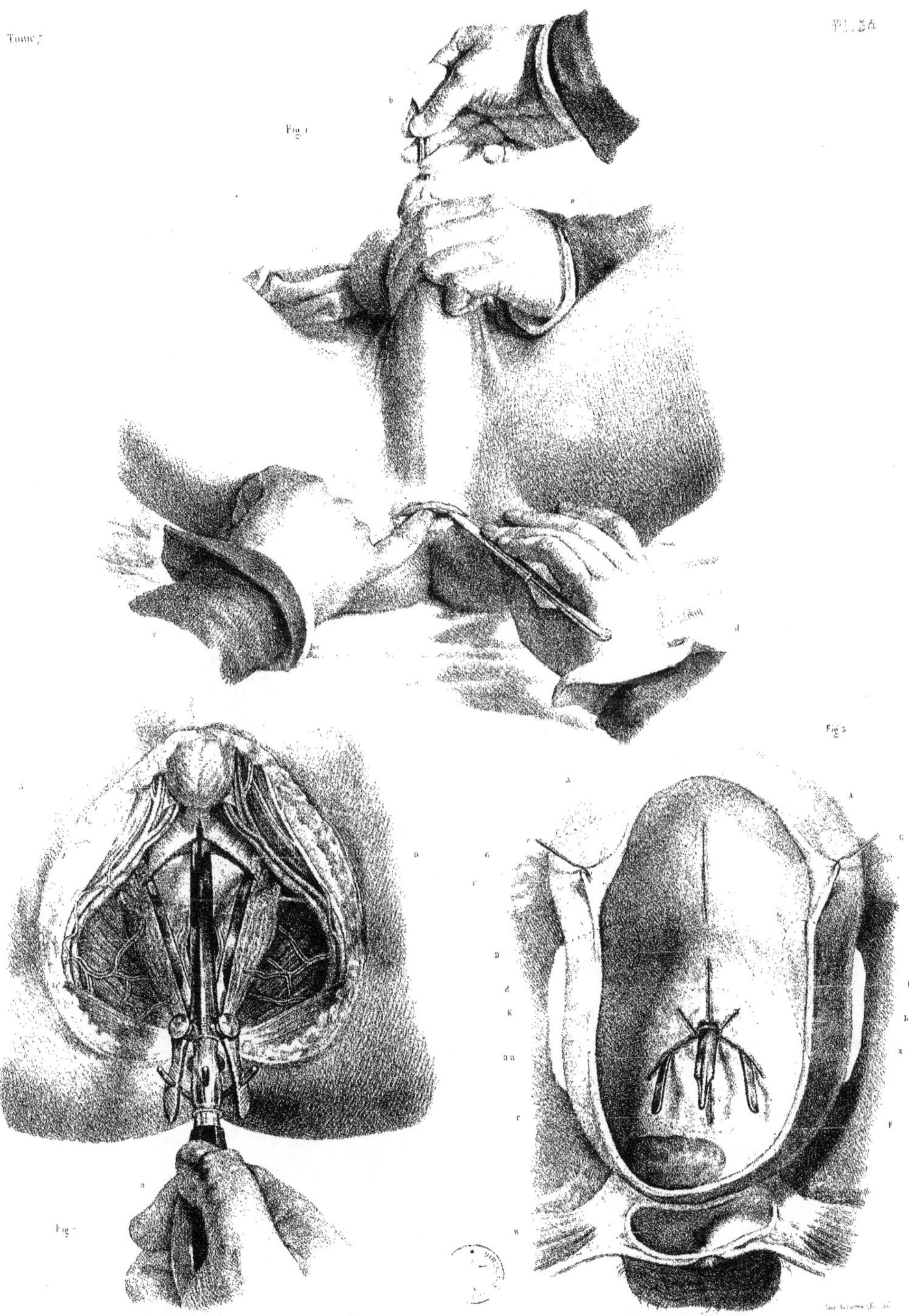


Fig. 1
Fig. 2
Fig. 3
Fig. 4

# TOME VII. PLANCHES 65, 66 ET 67.

# OPÉRATIONS DE LA LITHOTOMIE.

## PLANCHE 65.

TAILLE RECTO-VÉSICALE ( Procédé de MM. Vacca-Berlinghieri et L. Sanson).

FIGURE 1. (Demi-nature.) *Incision extérieure*. Le cathéter est tenu bien verticalement par une main (a) d'un aide, dont l'autre main (b) soulève le scrotum. Le chirurgien qui a pratiqué d'abord, de bas en haut, ou d'arrière en avant, l'incision cutanée qui intéresse l'angle antérieur de l'orifice anal, plonge, d'avant en arrière, dans la cannelure du cathéter, le bistouri tenu de la main droite (c).

FIGURE 2. (Grandeur naturelle.) *Vue perpendiculaire de la section de la prostate*, représentée cadavérique sur les parties disséquées.
A. Bulbe de l'urèthre. — B. Orifice de l'anus. Sur les côtés sont renversées les lèvres de l'incision extérieure qui intéresse le rectum à une profondeur de dix-huit millimètres (8 lignes). — C. Vaisseaux honteux internes. — D. Incision verticale de la prostate. Dans la plaie se voit le fond de la courbure du cathéter (d), qui dirige le bistouri avec lequel le chirurgien, de la main droite (e), termine l'incision.

FIGURE 3. (Grandeur naturelle.) *Incision de la prostate vue sur le profil des parties disséquées.*
A. Plan de section de la symphyse pubienne. — B. Pénis relevé. — C. Intestin rectum. L'angle antérieur de l'orifice de l'anus fait partie de l'incision extérieure. Le sphincter rectal et le releveur de l'anus sont interrompus dans l'étendue de la plaie, dont le fond est formé par les muscles du côté opposé. — D. Prostate. — F, E. Vessie dont la paroi latérale est enlevée pour laisser voir dans sa cavité. — F. Bistouri qui termine la section de la prostate. Il est représenté dans la cannelure du cathéter G, qui appuie sur le dos de l'instrument tranchant et descend avec lui à mesure qu'il entame plus profondément la prostate. La situation primitive du cathéter est ponctuée suivant le trajet, avant l'incision (g). Le fragment du cathéter réel G, indique la situation du canal en redescendant le pénis pour suivre la section du bistouri.

FIGURE 4. (Grandeur naturelle.) *Vue perpendiculaire de la plaie*, au moment où l'on vient de retirer le bistouri, et avant d'avoir enlevé le cathéter.
A. Section de l'orifice de l'anus. — B. Section de la prostate incomplète en bas. — C. Cathéter encore à demeure dans le canal.

## PLANCHE 66.

TAILLE HYPOGASTRIQUE (Demi-nature).

FIGURE 1. L'incision sus-pubienne de la ligne blanche étant pratiquée, puis la vessie incisée, le chirurgien qui soutient, avec l'indicateur gauche (a), l'angle supérieur de la plaie vésicale, et en fait écarter le bord gauche avec un crochet élévateur (b) par un aide, amène du bas-fond de la vessie le calcul avec la curette tenue de la main droite (c).

FIGURE 2. La curette (c) qui empêche le calcul de retomber, étant confiée à un aide, le chirurgien, de ses deux mains (a et b), est occupé à extraire le calcul avec la tenette à mors courbes.

FIGURE 3. *Ponction de la vessie*, vue sur le profil des parties disséquées.
A. Plan de section de la symphyse pubienne. — B. Plan de section de la plaie abdominale. — C. Pli de réflexion du péritoine de la paroi abdominale sur la face antéro-supérieure de la vessie. — D. Vessie à l'état de demi-réplétion par une injection aqueuse. — E. Doigt indicateur du chirurgien qui a dénudé la vessie en avant et sert de guide au bistouri pour la ponction. — F. Bistouri tenu verticalement pour opérer la ponction.

FIGURE 4. *Incision d'une poche calculeuse* pour l'extraction d'un calcul enchatonné. On a figuré ici l'opération comme pour le cas dessiné planche 54, fig. 12. La vue est représentée cadavérique, la paroi abdominale qui revêt la vessie, et la paroi supérieure de cet organe étant enlevées pour laisser voir dans la cavité jusqu'au bas-fond.
A. Section du pénil. — B. Symphyse du pubis. — C, C. Section de la paroi abdominale et de celle de la vessie. — D. Cavité de la vessie. — E. Kyste incomplet qui renferme le calcul. — F. Sonde cannelée glissée par une piqûre faite sur le calcul. — G. Bistouri, étroit et long, qui incise, dans la cannelure de la sonde, la paroi de revêtement du kyste.

FIGURE 5. *Ponction de la vessie avec la sonde à dard*. Le but de cette figure est de montrer combien les conditions sont restreintes pour pratiquer avec succès cette manœuvre, c'est-à-dire, pour que le dard passe de lui-même entre le pubis et le pli de réflexion du péritoine. La vessie a été préalablement distendue par une injection d'eau, précaution qui double la hauteur de la portion de paroi que l'on doit perforer.
A. Sonde introduite à angle de 130 degrés, avec le plan du pénil. Si l'angle est plus ouvert, le ligament suspenseur du pénil est trop tiraillé. L'extrémité olivaire de la sonde pénétrant jusqu'à la courbe antéro-supérieure de la vessie, le dard sort de lui-même au-dessus du pubis.
B. Trajet ponctué de la sonde, introduite trop profondément sous un angle moins ouvert. On voit que le dard, avant de sortir par la paroi abdominale, traverse le repli péritonéal et une anse d'intestin, s'il y en a en ce point.
C. Trajet de la sonde introduite le pénis étant plus relevé. Le bec olivaire de la sonde étant plus abaissé dans la vessie, le dard fourvoyé dans la cavité abdominale ne ressort même pas au dehors.

FIGURE 6. Incision de la paroi abdominale, avec les instrumens de M. Leroy d'Etiolles.

## PLANCHE 67.

### LITHOTOMIE CHEZ LA FEMME.

#### FIGURES 1 ET 2. TAILLE URÉTHRALE.

FIGURE 1. A. Main d'un aide qui relève le pénil, par la pression, à plat, de son bord cubital, en remontant sur les pubis.
B. Main gauche du chirurgien qui déprime le cathéter introduit dans l'urèthre, sa convexité en haut, pour augmenter le diamètre vertical de l'espace sous-clitoridien.
C. Incision verticale sous-pubienne, pratiquée par la main droite du chirurgien.

FIGURE 2. Extraction du calcul avec les tenettes.

#### FIGURE 3. TAILLE VESTIBULAIRE.

a, b. Doigts des deux mains d'un aide, qui écartent les lèvres de la vulve.
c. Main gauche du chirurgien, armée du cathéter, qui déprime légèrement l'urèthre vers le vagin.
d. Section transversale, en arc, de l'espace vestibulaire, opérée par la main droite du chirurgien.

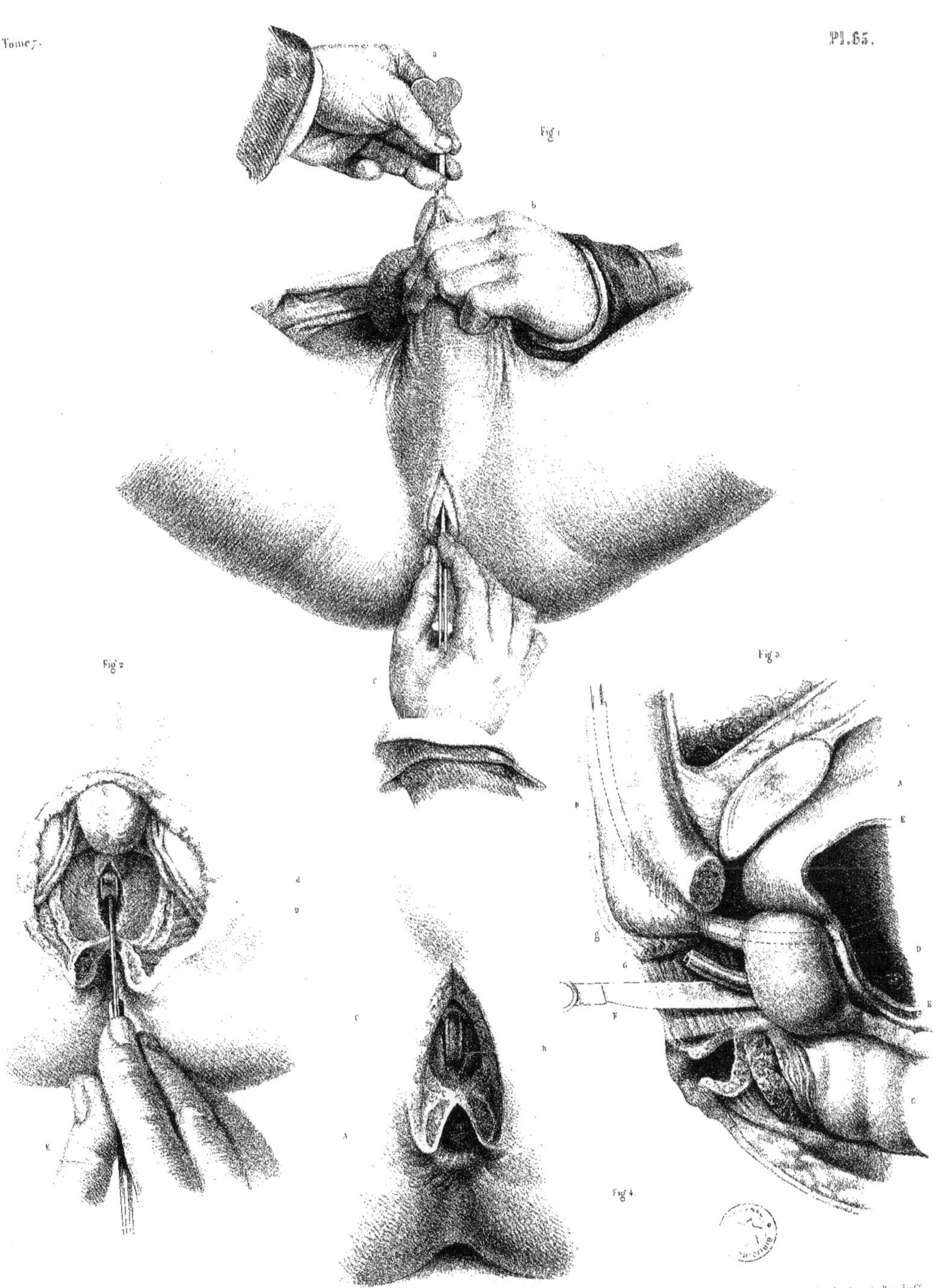
Fig 1
Fig 2
Fig 3
Fig 4

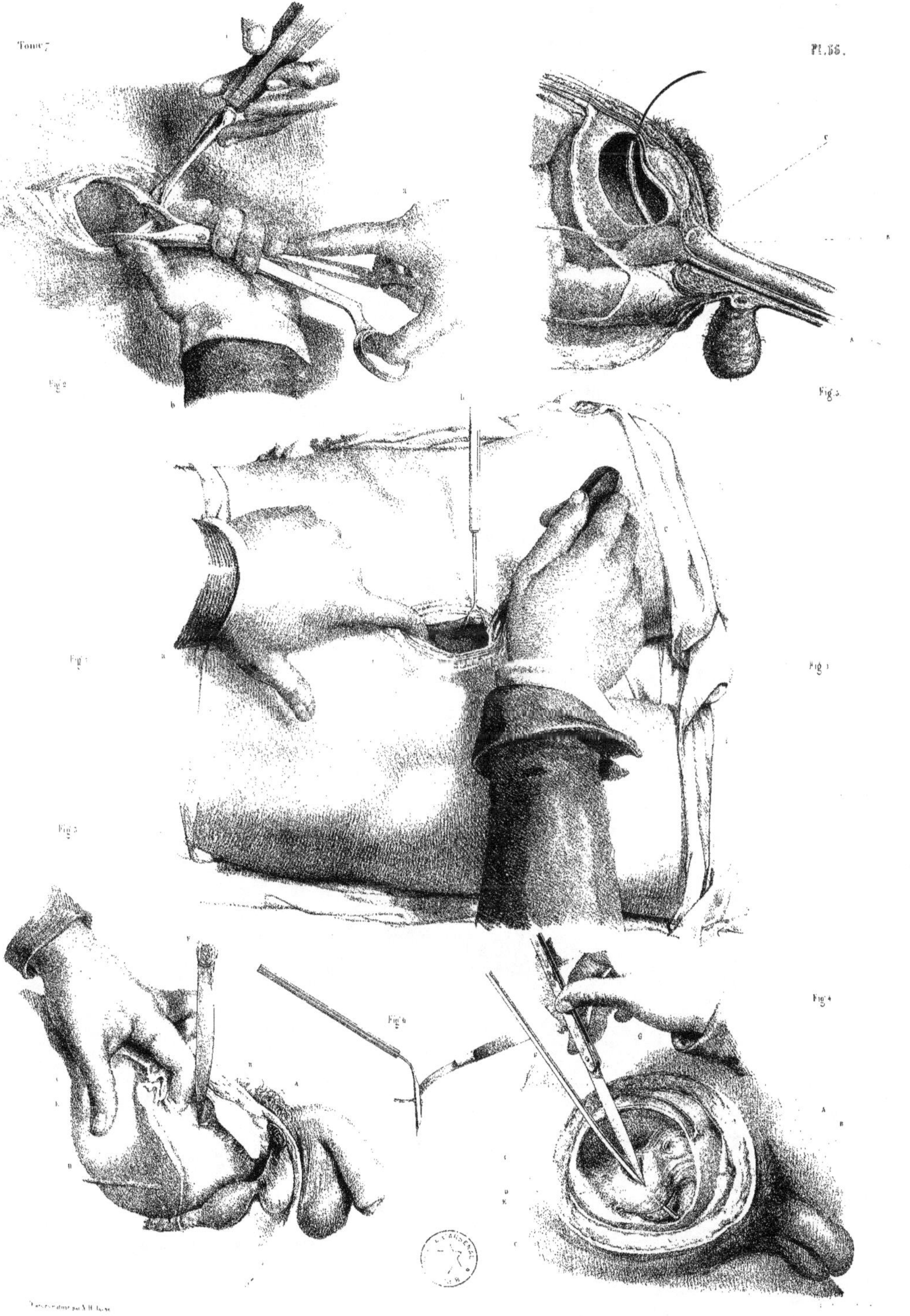

Fig 2
Fig 5
Fig 1
Fig 3
Fig 6
Fig 4

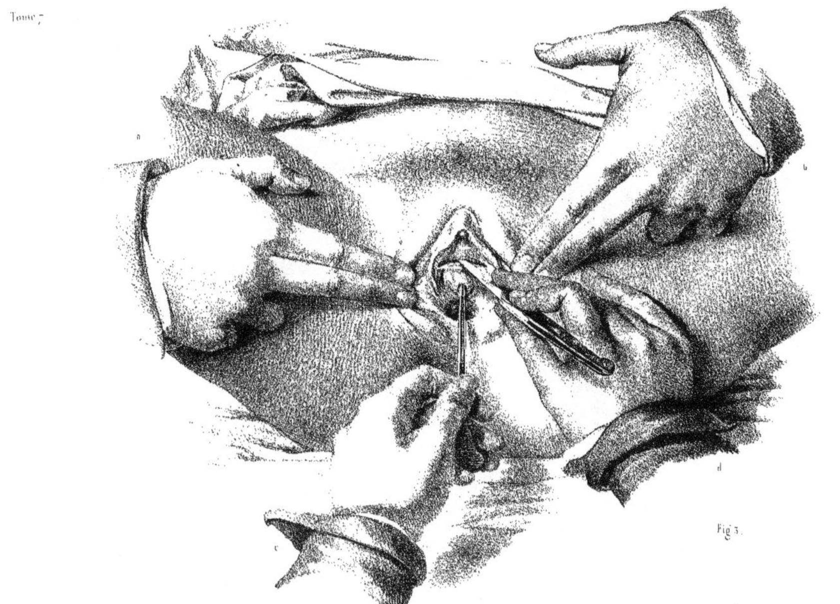

Fig 3.

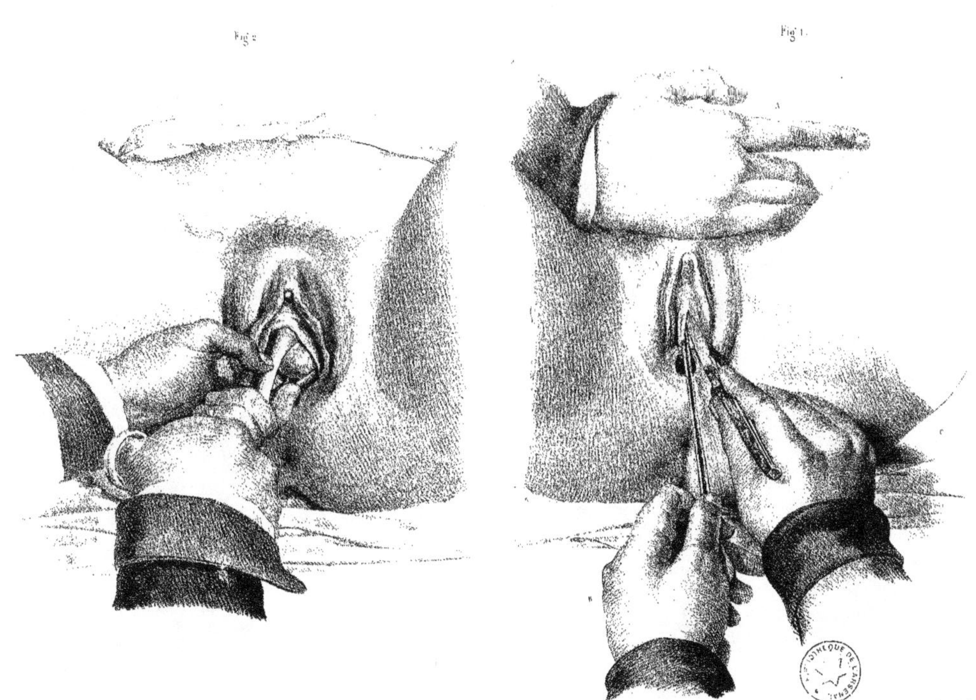

Fig 2.

Fig 1.

D'après nature par V. B...b.

Imp. Lemercier, Benard et C.

# INSTRUMENS DE LA LITHOTOMIE.

## DEMI-GRANDEUR.

### 1° CATHÉTERS.

1 *et* 2. *Cathéters de Dupuytren*, à large cannelure et de coudure variable.

1. Cathéter peu coudé, vu de profil; 1 *bis*, le même vu de face par sa face convexe; 1 *bis*, extrémité du même vue par sa surface convexe ou sa cannelure. — 2. Cathéter plus coudé.

3. Cathéter pour les enfans.

4. Cathéter d'Adams.

5. Cathéter de Guérin, de Bordeaux. a. Anneau de préhension. b. Branche qui forme le cathéter, dont la portion vésicale (c) est cannelée. — d. branche qui supporte un étau (e), dans lequel glisse horizontalement, un trocart cannelé (f), qui traverse le périnée et vient tomber dans la cannelure.

6. Cathéter de Savigny. La branche (a) ou le cathéter proprement dit, étant introduite dans la vessie, la branche extérieure (b) articulée avec la première, et qui s'abaisse sur elle dans le même plan, sert de guide à l'instrument tranchant par sa cannelure, pour tomber dans celle du cathéter ou de la branche uréthro-vésicale.

### 2° INSTRUMENS DE SECTION DES CHAIRS;

COUTEAUX, SCALPELS OU BISTOURIS, IMPROPREMENT NOMMÉS LITHOTOMES.

7, 8. Lithotomes à double tranchant, en forme de lancette, employés par Laurent et Philippe Colot.

9. Lithotome de Cheselden.

10. Lithotome de Ponteau.

11. Lithotome de Lecat.

12. Trocart cannelé de Foubert, pour la ponction du périnée.

13. Lithotome de Foubert.

14. Couteau de Guérin, de Bordeaux, pour l'incision extérieure.

15 *et* 15 *bis*. Lithotome, ou bistouri caché, de M. Guérin, de Bordeaux. 15. vue de face; 15 *bis*, vu de profil. La lame (a) étant recouverte à l'état de repos par une joue latérale (b), s'en dégage, pour armer le bistouri, par le glissement vertical d'une moitié du manche (c) sur l'autre moitié (d).

Ces divers instrumens (5, 14, 15 et 33) qui nous ont été envoyés de Bordeaux, par M. Levieux, ont été fabriqués par Guérin lui-même.

16. Bistouri-scalpel le plus moderne, pour l'incision extérieure, imité par M. Charrière, de celui de Cheselden (9). Pour ce premier temps de l'opération, on emploie plus fréquemment un simple bistouri droit à lame courte et fixée sur son manche.

17. Lithotome-gorgeret à bascule, de M. Adams, imité du bistouri caché de Bienaise.

18 *et* 18 *bis*. Lithotome du frère Côme, pour la *taille latéralisée* (Pl. 63). Cet instrument a servi de modèle à ceux que l'on emploie aujourd'hui. Il est formé de deux pièces principales : 1° la tige de réception (a) dans laquelle s'engaîne la lame au repos et portée par un manche (b); 2° la lame (c), terminée en bas par une branche courbe (d) et articulée au milieu (e) avec la tige de réception; de sorte que l'instrument, dans son entier, représente la lettre K. La pression de la main sur la branche courbe (d), qui l'applique contre le manche (b), fait sortir la lame (c) de sa gaîne (a). En outre, le manche lui-même, taillé à six faces inégales, s'articule avec la tige de réception en f, de manière à pouvoir tourner sur son axe, et il est fixé par un ressort ou arrêt (g), qui retombe dans une engrenure. — 18 *bis*. Plan du manche. On voit qu'il est taillé à six pans inégaux, 1, 2, 3, 4, 5, 6, inégalement distans du centre de la tige A et donnant lieu à des degrés différens d'ouverture de la lame. Sur la figure, l'instrument est ouvert au n° 6.

19. Lithotome simplifié de M. Charrière. Le manche est fixe. Le degré d'ouverture de la lame est déterminé par le parcours dans une cannelure graduée (a, a) d'un bouton curseur (b), dont le talon appuie sur la tige.

20. Le même lithotome, de moindre dimension, pour les enfans.

21 *et* 21 *bis*. Lithotome double de Dupuytren, modifié par M. Charrière (*Taille bilatérale*, Pl. 65). Le mécanisme de cet instrument diffère peu du précédent. Du reste M. Charrière l'a varié de plusieurs manières. La modification essentielle consiste, dans le trajet des lames en un angle curviligne (Voy. Pl. 65, fig. 2). — 18 *bis*. Écartement des lames, vu de face.

### 3° GORGERETS.

22. Gorgeret-lithotome de Bromfield, pour élargir la voie. C'est, comme son nom l'indique, un gorgeret servant de conducteur à une lame oblique, fixée sur un manche, par le glissement d'une arête dans une coulisse de réception.

23 à 29. Divers gorgerets. — 23, 24. Dilatateurs pour le grand appareil. — 25, 26. Gorgerets lisses ordinaires; 27. Gorgeret boutonné de Desault; 28. Le même de M. Roux; 29. Gorgeret suspenseur de M. Belmas, pour le haut appareil.

### 4° TENETTES.

30. Tenettes droites de M. Charrière, dont les branches se désarticulent.

31. Tenettes courbes du même. L'écartement des mors s'opère sans augmenter beaucoup celui des branches qui se recouvrent, et glissent l'une sur l'autre pour s'ouvrir.

32. Autres tenettes dont la courbure est moins prononcée.

33. Tenettes-dilatateurs de Guérin, de Bordeaux. Cet instrument se compose d'une paire de tenettes ordinaires (a) flanquées de deux branches (b, b), articulées avec les mors. L'instrument, introduit fermé, ne forme qu'une seule tige. Quand les tenettes s'ouvrent dans la vessie, un aide écarte les branches pour dilater la plaie.

34. *Canule en argent*, que l'on environne d'une chemise, pour le tamponnement, dans les hémorrhagies après les *tailles périnéales*.

### 5° DIVERS INSTRUMENS POUR LA TAILLE HYPOGASTRIQUE.

35, 36. *Curettes*; l'une à manche; l'autre offrant une cannelure conductrice.

37, 38. *Sondes à dard*. — 37. Sonde du frère Côme. La pression sur le bouton (a) du stylet (b), dégage la pointe (c) qui traverse la paroi de la vessie, que soutient le bouton olivaire (d). La saillie de ce bouton fait courber le stylet vers le pubis. — 38. Autre sonde de M. Leroy-d'Étiolles.

39. *Trocart-lithotome* du frère Côme, agissant de dehors en dedans, par dessus le pubis. C'est à la fois un trocart et un bistouri caché. Après la ponction, opérée à la profondeur voulue, le chirurgien fixant, d'une main la tige (a) contre le pubis; de l'autre main, tire sur le levier (b), et dégage la lame (c) destinée à la section de la paroi abdominale, pour former la plaie extérieure. Ce mécanisme n'offre pas assez de sécurité contre la lésion du péritoine.

40. Bistouri cystitome de M. Belmas, modifié par M. Leroy-d'Étiolles, qui l'emploie pour la section de la paroi abdominale. Une ponction est faite, par ce dernier, avec un instrument en bec de plume (41 *et* 41 *bis*), offrant un talon d'arrêt qui porte sur le pubis. Dans une cannelure de la lame est reçu le petit bistouri n° 40.

42, 43, 44. Crochets suspenseurs. — 42. Du frère Côme. — 43, 44. De M. Leroy-d'Étiolles.

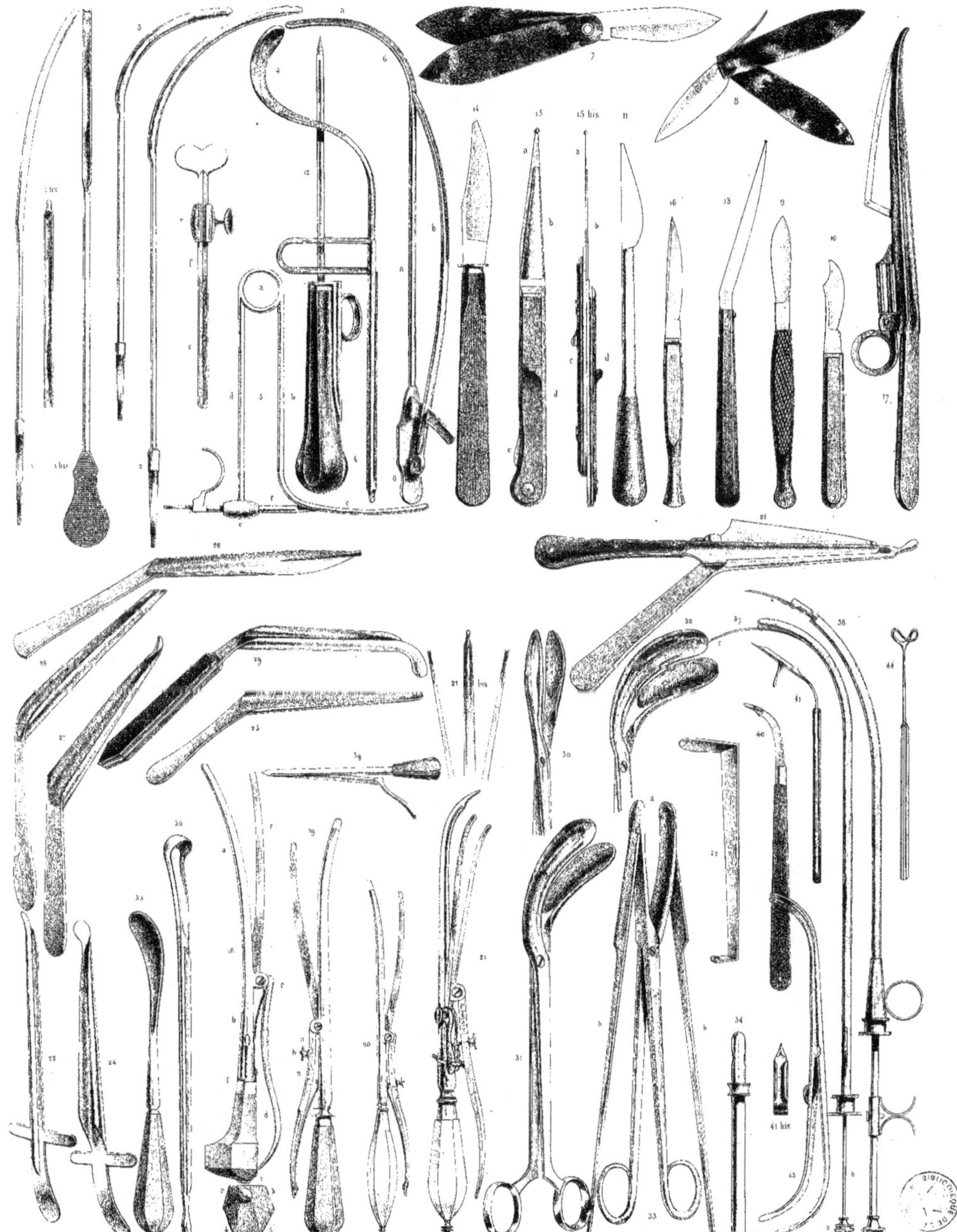

# TOME VII. PLANCHES 69, 70 ET 71.

## PLANCHE 69.

FIGURE 1. Suture du périnée (*Méthode de Celse*).

Après une déchirure du périnée, les bords de la plaie ont été réunis par une triple suture enchevillée. Pour faciliter le rapprochement des bords de la plaie, deux incisions latérales ont été pratiquées à la peau, suivant le procédé de M. Dieffenbach, emprunté de la méthode de Celse.

### FIGURES 2 A 4. FISTULES RECTO-VÉSICALES.

Figures 2 et 2 bis. Fistule sous-périnéale (*Procédé de M. Roux*).

Afin de déterminer l'occlusion d'une fistule recto-vaginale, derrière la cloison du périnée, un lambeau quadrangulaire est détaché de la paroi postérieure du vagin, puis tiré en avant pour être fixé au-dessous du bord de la fourchette dont le tégument a été avivé.

*Figure 2.* a. Angle gauche du lambeau déjà fixé avec la peau par une anse de fil confiée à un aide.

b. Extrémité d'un fil à deux aiguilles déjà passée dans l'angle droit du lambeau vaginal et confiée à un aide, tandis que le chirurgien, avec le porte-aiguille à staphyloraphie, passe au travers de la peau l'autre extrémité du même fil pour compléter l'anse qui doit former la suture.

*Figure 2 bis.* Réunion du lambeau vaginal avec la peau par trois sutures à points séparés. Deux sutures semblables réunissent les bords latéraux du lambeau dans le vagin.

Figure 3. Suture d'une fistule longitudinale.

Un spéculum bivalve écarte le vagin et laisse la fistule à découvert. La membrane muqueuse près des bords de la fistule, a été enflammée par un caustique et les bords eux-mêmes légèrement avivés par l'instrument tranchant. La suture est pratiquée, comme pour la staphyloraphie, avec le porte-aiguille (a) et la pince à dents de souris (b) qui soulève le bord opposé pour faciliter le passage de l'aiguille courbe. Suivant que la fistule, plus ou moins profonde, rend la manœuvre plus ou moins difficile, on peut employer ou une seule aiguille ou deux aiguilles aux extrémités d'un même fil.

Figure 4. Anaplastie (*Procédé de M. Velpeau*).

Pour la guérison d'une fistule recto-vésicale, un lambeau (a), a été taillé aux dépens de la grande lèvre et retourné sur son pédicule (b) pour l'appliquer sur les bords enflammés de la fistule.

## PLANCHE 70.

### FISTULES VÉSICO-VAGINALES (Grandeur nature).

Figure 1. *Suture d'une fistule transversale* (Procédé de M. Deyber). La sonde à dard (a), ayant servi à perforer l'une des lèvres de la fistule et l'un des bouts du fil (b) en étant dégagé, l'opérateur vient de percer l'autre lèvre, et, avec une pince, est occupé à ramener le second chef du fil encore engagé dans le chas de l'aiguille et dans la canule.

Figure 2. *Avivement avec l'instrument tranchant d'une fistule longitudinale* dont les bords sont fixés par la pince de M. Fabri (Pl. 76, fig. 20). Une branche de l'instrument passée dans la vessie par l'urètre, sert de point d'appui pour l'autre branche bifurquée qui contient les lèvres de la fistule.

Figure 3 et 4. *Anaplastie par le procédé de M. Leroy-d'Etiolles.* Un lambeau est détaché sur l'extrémité antérieure de la face postérieure du vagin (fig. 3). Sur la figure 4 qui représente une vue cadavérique au profil, le lambeau (a) retourné, vient offrir sa face saignante sur la fistule dont les bords ont été enflammés par un caustique. Une sonde (b) introduite par la fistule dans le vagin, est venue recevoir les fils d'une double suture enchevillée qui fixent le lambeau contre la paroi vagino-vésicale.

Figure 5. *Elytroplastie (Procédé de M. Jobert.)* Un lambeau taillé aux dépens des tégumens et de la grande lèvre est retourné pour venir boucher la fistule où il est maintenu par des points de suture.

## PLANCHE 71.

### POLYPES DU VAGIN ET DE L'UTÉRUS (Grandeur nature).

Figure 1. *Arrachement d'un polype (Procédé de Dupuytren).*
Le vagin étant dilaté par un spéculum bivalve, le polype est chargé à l'aide du doigt indicateur gauche, entre les mors de la pince qui doit briser son pédicule par torsion et arrachement.

Figure 2. *Ligature d'un polype de l'utérus.*
Le polype saisi avec une érigne de Museux (a) est amené dans le vagin par un aide. Avec deux porte-ligatures (b, c) le chirurgien a contourné le pédicule et vient de passer les deux extrémités du fil dans le serre-nœud (d) qui doit étrangler le polype à sa base.

Figure 3. *Excision d'un polype de l'utérus à l'orifice du vagin.*
Le polype saisi par deux érignes (a, b) offertes suivant deux diamètres opposés, est amené du fond du vagin à la vulve. De longs ciseaux courbes sur le plat (c) pratiquent la section du pédicule.

Figure 4. *Excision d'un polype dans l'utérus.*
Les grandes lèvres étant écartées de chaque côté par les doigts d'un aide (a, b) l'utérus est descendu autant qu'on le peut sans danger par le crochet abaisseur de M. Colombat (c et pl. 76, fig. 40). Une érigne à quatre branches (d), enfoncée dans le polype qu'elle sert à gouverner, est tenue par la main gauche de l'opérateur, dont la main droite armée d'un long bistouri utérin, concave sur le plat, (e) excise profondément le pédicule.

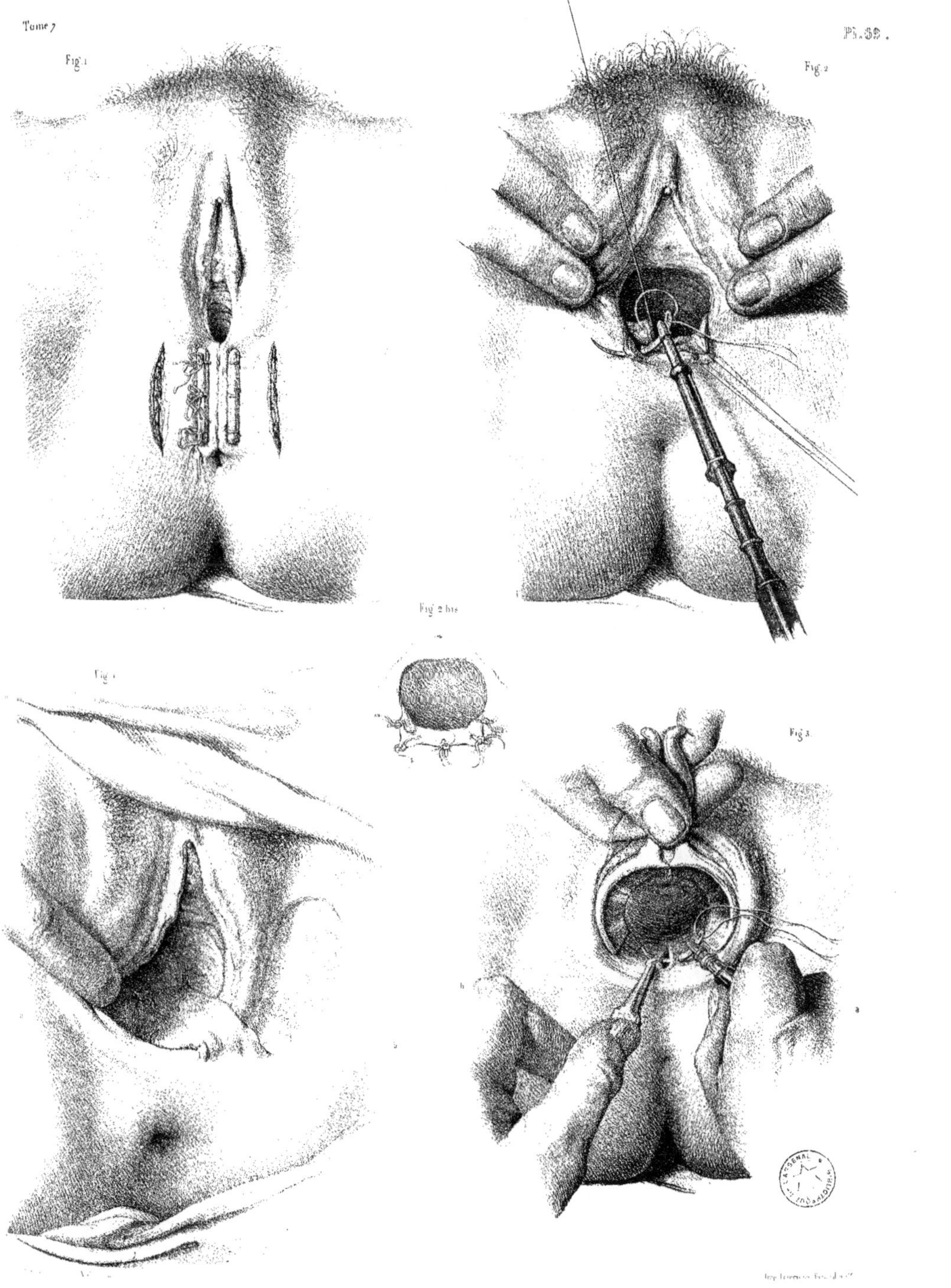
Fig. 1
Fig. 2
Fig. 2 bis
Fig. 3
Fig. 4

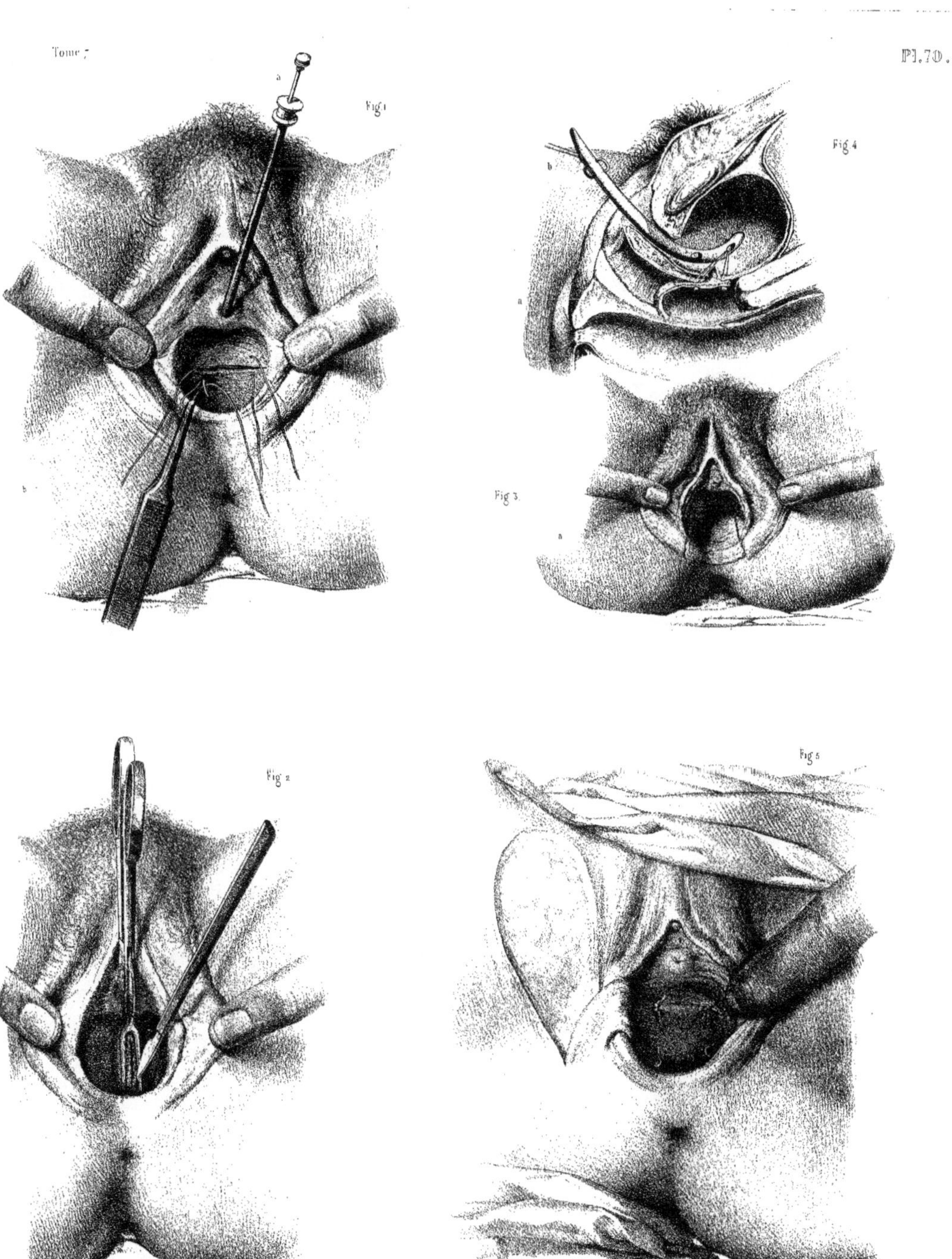
Fig 1
Fig 2
Fig 3
Fig 4
Fig 5

 

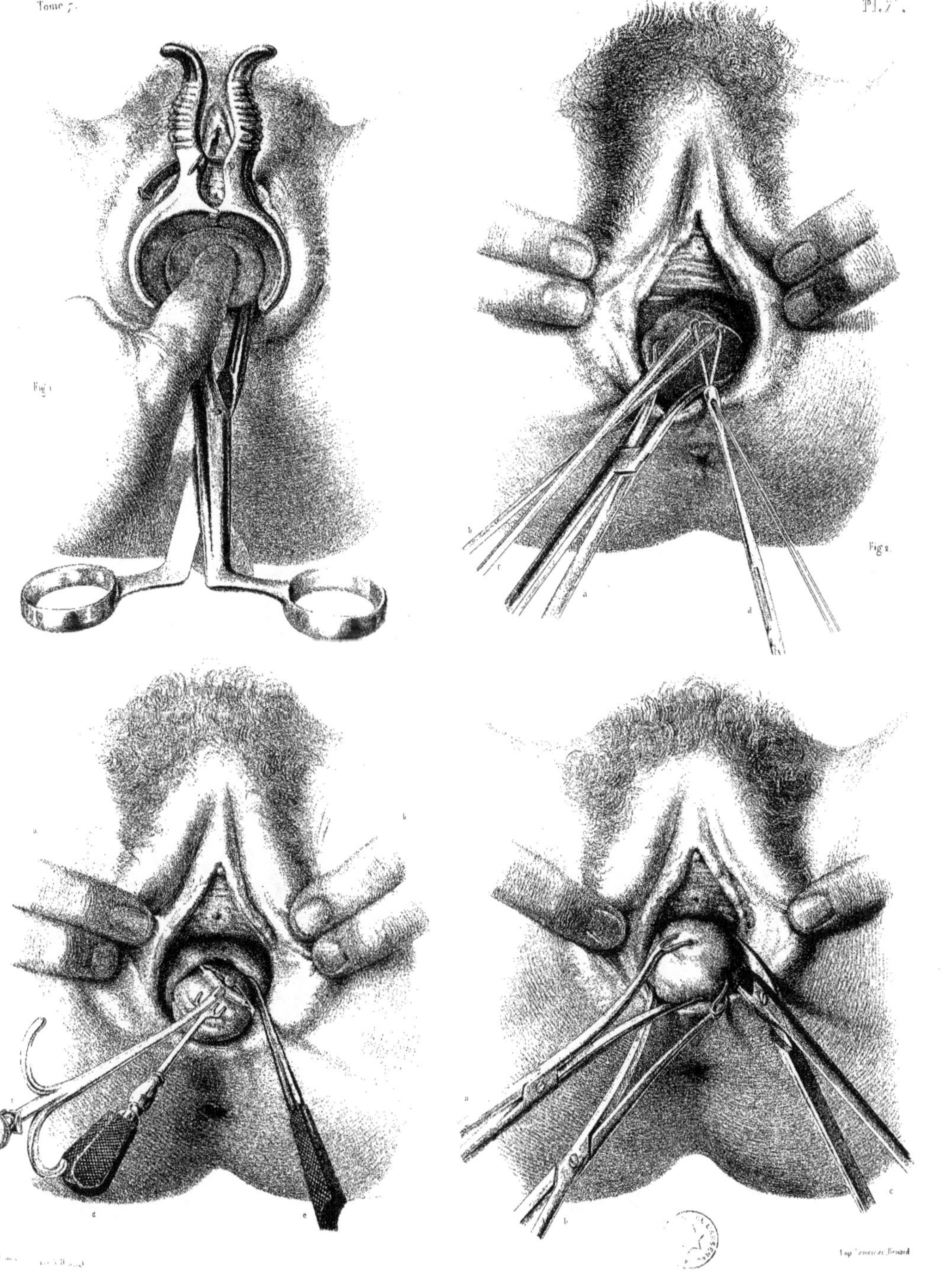
Fig 1.
Fig 2.

# MALADIES DE L'UTÉRUS.

## PLANCHE 72 (DEMI-NATURE).

FIGURES 1 *et* 2. CHUTE ET RENVERSEMENT DE L'UTÉRUS ET DU VAGIN. (Cas extrait de la pratique de M. Amussat et où la malade a guéri).

FIGURE 1. Surface muqueuse du vagin et de l'utérus renversés au dehors de la vulve. (a) Méat urinaire. — (b) Saillie de la vessie invaginée dans la poche que forment, par leur surface péritonéale, l'utérus et le vagin renversés. (c) Portion vaginale de la poche utéro-vaginale. (d) Portion utérine. La dilatation commune a fait disparaître l'étranglement formé par le col et a confondu en une seule les trois cavités.

FIGURE 2. Pessaire appliqué par M. Amussat pour maintenir réduite la poche utéro-vaginale.

FIGURE 3. Pessaire en position et fixé à une ceinture abdominale par quatre courroies.

FIGURES 4 à 12. *Diverses sortes de pessaire.*

FIGURES 4 *et* 5. Pessaires vaginaux. 4. Elytroïde. 5. En bondon. — 6. Pessaire rond en gimblette. — 7. En bilboquet. — 8. En cuvette. — 9. A champignon. — 10. Pessaire de M. Tanchon pour remédier à l'antéversion. — 11. Pessaire élastique de M. Leroy-d'Etiolles. — 12. Pessaire du même auteur dans les cas de chute de l'utérus compliquée de fistule vésico-vaginale. (a) Sonde à demeure dans la vessie. (b) Plaque obturatrice en caoutchouc. (c) Tube central. (d) Bourrelet en caoutchouc.

FIGURES 13 *et* 14. Dilatateurs du vagin pour déterminer l'adhérence de ses parois enflammées (même auteur).

FIGURE 15. Suppositoire à double courant (même auteur).

FIGURE 15. ABLATION D'UN KYSTE DE L'OVAIRE (*Procédé de M. Macdowell*).

Une incision (a) a été pratiquée sur la ligne blanche pour pénétrer dans la cavité abdominale ; une ligature en masse du ligament large est faite près de son attache utérine (b). Le kyste de l'ovaire étant amené au dehors et confié à un aide qui le fixe de ses deux mains (c, d), le chirurgien qui pince entre les doigts de sa main gauche (e) l'insertion utérine du ligament large, pratique, de sa main droite (f), la section avec le bistouri convexe.

## PLANCHE 73 (DEMI-NATURE).

FIGURES 1 ET 2. PONCTION DE L'UTÉRUS.

Comme cette opération ne saurait être comprise, étant figurée au point de vue de l'opérateur, nous avons préféré la faire représenter cadavérique, vue sur le profil des parties disséquées.

*Indication commune aux deux figures.*

A. Section de la paroi abdominale.

B, C. Plan de section des branches horizontale du pubis B et ascendante de l'ischion C. Entre les deux, se voit la coupe des obturateurs externe et interne avec l'aponévrose intermédiaire du trou sous-pubien.

D. *Vessie* aplatie d'arrière en avant par l'utérus augmenté de volume.

E. Double sphincter anal et rectal.

F. *Vagin.* Il est complet et sa direction est ascendante sur la figure 2 où l'utérus est renversé en arrière. Sa paroi latérale est enlevée sur la figure 1 pour laisser voir, dans sa cavité, le doigt indicateur du chirurgien qui dirige la pointe du trocart.

G. *Rectum.* Sur la figure 2 sa paroi latérale est enlevée pour démasquer le doigt indicateur du chirurgien qui guide le trocart.

H. *Utérus.* Sur les deux figures l'organe est distendu par le liquide qui remplit sa cavité. Mais dans la figure 1 sa situation est directe, tandis que dans la figure 2 il y a rétroversion.

*Figure 1. Ponction de l'utérus par le vagin.*

(a). Main gauche du chirurgien appliquée sur l'hypogastre et qui contient l'utérus pour faciliter la ponction avec le trocart.

(b). Main droite du chirurgien armée du trocart dont la tige est dirigée dans le vagin par le doigt indicateur. L'extrémité du doigt ayant reconnu la situation du museau de tanche, c'est dans la direction de la cavité du col que doit cheminer la pointe de l'instrument.

*Figure 2. Ponction de l'utérus par le rectum.*

(a). Main droite du chirurgien armée du trocart dont la tige est dirigée dans le rectum, par le doigt indicateur. C'est par le bas-fond de l'utérus, renversé sur le rectum, qu'est pratiquée la ponction.

### FIGURES 3, 4 ET 5. INCISION DU COL UTÉRIN.

L'objet de cette opération improprement appelée *utérotomie*, est d'obtenir par une ou plusieurs incisions, la dilatation du col, pour faciliter l'extraction par le vagin, d'un polype ou d'une tumeur quelconque dans la cavité de l'utérus. L'incision du col n'est donc qu'une opération préparatoire pour la ligature ou l'excision dans les cas où l'étroitesse du col fait que la tumeur est comme enchatonnée dans la cavité de l'utérus. Trois procédés sont représentés sur la planche.

FIGURE 3. Dilatation circulaire par une série de petites incisions en étoile pratiquées avec un long bistouri droit boutonné.

FIGURE 4. Incision de dehors en dedans avec un bistouri droit garni de linge jusqu'auprès de sa pointe (*procédé de M. Dupuytren*).

FIGURE 5. Incision de dedans en dehors avec le bistouri concave, à long manche, introduit dans la cavité de l'utérus par son col.

FIGURE 6. Extraction de la tumeur avec des érignes ou des pinces, au travers du col dilaté, pour l'amener dans le vagin, et, si, on le peut, jusqu'au dehors, afin d'en pratiquer l'excision.

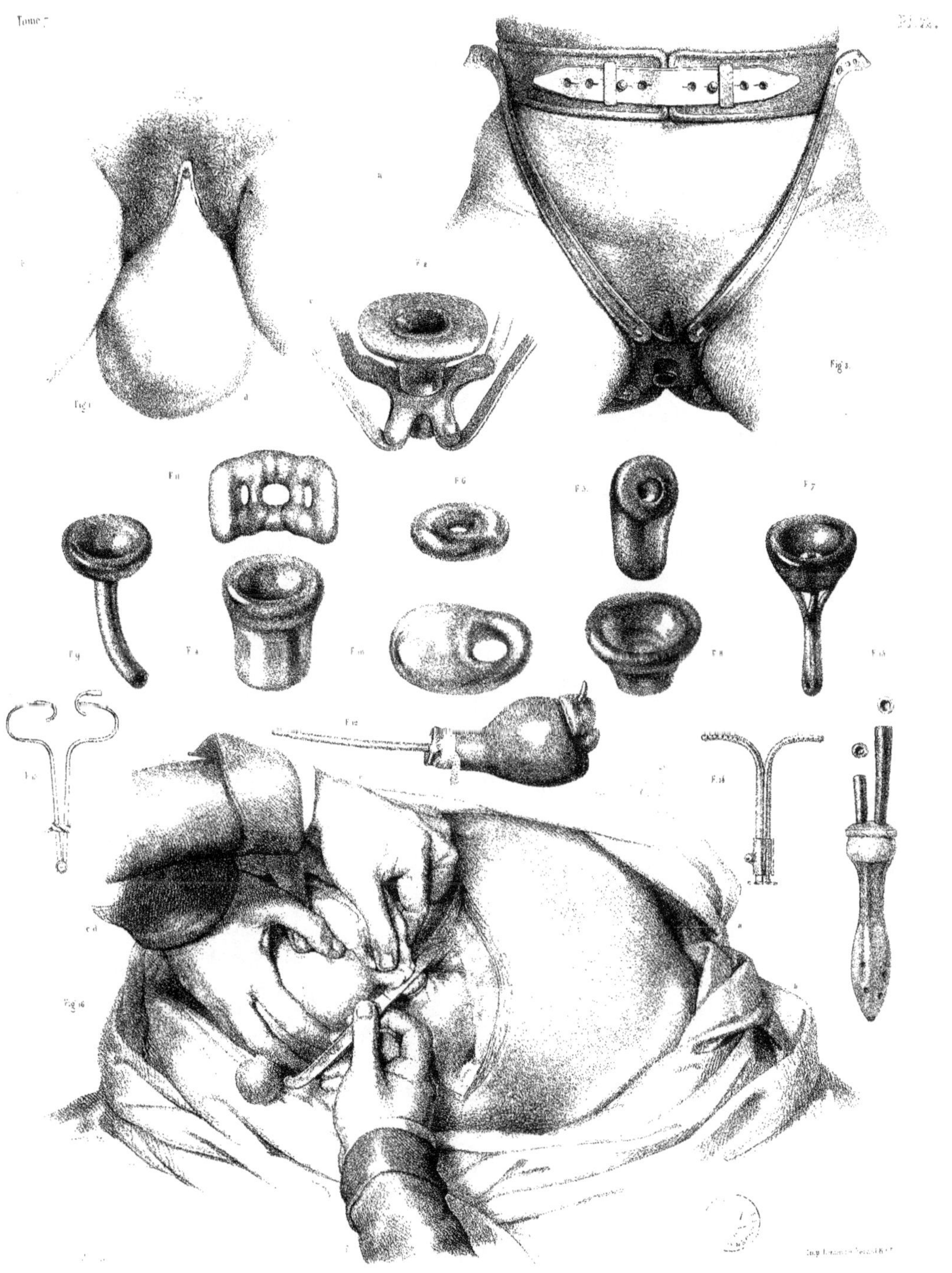

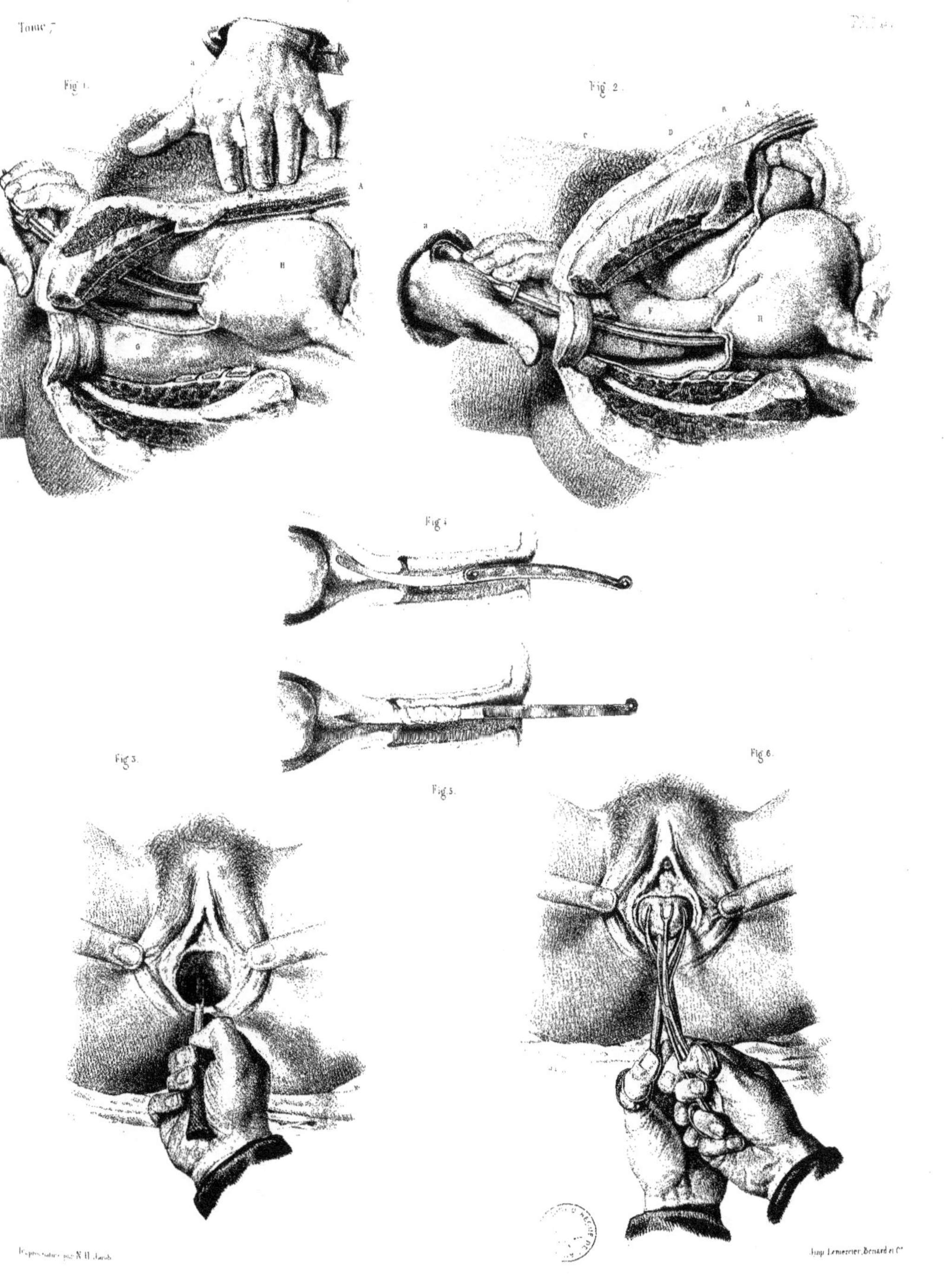


Tome 7
Fig. 1.
Fig. 2.
Fig. 4.
Fig. 3.
Fig. 5.
Fig. 6.

# TOME VII. PLANCHES 74 ET 75.

# OPÉRATIONS SUR L'UTÉRUS CANCÉREUX.

## PLANCHE 74.

### FIGURE 1. EXCISION CIRCULAIRE DU COL DE L'UTÉRUS.

Les grandes lèvres étant maintenues écartées par les doigts d'un aide (a, b), deux érignes de Museux, appliquées sur des points différens, ont permis de tirer légèrement sur le museau de tanche pour l'abaisser dans le vagin. Puis, l'une des érignes (c) étant confiée à un aide, le chirurgien qui a saisi l'autre érigne (d), de sa main gauche, s'en sert pour gouverner le lambeau circulaire qu'il taille avec les longs ciseaux courbes (e) au-delà des limites de la maladie.

### FIGURE 2. EXCISION EN CONE DU COL DE L'UTÉRUS.

Un spéculum bivalve fixe le vagin écarté. Le museau de tanche est bien saisi entre les mors de deux érignes doubles (a, b), appliquées profondément sur un point qui ne soit pas trop ramolli par le cancer. Gouvernant alternativement l'une des érignes de sa main gauche (a), tandis que l'autre (b), confiée à un aide, fixe le museau de tanche, de peur qu'il ne se détache en coupant sur la première ; avec la main droite, armée d'un bistouri à long manche (c), le chirurgien cerne toute la portion malade qu'il taille en un cône aux dépens du col, et en creusant profondément, s'il est besoin, jusque dans le corps de l'utérus. Si les tissus offrent assez de résistance, une seule érigne, autour de laquelle tourne le tranchant, est plus commode. Divers bistouris sont employés à cet usage : soit le bistouri droit (Lisfranc), le bistouri concave sur le plat, à un seul tranchant (Velpeau), ou à deux tranchans. C'est ce dernier qui est représenté en action sur la figure (b).

### FIGURE 3. LIGATURE DE L'UTÉRUS RENVERSÉ.

La ligature constitue par elle seule une opération si l'on se propose d'obtenir la chute de la matrice par mortification, et forme un temps préparatoire de l'excision, si cette méthode est préférée. Sur la figure, l'utérus et le vagin étant renversés au dehors de la vulve, et les viscères invaginés dans la poche utéro-vaginale ayant été réduits, un aide placé à genoux au-dessous de l'opérateur, contient le vagin entre le pouce et l'indicateur des deux mains (a, b), pour empêcher les viscères de redescendre. Le chirurgien qui a passé verticalement une double ligature au travers du vagin, a déjà lié la moitié droite. Au moment choisi de l'opération, il est sur le point de pratiquer la ligature de la moitié gauche dont les chefs (c, d) sont encore pendans au dehors.

### FIGURE 4. EXTIRPATION DE L'UTÉRUS RENVERSÉ.

Dans cette méthode de Langenbeck, modifiée, la portion malade de l'utérus étant incisée circulairement jusque sur le péritoine, les viscères repoussés en haut dans le sac péritonéal sont fixés par la pression des doigts de la main gauche d'un aide (a), tandis que le chirurgien, de la main gauche (b), renversant sur lui-même l'utérus (c) par sa face péritonéale, détache au fur et à mesure le péritoine avec le manche d'un scalpel (d), de manière à ne laisser que le sac viscéral qui sera réduit ultérieurement en masse avec le vagin.

## PLANCHE 75.

### EXTIRPATION DE L'UTÉRUS DANS SA POSITION.

### FIGURE 1. MÉTHODE VAGINALE. Grandeur nature (*Procédé de M. Sauter*).

L'utérus étant abaissé par une érigne (a) confiée à un aide, le chirurgien avec une pince (b) et un bistouri convexe (c) de longueur convenable, sépare du vagin l'utérus qui sera renversé en bas et en avant pour l'extraire.

### FIGURE 2. MÉTHODE VAGINALE. Grandeur nature (*Procédé de M. Dubled*).

L'utérus abaissé a été séparé circulairement du vagin. La ligature du tiers inférieur du ligament large, qui renferme les vaisseaux, a été pratiquée du côté droit, puis la section en a été faite sur l'organe (a). La fourchette a été incisée jusqu'au devant de l'anus (b) pour faciliter l'extraction. Au moment choisi de l'opération, l'utérus amené au dehors est saisi entre les doigts de la main gauche du chirurgien. En avant est le museau de tanche avec le plan de section circulaire du vagin (c). De la main droite le chirurgien est occupé à pratiquer avec une aiguille à manche de Græfe ou de Deschamps (d) la ligature du ligament large du côté gauche.

### FIGURE 3. MÉTHODE HYPOGASTRIQUE. Demi-nature (*Procédé de M. Langenbeck*).

Une incision (a) ayant été pratiquée sur la ligne blanche, un aide, de ses deux mains (b, c) écarte la plaie et contient les intestins et le péritoine pariétal. Le chirurgien soulevant l'utérus a lié, puis coupé sur le corps du viscère, les ligamens larges (d). Au moment choisi de l'opération, il élève l'utérus de la main gauche (e) tandis que la main droite (f), armée d'un bistouri convexe, pratique au-dessous la section du vagin.

Fig 1

Fig 2

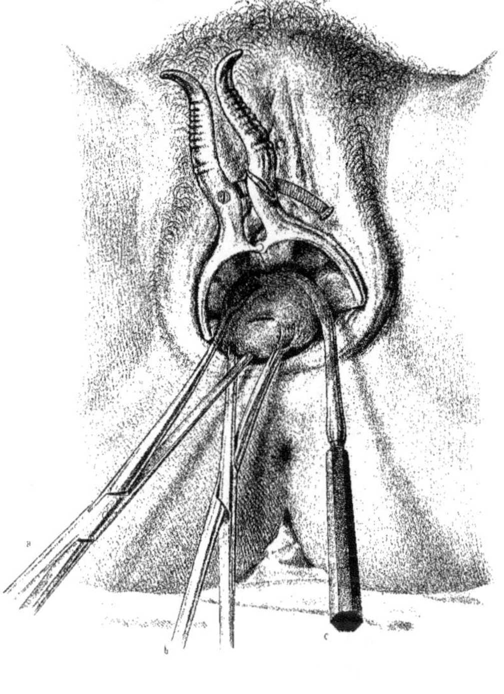

Fig 4

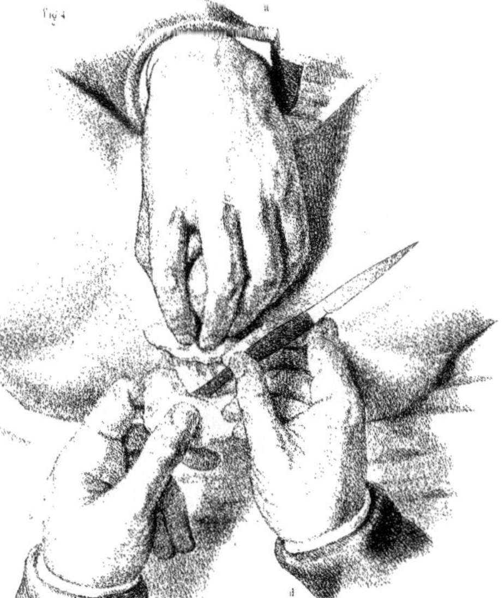

Fig 5

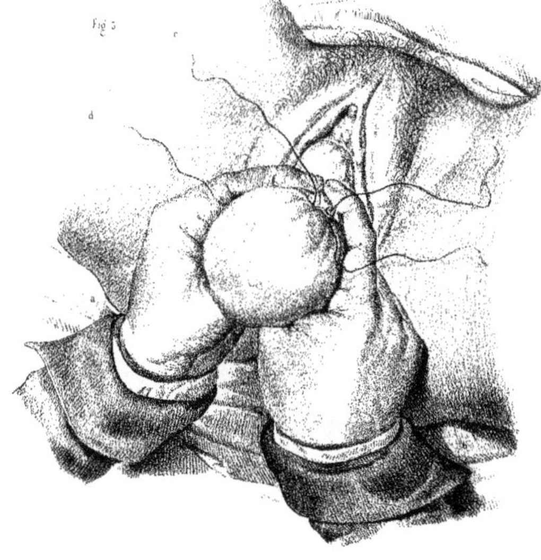

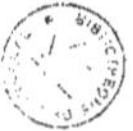

Tome
Fig 1 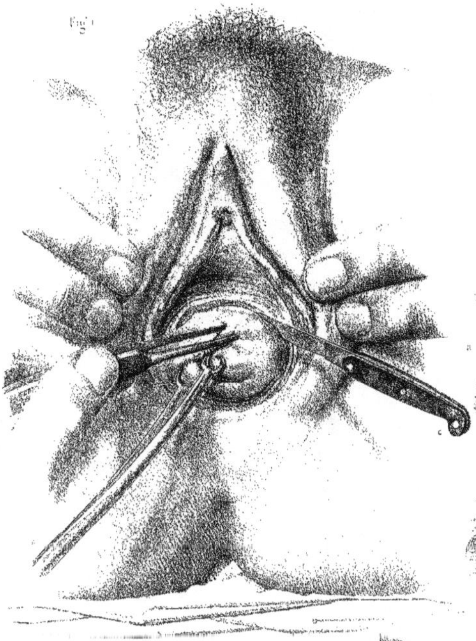
Fig 2 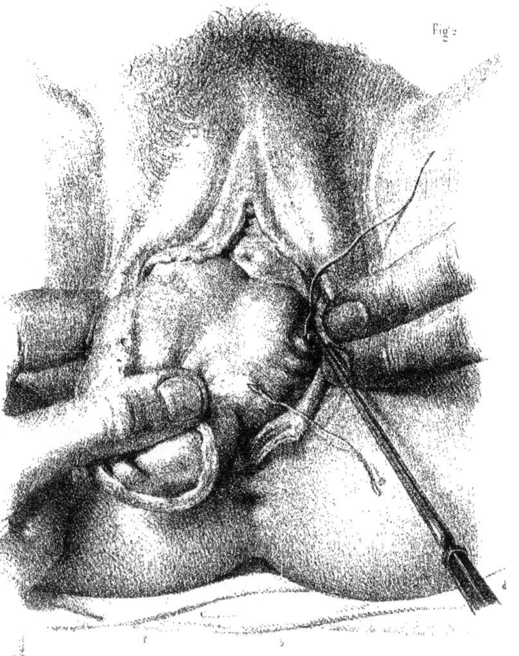 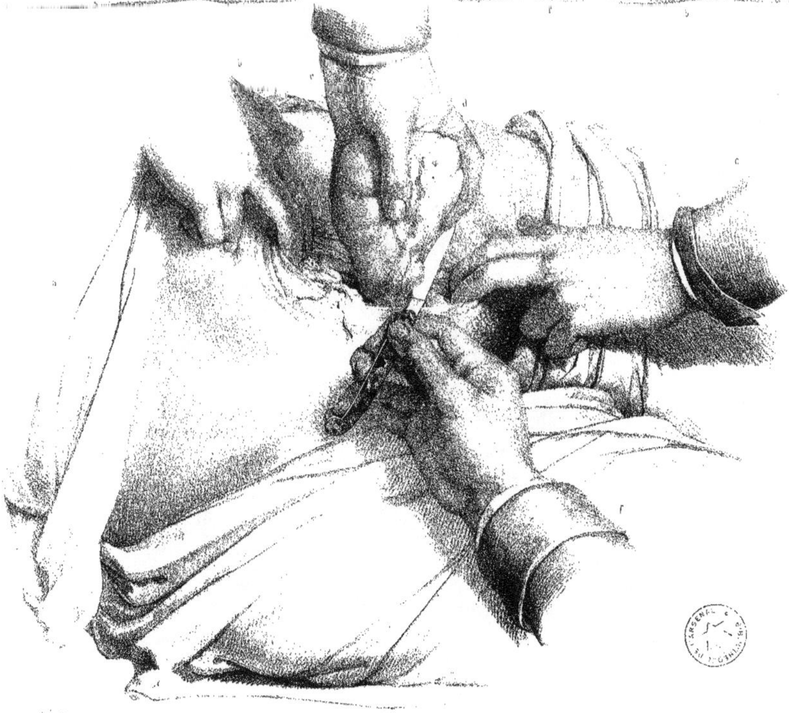
Fig 3
Imp Lemercier, Benard & C.

# INSTRUMENS DES OPÉRATIONS QUI SE PRATIQUENT SUR LES ORGANES GÉNITAUX DE LA FEMME.

### DEMI-DIMENSIONS.

1° FISTULES DU VAGIN ( RECTALES ET VÉSICALES ).

1. Gouttière exploratrice à manche (Spéculum univalve).

**A. INSTRUMENS DE CAUTÉRISATION.**

2. Porte-caustique que l'on charge avec un crayon de nitrate d'argent ou de potasse caustique. Il est plus particulièrement destiné aux cautérisations du col de l'utérus.
3, 4. Porte-caustique de M. Leroy-d'Etiolles pour cautériser et enflammer les bords des fistules. Le caustique est reçu dans les plaques creuses.
5, 6, 7. Cautère de diverses formes pour aviver les lèvres des fistules (Leroy-d'Etiolles).
8. Gouttière protectrice du même auteur. Elle est percée de trous à son extrémité pour laisser passer le sommet du cautère et limiter l'étendue sur laquelle il doit porter son action.
9. Gouttière en ivoire du même avec un arc métallique mobile qui, étant élevé, facilite le rapprochement, puis l'adhésion des bords enflammés de la fistule.

**B. INSTRUMENS D'AVIVEMENT.**

10, 11, 12. (Même auteur). Pince (10) et griffes (11, 12) destinées à aviver et rapprocher les bords de la fistule.
13. (Du même). Spéculum bivalve employé pour aviver la membrane muqueuse sur les bords des fistules. Un pignon d'engrenage (a) fait saisir la membrane par une griffe, et une lame poussée par le bouton (b) l'excise.
14. Autre griffe dont les branches (a, b) glissent à coulisse. Entre elles est une tige porte-caustique (c).
15 et 15 bis (M. Leroy-d'Etiolles). 15. Pince pour les fistules longitudinales, et 15 bis, lame tranchante qui glisse dans une rainure de la pince pour pratiquer l'excision.
16, 17, 18. Divers petits bistouris pour l'excision des bords des fistules.
19 et 19 bis. Ciseaux de M. Gaglioso pour exciser les bords des fistules transversales.
20. Pince de M. Fabri dont une branche (a) garnie avec une petite plaque en bois, est introduite ou dans le rectum ou dans la vessie et dont l'autre, bifurquée, appliquant sur la première les bords de la fistule, permet d'en pratiquer l'avivement.

**C. INSTRUMENS POUR LA SUTURE.**

21. Porte-aiguille de M. Fauraytier. Cet instrument dont la pointe (a) s'enlève, après la piqûre, agit comme une alène.
22. Aiguille du même auteur. En faisant glisser le bouton (a) qui gouverne la tige centrale, on fait engager la pointe de l'aiguille (b) entre les mors élastiques de la tige bifurquée (c) où cette pointe, qui porte le fil, se dégage de sa tige conductrice. On va la saisir ensuite avec des pinces.
Ces deux instrumens de M. Fauraytier sont très commodes. Ils s'appliquent avec le même avantage pour la staphyloraphie et, en général, pour toutes les sutures du tissus membraneux dans des cavités.
23. Aiguille de M. Deyber.
24 et 24 bis. Aiguille de M. Leroy-d'Etiolles. En agissant sur le bouton (a) l'extrémité de l'aiguille (b) engrenée dans la tige en (c), parcourt sa courbure dans les membranes, de 24 en 24 bis.

25. Autre aiguille de M. Leroy-d'Etiolles, imitée de celle de M. De Pierris et plus particulièrement employée par l'auteur pour faire traverser par une ligature une petite tumeur du vagin ou du rectum : polype, fongosité, tumeur hémorrhoïdale, etc.

**D. INSTRUMENS POUR RAPPROCHER LES BORDS SANS SUTURE.**

27. Canule érigne de M. Lallemand pour les fistules transversales. Une canule (a) est passée dans la vessie ; la plaque (b) s'applique par un ressort sur le méat urinaire. Les deux boutons (c, d) font sortir les érignes (e, f) qui rapprochent les bords de la fistule. Une autre pince du même auteur n'offre que deux crochets agissant seulement sur la lèvre postérieure de la fistule.
28. Instrument semblable de M. Leroy-d'Etiolles, mais dont le mode d'action est différent. Étant porté par le vagin, la convexité (a) soulève la paroi pour en faire accoler les bords préalablement enflammés, de manière à former une cicatrice autour de la canule que l'on retire ensuite, et on termine en cautérisant l'orifice de son trajet. Le bouton (a) fait également sortir les crochets (b).
29. Sonde du même auteur qui sert à maintenir les fils pour son procédé d'anaplastie (Pl. 76).

2° OPÉRATION SUR L'UTÉRUS.

30. Spéculum bivalve avec une plaque, mue par une charnière, pour incliner à volonté le museau de tanche (M. Leroy-d'Etiolles).
31 et 31 bis. Autre spéculum du même auteur dont une branche (a) à glissement est destinée au même usage.

**E. INSTRUMENS DE LIGATURE DES POLYPES. 32 à 39.**

32. Pince porte-fil de Levret. — 33. Double canule de Levret. — 34. Pince porte-fil de Desault. — 35, 36, 37. Diverses canules porte-nœud. — 38. Pince porte-nœud. — 39. Serre-nœud de Dupuytren.

**F. INSTRUMENS DE PRÉHENSION.**

40 et 40 bis. Ephelcomètre de MM. Guillon et Colombat. C'est un instrument abaisseur de l'utérus. Introduit fermé par le col, il se dilate dans la cavité de la matrice (40 bis) et permet de l'attirer en bas, mais nécessairement en causant des meurtrissures qui en font blâmer l'usage.
41, 42, 43. Pinces à polype.
44, 45. Erignes.
46, 47 et 47 bis. Erignes doubles de Museux droites et courbes.

**G. INSTRUMENS DE SECTION.**

48. Bistouri à gaîne de M. Récamier, pour la ponction des abcès des ligamens larges par le vagin.
49 à 52. Bistouris à excision du col. — 49. Droit. — 50. Concave. — 51. Contourné sur le plat. — 52. Concave sur le plat à deux tranchans.
53. Sécateur imité de celui de Richerand.
54, 55. Ciseaux à excision droit et courbe.

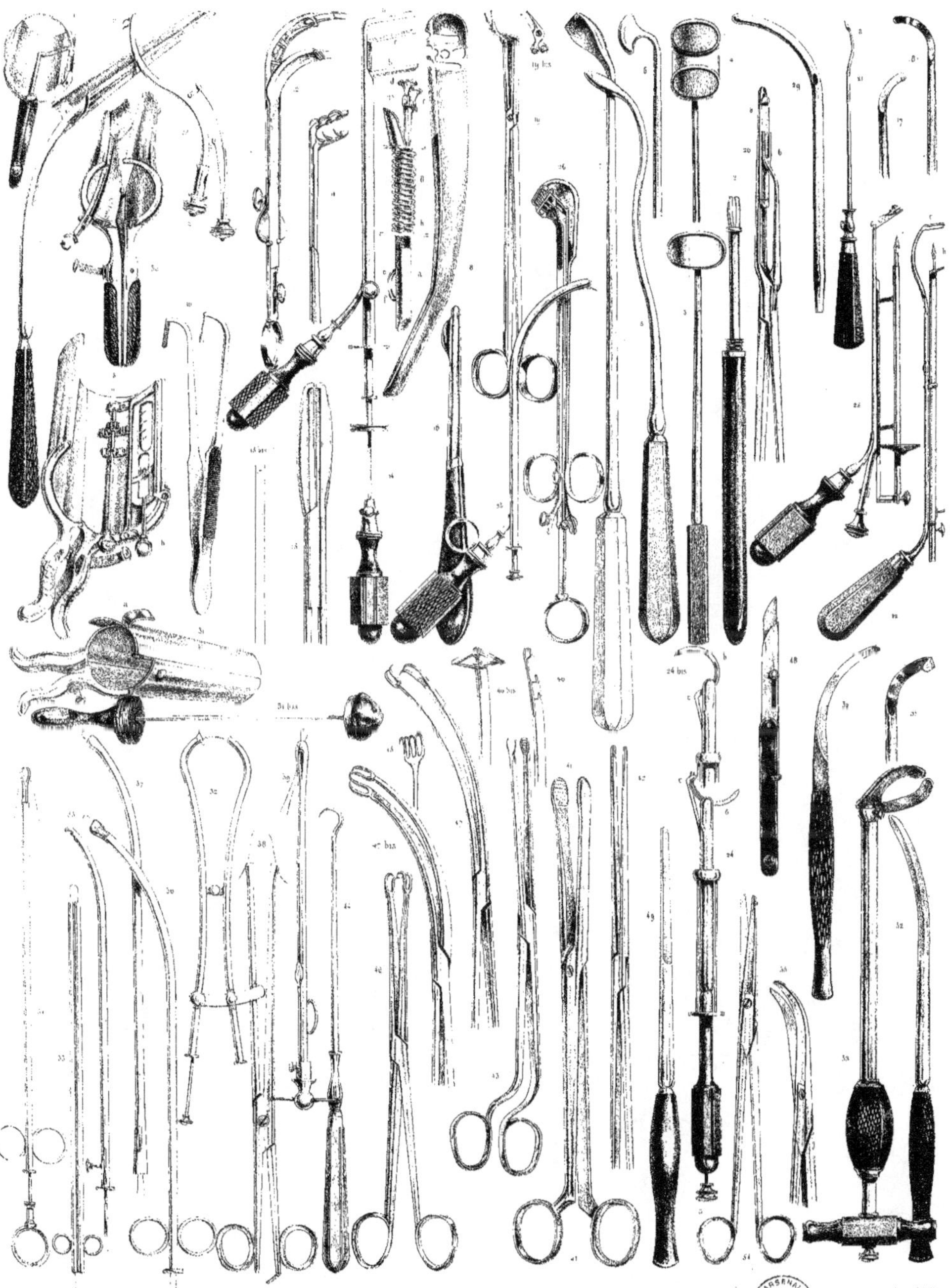

# OPÉRATION CÉSARIENNE.

# SYMPHYSÉOTOMIE.

## DEMI-NATURE.

### FIGURE 1. OPÉRATION CÉSARIENNE MÉDIANE.

L'incision, pour cette figure, occupe la ligne blanche, du dessous de l'ombilic au-dessus du pubis. La paroi abdominale aponévrotique, puis le péritoine, étant divisés, le chirurgien a ouvert l'utérus, pour aller saisir le fœtus, dont la tête est ici la première amenée au dehors.

A. Section des aponévroses de l'abdomen.

B. Section de l'utérus.

C. Membranes d'enveloppe déchirées et flottantes dans la plaie.

D. Main gauche du chirurgien qui écarte la lèvre droite de la plaie pour faciliter la sortie du fœtus.

E. Main droite du chirurgien qui a été saisir la tête du fœtus et l'amène au dehors.

### FIGURE 2. OPÉRATION CÉSARIENNE LATÉRALE.

La section des chairs, pour cette figure, est latérale du côté droit et correspond au cas d'inclinaison de l'utérus dans le même sens. Elle s'étend obliquement du niveau de l'ombilic, en dehors de l'arcade crurale, en longeant le bord externe du muscle sterno-pubien, de manière à tomber à distance moyenne, entre l'artère épigastrique et les branches abdominales

ascendantes de la circonflexe iliaque. En bas, elle doit rester en dehors et au-dessus de l'anneau crural, pour ne pas risquer de léser les vaisseaux fémoraux et les origines des vaisseaux épigastriques et circonflexes iliaques.

A. Section de la paroi abdominale.

B. Section de la paroi de l'utérus.

C. Main d'un aide qui soulève la paroi abdominale.

D. Main droite du chirurgien qui tient les membres abdominaux du fœtus, son extraction étant supposée se faire par les pieds.

E. Main droite du chirurgien, glissée dans l'utérus et remontant sur le dos du fœtus. L'accord des deux mains, a pour objet de rappeler la tête par un mouvement courbe de bas en haut, de gauche à droite, et d'avant en arrière, en sens rétrograde de la ligne suivant laquelle la tête s'est engagée dans le détroit supérieur du bassin.

### FIGURE 3. SYMPHYSÉOTOMIE.

Cette opération est représentée par le procédé ordinaire, c'est-à-dire, la section médiane verticale des téguments du pénil. L'incision du plan dermo-adipeux et celle du cartilage de la symphyse sont terminées.

De A en A, trajet ponctué de l'incision sus-pubienne par le procédé de Physick.

Tome
Pl. 77.
Fig 1. 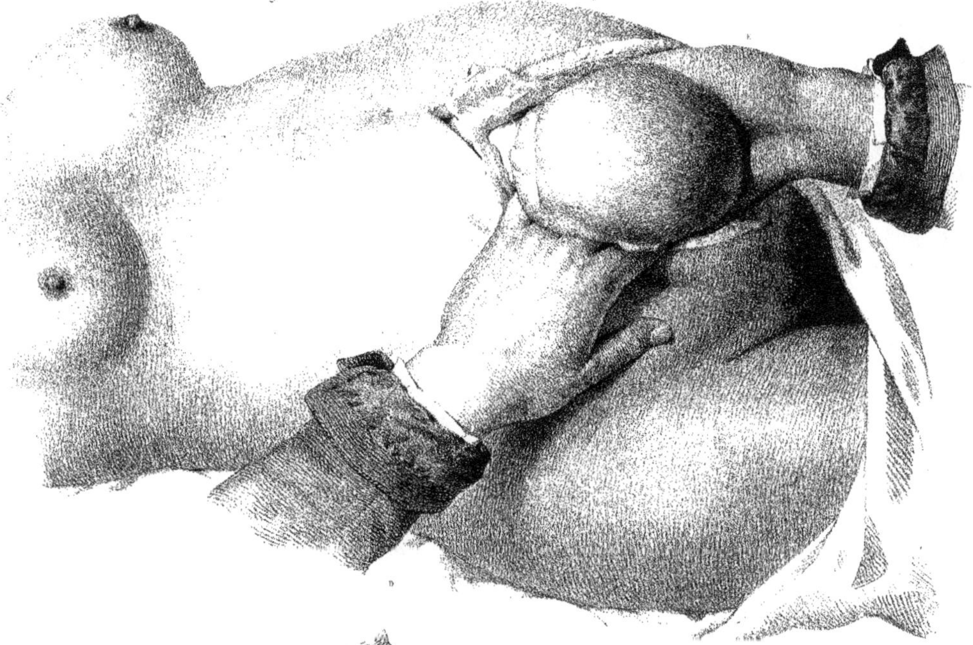 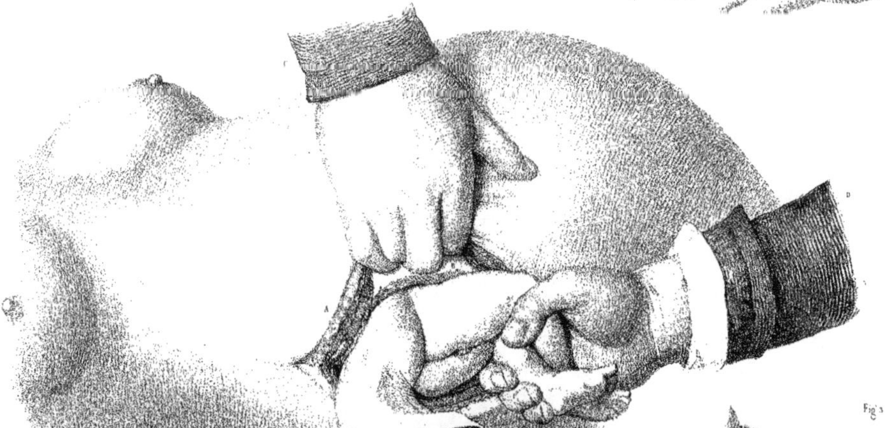
Fig 2. 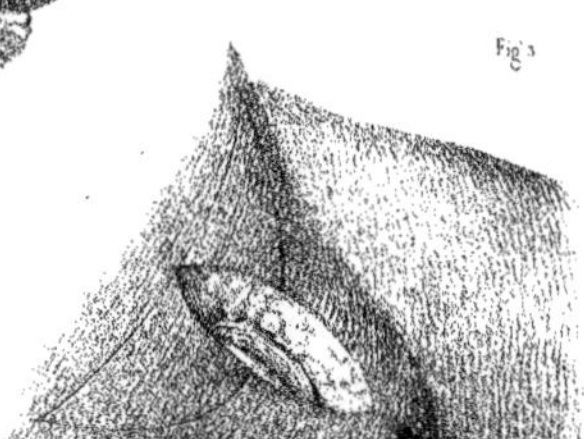
Fig 3.

# TOME VII. PLANCHE A.

# GÉNÉRALITÉS DES OPÉRATIONS DU STRABISME.

ANATOMIE OPÉRATOIRE, fig. 1, 2, 3, 4.

FIGURE 1. Muscles de l'œil dépourvus de leurs enveloppes, et vus par le plan externe, sur une section de l'orbite au profil. (a) Droit supérieur; (b) droit inférieur; (c) droit externe; (d) petit oblique; (e) épanouissement du tendon du grand oblique.

FIGURE 2. Appareil musculaire des deux yeux vu par le plan supérieur, le plancher orbitaire étant enlevé. Les muscles sont indiqués par les mêmes signes que dans la figure 1; des deux côtés, le droit supérieur est coupé pour laisser à découvert le globe de l'œil. Du côté droit la sclérotique est à nu et la glande lacrymale (f) est laissée en position sur la face externe et supérieure de l'œil. Du côté gauche, on a laissé la membrane fibro-celluleuse, enveloppe de la sclérotique, décrite par M. Bonnet, de Lyon.

FIGURES 3 et 4. *Enveloppes de glissement des muscles de l'œil et du globe oculaire.* Ces deux figures sont imitées, plutôt que précisément copiées, de deux autres dont nous devons la communication à l'obligeance de M. Guérin, et nécessitent de notre part une explication. Depuis l'impression de notre texte où il est fait mention de la membrane dermo-musculaire de M. Bonnet, de Lyon, nous avons reçu une réclamation de M. J. Guérin, sur ses droits dans cette découverte : d'après des lettres autographes qu'il nous a montrées (4 et 8 février 1841), M. Pétrequin, de Lyon, aurait fait part à M. Bonnet de ce qu'il aurait entendu professer à M. Guérin, dans ses conférences, sur les enveloppes des muscles de l'œil, et M. Bonnet, dans sa lettre, reconnaît avec sa probité ordinaire, cette prétention rivale, mais avec les distinctions qui signalent les deux modes de description.

Nous préférons, quant à nous, comme beaucoup plus complète, la description de M. J. Guérin, qui n'est, comme on peut s'en assurer, qu'une application spéciale de la théorie anatomique des enveloppes de glissement que nous avons formulée dans l'aponévrologie (tome 2), et plus spécialement encore dans l'anatomie chirurgicale (tome 6) où nous l'avons suivie et décrite pour les divers groupes musculaires dans toute l'étendue de l'appareil locomoteur; mais non point pourtant, par une omission spéciale, dans le petit groupe isolé, moteur de l'œil, ce qui n'exclut pas la découverte de détail de MM. Bonnet et Guérin, tout en confirmant par le résultat même de leurs recherches sur ce point spécial, la théorie générale que nous avons posée.

*Figure 3.* Aspect de l'œil, au profil, comme sur *la figure 1* : les muscles étant représentés avec leurs enveloppes coupées sur le plan moyen. (a et b) Muscles droits externe et interne; le feuillet supérieur de l'enveloppe de glissement se confond en avant avec le fascia sclérotical, qui est, en ce point, sous-conjonctival; le feuillet inférieur se joint d'abord en arrière du globe oculaire avec le fascia sclérotical, et s'y continue ensuite sous la conjonctive. La section du tendon médian du droit externe (c) montre cette double disposition commune aux quatre muscles droits; (d) plan de section du petit oblique dans sa gaine spéciale; (g) muscle releveur de la paupière supérieure. Son feuillet supérieur d'enveloppe communique d'abord par une attache fibreuse avec le périoste de l'arcade sous-orbitaire, et son feuillet inférieur avec le fascia conjonctival; puis les deux feuillets se prolongent en avant sur l'une et l'autre face du cartilage tarse de la paupière supérieure (i).

*Figure 4. Fascia sclérotical antérieur ou sous-conjonctival.* Cette vue est empruntée au dessin de M. Guérin, mais que nous avons modifié d'après nos dissections. Détaché circulairement du contour de la cornée, ce fascia très extensible, est écarté partout en dehors de manière que sa petite circonférence cornéale forme une vaste circonférence érignée au contour du globe de l'œil. Selon nous, ce fascia forme deux feuillets continus avec les gaines d'enveloppe des muscles droits, et adhèrent l'un à l'autre par de nombreux prolongemens du tissus cellulaire séreux. Parvenu au point d'implantation des tendons des muscles droits sur la sclérotique, on voit les feuillets se continuer avec leurs gaines; tandis qu'entre les tendons, le feuillet profond adhère par de nombreux filamens lamellaires à la sclérotique.

FIGURES 5, 6, 7, 8, 9, 10, 11. DIVERS TYPES DE STRABISME.

FIGURES 5, 6. *Strabisme simple convergent en bas.* Premier malade opéré par M. Baudens en novembre 1840. — *Figure 5.* État du regard avant l'opération. — *Figure 6.* État actuel du malade, dessiné le 11 novembre 1841.

FIGURE 7. Double strabisme convergent dessiné d'après M. Z. non opéré.

FIGURE 8. Strabisme convergent supérieur, dessin communiqué par M. Amussat.

FIGURE 9. Strabisme simple divergent, dessiné d'après Madame D....

FIGURE 10. Strabisme double divergent, fixe, sur une négresse, dessin communiqué par M. Amussat. Le même fait a été rencontré une fois par M. Baudens.

FIGURE 11. Strabisme horrible communiqué par M. Baudens.

ANATOMIE PATHOLOGIQUE DU STRABISME OPÉRATOIRE.

FIGURES 12 et 13. *Figure 12.* Œil strabique non opéré, où le droit interne (a) étant rétracté, le droit supérieur (b) plus court et concave dans le même sens, concourt aussi à la rétraction.

*Figure 13.* Dissection, à l'autopsie, d'un œil strabique opéré quelques semaines auparavant. (a) Lieu de la section, sur la sclérotique, du tendon du droit externe; (b) extrémité divisée du muscle reporté en arrière; (c) adhérence fibro-celluleuse à la sclérotique qui se prolonge en bas par un pinceau délié.

Ces deux faits, observés par M. Bouvier, sont rapportés dans le texte. Le second est l'exacte répétition de celui de MM. Hewet et Babington.

FIGURES 14, 15 et 16. Expériences de M. Amussat sur le cheval et le mouton. Les figures ont été copiées sur les dessins originaux qui nous ont été obligeamment prêtés par l'auteur. *Figure 14.* (a) Cicatrice fibro-celluleuse du muscle droit externe coupé sur le cheval. *Figure 15.* (b) Cicatrice, après une section incomplète, sur un mouton. *Figure 16.* (c) Cicatrice, après une section complète, sur le même animal. Ces trois faits de vivisection donnent le même résultat que l'opération sur l'homme.

FIGURES 17 et 18. THÉORIE DU STRABISME ET DE LA DIPLOPIE.

FIGURE 17. Théorie du strabisme, citée par M. Dufresse-Chassaigne.» Supposez qu'on veuille regarder l'objet O avec les yeux A et B; lorsqu'ils sont droits, ils vont juste converger avec l'objet o, et l'on n'en a qu'une perception simple. Mais si l'œil A converge un peu en dedans, tandis que l'autre garde sa position normale, son axe suivra la direction AB, coupera l'axe de l'œil B en C, et aura une perception confuse de l'objet O, bien qu'il ne tombe pas dessus, parce que le champ de la vision s'étend dans un certain rayon. Lorsque le strabisme augmentera, et que l'axe de l'œil (A) se portera en b' b", etc., il coupera l'axe de l'œil B en c' c", et n'aura plus qu'une perception de l'objet O, de plus en plus faible jusqu'à ce que, complétement situé hors des limites dans lesquelles l'œil A peut le percevoir il ne soit plus du tout visible pour lui. »

Extrait de M. Dufresse-Chassaigne, Traité du Strabisme et du Bégaiement, page 14.

FIGURE 18. Théorie de la diplopie, donnée par N. J. Muller.

Les axes se rencontrent sur a quand on cherche à les voir; si on veut voir d, les axes s'allongent (l'accommodation) sur d, et a est vu double parce que a se dessine pour l'œil A en b et pour l'œil B en c. Ces images doubles de l'objet a, sont très vagues et très indistinctement dessinées, de sorte que, en regardant le point d, on voit double le point a. Le point a est vu vaguement par le côté droit d'une rétine, et par le côté gauche de l'autre. « (Extrait de M. Phillips. Ténotomie sous-cutanée, page 310.)

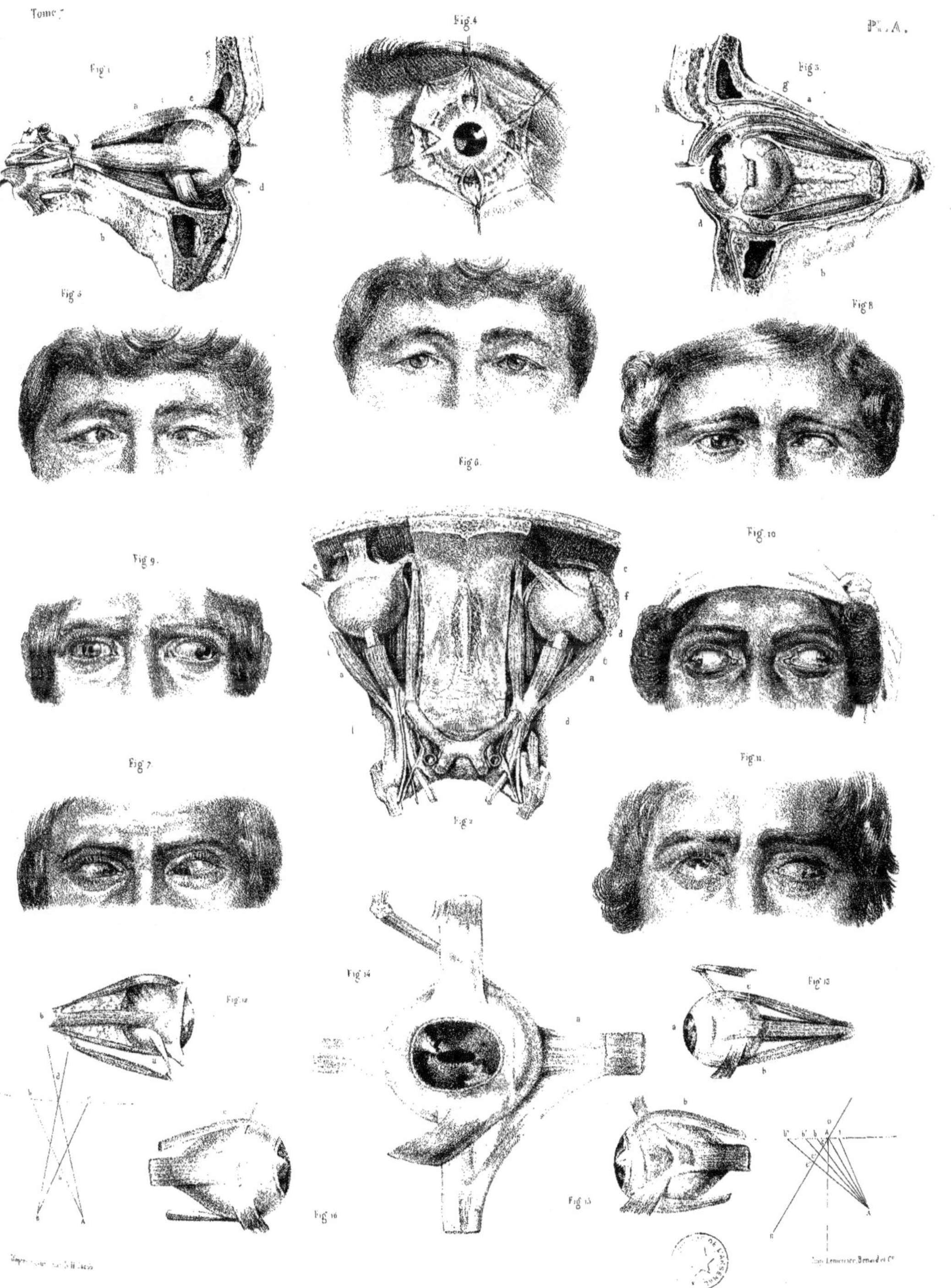


Fig. 1
Fig. 4
Fig. 3
Fig. 5
Fig. 6
Fig. 8
Fig. 9
Fig. 10
Fig. 2
Fig. 7
Fig. 11
Fig. 12
Fig. 14
Fig. 13
Fig. 16
Fig. 15
Pl. A.

# TOME VII. PLANCHES B, C, D, E.

## OPÉRATIONS DU STRABISME.

### PLANCHE B.

FIGURE 1. Procédé de m. Dieffenbach (*deuxième temps*).

Un aide, placé debout derrière le malade, tient de sa main gauche (a) l'élévateur de Pellier, et de sa main droite (b) l'érigne qui fixe le globe de l'œil. Un autre aide, d'une main (c), tient le crochet abaisseur de la paupière inférieure, et de l'autre (d) maintient fermé l'œil sain. L'opérateur tient de sa main gauche (e) le crochet mousse passé sous le muscle et opère la section avec des ciseaux (f).

FIGURES 2, 3. Procédé de M. C. Phillips.
*Figure* 2. Premier temps : application des deux érignes. *Figure* 3. Second temps : passage du crochet mousse sous le muscle pour en opérer la section avec des ciseaux.

FIGURES 4, 5, 6, 7. Procédé de M. Velpeau.

*Figure 4.* Strabisme convergent : les paupières étant écartées avec le blépharectome (figure 6), et le pli transversal de la conjonctive et du fascia formé par deux pinces à griffes (figure 7), dont l'une (a) est tenue par un aide et l'autre par la main gauche de l'opérateur : celui-ci de sa main droite (c), opère d'un seul coup la section avec des ciseaux. — *Figure* 5. Strabisme divergent opéré de la même manière.

### PLANCHE C.

FIGURES 1, 2, 3, 4, 5. Procédé de M. Baudens.
*Figure* 1. L'élévateur de Pellier est tenu par la main gauche (a) de l'aide placé en arrière, dont la main gauche (b) maintient fermé l'œil sain : un autre aide tient le crochet abaisseur de la paupière inférieure (c). De sa main gauche (d), le chirurgien tient l'érigne simple qui fixe le tendon du muscle ; tandis qu'avec sa main droite (e) il incise, avec le myotome courbe, la conjonctive, son fascia et le muscle lui-même.
*Figure* 2. Excision du petit lambeau fibro-muqueux après la section du tendon.
*Figure* 3. Crochet abaisseur de la paupière inférieure de M. Baudens.
*Figure* 4. Érigne double.
*Figure* 5. Crochet mousse myotome : à l'autre extrémité est une pince porte-éponge.

FIGURE 6. Procédé de M. Lucas. Section de la conjonctive et du fascia avec le myotome.

FIGURE 7. Procédé de M. Liston. (aa) Doigts d'un aide qui maintiennent soulevée la paupière supérieure. — (b) Pince fermante abandonnée à son poids , qui doit maintenir abaissée la paupière inférieure. — (c) Érigne double tenue par l'opérateur, et qui sert à gouverner l'œil. — (d) Ciseaux qui opèrent la section.

FIGURES 8, 9. Procédé de M. Sichel.
*Figure* 8. Section de la conjonctive et du fascia avec l'érigne et les ciseaux. — *Figure* 9. Section du muscle avec les ciseaux sur le crochet mousse.

FIGURE 10. *Rétracteur des paupières de M. Charrière.*

### PLANCHE D.

FIGURES 1 et 2. Procédé de M. Amussat.
(a, b) Mains d'un aide dont l'une tient le crochet élévateur et l'autre (b) la pince à griffes qui fait opposition à celle du chirurgien. — (c) Main d'un autre aide qui tient le crochet abaisseur. — (d) Pince à griffe fermante tenue de la main gauche du chirurgien et qui s'harmonise avec celle de l'aide (b) pour former le pli vertical de la conjonctive et du fascia. — (d) Ciseaux tenus de la main droite qui incise perpendiculairement le pli soulevé.
*Figure* 2. (d) Crochet double à écartement qui va saisir, sous la conjonctive et le fascia, le muscle, pour le faire sortir par la plaie où la section s'en opère avec les ciseaux (e).

FIGURE 3. Section du droit supérieur.

FIGURES 4 et 5. Section du petit oblique, Procédé de M. Bonnet.
*Figure* 4. La main gauche s'appuyant sur le front ; de la main droite, le chirurgien amène sous la peau le muscle repoussé avec le myotome, pour en faire la section.
*Figure* 5. Vue anatomique de la section du petit oblique, en tournant le tranchant sur le bord lacrymal de l'orbite ; la paupière inférieure est disséquée pour montrer les parties à découvert.

FIGURE 6. Section du petit oblique par le procédé de M. Baudens. Le muscle, amené au dehors avec une érigne (a), est coupé, près de son insertion maxillaire , avec le myotome courbe.
*Figure* 7. Section avec des ciseaux sur le crochet mousse, dit procédé ordinaire.

FIGURE 8. Section du grand oblique, Procédé de M. Gairal.

FIGURE 9 et 10. Autoplastie de l'angle interne de l'œil pour remédier à l'exophthalmie ou agrandissement de l'ouverture palpébrale, consécutive à la section de plusieurs muscles. *Procédé de M. Baudens.*
*Figure* 9. Excision d'un petit lambeau cutané au pourtour de l'angle interne de l'œil. — *Figure* 10. Affrontement, par deux points de suture, des deux bords de l'angle interne ; de manière à ramener, comme une bride, la paupière inférieure auparavant tombante.

### PLANCHE E.

MÉTHODE SOUS-CONJONCTIVALE DE M. J. GUERIN.

FIGURES 1, 2, 3, 4. Premier procédé par ponction de la conjonctive.
(a) Main gauche d'un aide armée du refouleur qui maintient la paupière supérieure. — (b) Main droite du même aide qui soulève la conjonctive avec l'érigne courbe. — (c) Refouleur de la paupière inférieure, tenu par un autre aide. — (d) Main gauche du chirurgien armée de la seconde érigne. — (e) Main droite occupée à ponctionner la conjonctive et le fascia avec la petite spatule tranchante (figure 8).
*Figure* 2. Introduction du myotome coudé (figure 9).
*Figure* 3. Vue anatomique de la section avec le myotome coudé.

FIGURES 4 et 5. Deuxième procédé , par section avec des ciseaux, plus simple, mais moins parfait que le premier.

*Figure* 4. Section avec des ciseaux , de la conjonctive (a) soulevée par des érignes, dont l'une (b) est tenue par l'opérateur et l'autre (c) par un aide.
*Figure* 5. Section du muscle avec les ciseaux entre les deux érignes (b, c). Le lambeau formé par le fascia et la conjonctive doit être rabattu après la section pratiquée.

FIGURES 6, 7. Opération secondaire en cas d'immobilité de l'œil du côté opéré, avec strabisme inverse consécutif.
*Figure* 6. La conjonctive et le fascia étant disséqués, puis écartés avec une érigne (a), et une anse de fil (b) passée au-delà de la cornée, attirant l'œil en dedans avec des pinces (c), l'opérateur va chercher l'extrémité divisée du muscle, pour l'amener au dehors et la faire cicatriser plus en avant : l'anse de fil, qui rappelle l'œil en dedans, est laissée à demeure pendant plusieurs jours et fixée sur le dos du nez par une petite bandelette de diachylum, comme il est indiqué (*Figure* 7).

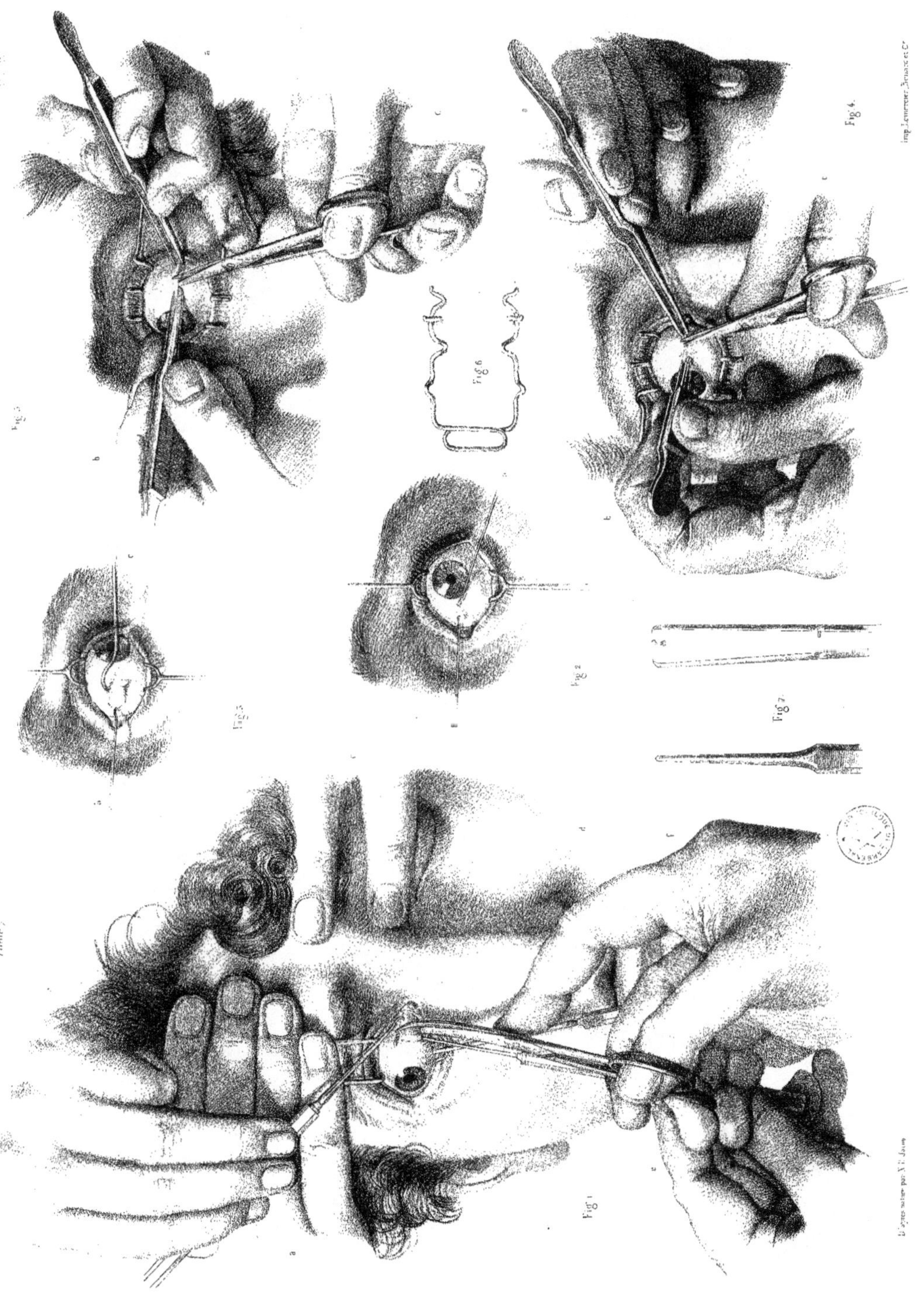

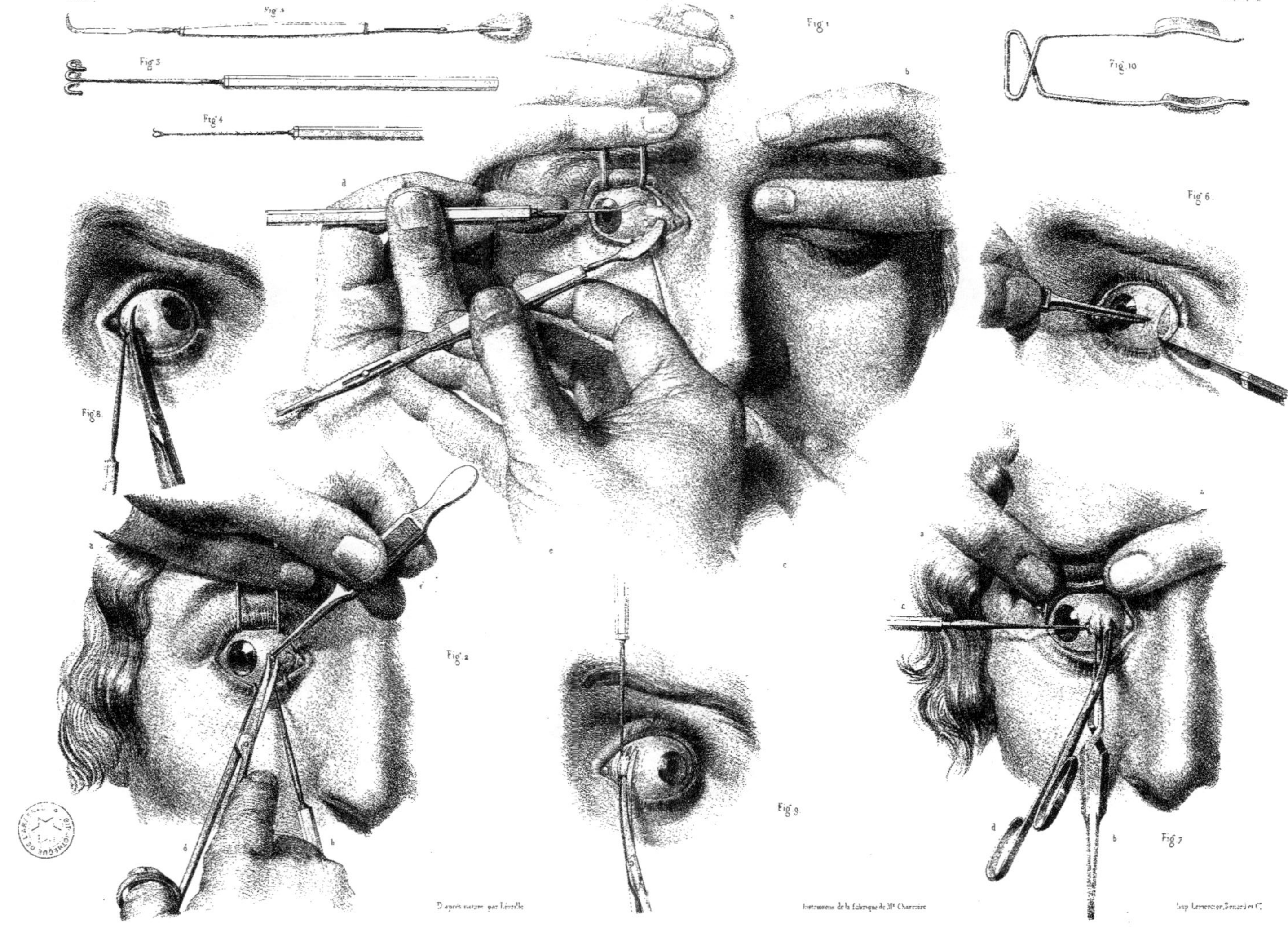

Fig 1
Fig 2
Fig 3
Fig 4
Fig 5
Fig 6
Fig 7
Fig 8
Fig 9
Fig 10
D'après nature par Léveillé
Instruments de la fabrique de Mr Charrière
Imp Lemercier, Bénard et Cie

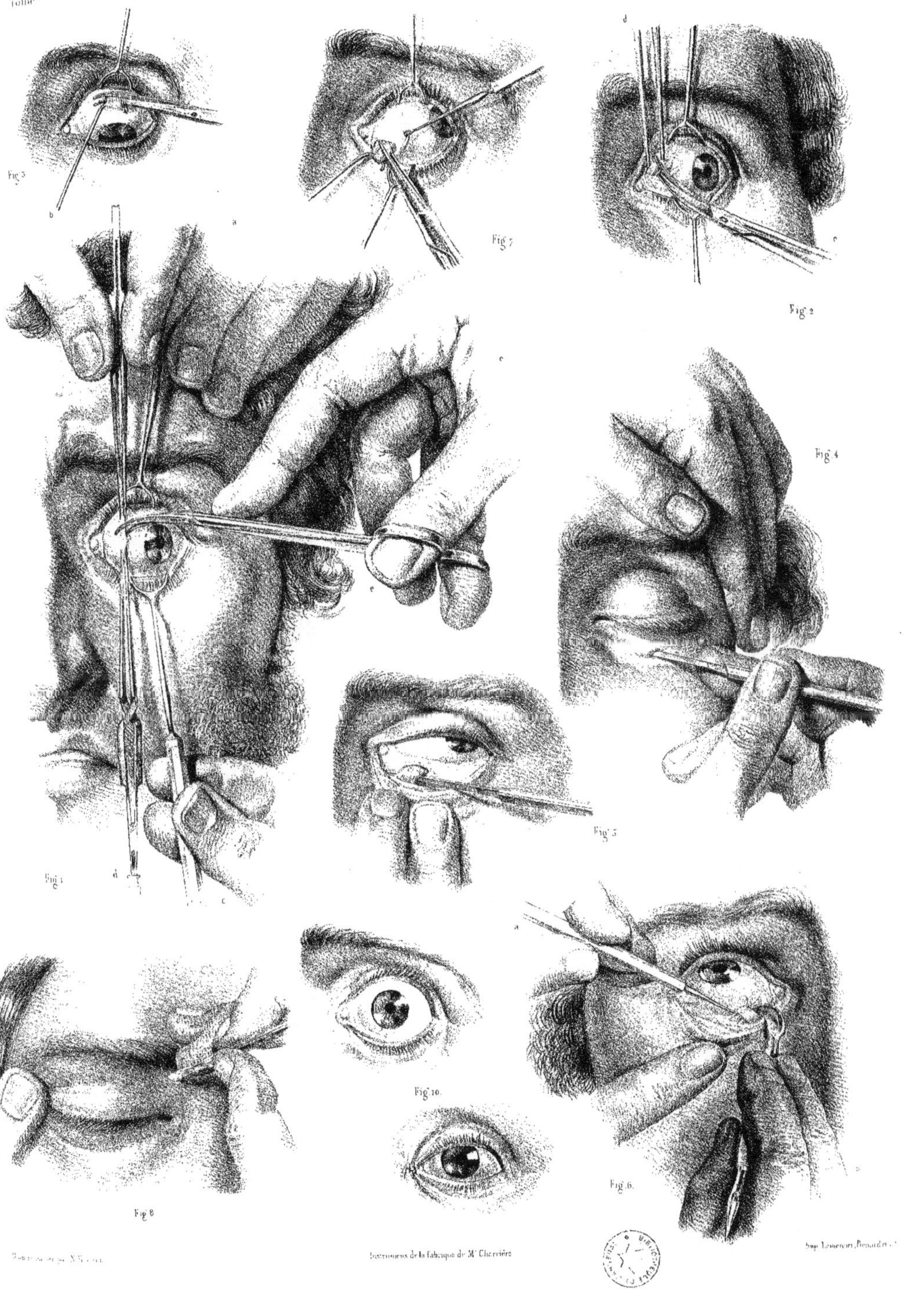


Tome
Pl. 12
Fig. 3
Fig. 7
Fig. 2
Fig. 4
Fig. 1
Fig. 5
Fig. 9
Fig. 10
Fig. 6
Fig. 8

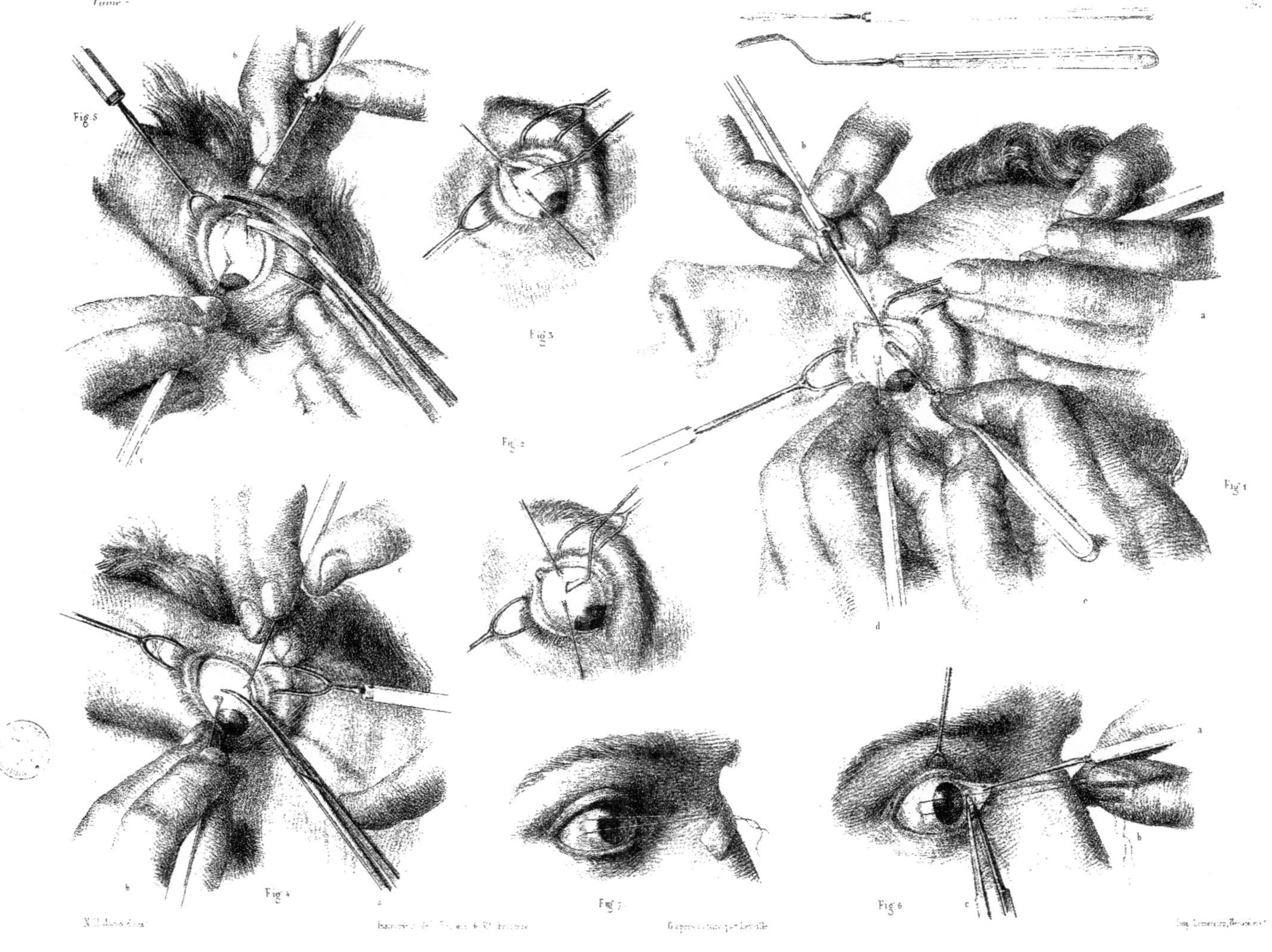

Fig 5
Fig 3
Fig 2
Fig 1
Fig 4
Fig 7
Fig 6

# TOME VII. PLANCHES F, G.

## OPÉRATIONS DU BÉGAIEMENT.

(GRANDEUR NATURELLE.)

### PLANCHE F.

FIGURES 1 *et* 2. ANATOMIE OPÉRATOIRE DE LA LANGUE.
La figure 1 montre la langue disséquée sur son profil, la mâchoire inférieure étant sciée sur le plan moyen. La figure 2 représente la face inférieure de l'organe dans la cavité de la bouche : les signes ont la même valeur dans les deux figures.

FIGURE 1. L'objet de cette figure est de montrer sur le profil toutes les parties intéressées dans les diverses sections que l'on pratique sur la langue. Sur les trois grands muscles extrinsèques, le stylo-glosse en haut, en bas l'hyo—et le génio-glosses, disséqués avec soin, rampent, en surface ou en profondeur, les vaisseaux et les nerfs.—1, 2. Artères et veines linguales. — 3. Nerf lingual. — 4. Nerf grand hypoglosse. — 5. Glande sublinguale. — 6. Canal de Warthon.

*Sections opératoires.*—De *a* en *a* double section verticale à angle aigu de M. Dieffenbach, circonscrivant le lambeau triangulaire en forme de croissant qu'il enlève. (Voy. pl. F, fig. 1)
Nous avons calqué les traits sur le dessin même de ce chirurgien. On voit sur notre figure que les vaisseaux et nerfs linguaux sont coupés en travers des deux côtés; mais si la langue était abaissée comme dans le procédé opératoire original (figure 3), il est évident que la même longueur d'incision couperait en travers les nerfs grands-hypoglosses, comme c'est l'intention de l'auteur, et, avec eux, les vaisseaux inférieurs de la langue.
De *b* en *b*, section de M. Phillips (figure 6), étendue non pas à toute la musculature de la langue, comme le dit l'auteur, ce qui serait heureusement impossible dans son procédé; mais seulement à toute l'épaisseur des génio-glosses.
De *c* en *c*, section de M. Amussat, elle ne fait que suivre verticalement le bord antérieur du génio-glosse, de manière à augmenter beaucoup la mobilité de la langue, sans rien couper d'important.
*d*. Section de M. Velpeau, prolongée sur cette figure au plus loin que se permette l'auteur, c'est-à-dire à moins d'un centimètre à la partie supérieure du génio-glosse et sans rien léser d'important.

*e, f*. Sections du tendon du génio-glosse par MM. Baudens et Bonnet, de Lyon. Les deux incisions se confondent pour ainsi dire et tout au plus formant en théorie un petit écartement en haut, se réuniraient en bas comme il est représenté sur la figure.
De l'examen anatomique comparatif de ces divers procédés, il ressort *à priori*, comme la pratique le démontre suffisamment, *à posteriori*, 1° que les procédés de MM. Dieffenbach et Phillips, outre les conséquences de la section des nerfs pour le premier, doivent causer des hémorrhagies foudroyantes; 2° que les procédés de MM. Velpeau et Amussat n'ont pas d'inconvéniens graves; 3° que ceux de MM. Baudens et Bonnet, qui ne coupent que les tendons des génio-glosses, sont complètement inoffensifs.

FIGURE 3. PROCÉDÉ DE M. DIEFFENBACH : la bouche étant largement ouverte, les commissures sont écartées avec des crochets tenus par un aide; un autre aide attire la langue en dehors avec une érigne et le chirurgien, saisissant l'organe latéralement entre les doigts de sa main gauche *b*, pratique une première section de bas en haut avec le bistouri à fistule tenu de la main droite *c*.

FIGURES 4 et 5. Cicatrices de la langue après l'opération, copiées sur les figures de M. Dieffenbach.

FIGURE 6. PROCÉDÉ DE M. PHILLIPS : la langue étant soulevée par une érigne coudée *a*, le chirurgien la fixe en bas par une autre érigne *b* tenue de la main gauche *b*, tandis que de la main droite *c* armée du myotome de Dieffenbach, il pratique la section du génio-glosse de la profondeur vers la surface.

FIGURE 7. PROCÉDÉ DE M. VELPEAU : la langue est soulevée avec une pince *a* par un aide; avec une autre pince *b*, le chirurgien saisit le frein de la langue et divise au-dessous avec des ciseaux *c*.

### PLANCHE G.

FIGURES 1 *et* 2. PROCÉDÉ DE M. BAUDENS : la figure 1 montre le point de vue opératoire, et la figure 2 une vue anatomique sur le profil. Dans l'une et l'autre, le frein de la langue étant soulevé avec une érigne *a* tenue de la main gauche, de la main droite *d* le chirurgien pratique la section d'un seul coup avec les ciseaux coudés représentés figure 3.

FIGURE 4. PROCÉDÉ DE M. LUCAS, de Londres : les commissures des lèvres sont écartées avec des crochets *aa* par un aide; un autre aide attire en haut la pointe de la langue avec une pince de Museux *b*. Le chirurgien après avoir mis à découvert les muscles génio-glosses en saisit le bord antérieur avec une pince *c* et en pratique l'excision avec le bistouri *d*.

FIGURES 5 *et* 6. PROCÉDÉ DE M. BONNET, de Lyon : la figure 5 montre le point de vue opératoire et la figure 6 une vue anatomique sur le profil. Dans la figure 5, une piqûre ayant été faite à la peau le té-

notome (figure 7) introduit au travers, entre les muscles génio-hyoïdiens, pratique la section des tendons des génio-glosses; le doigt indicateur de la main gauche *b*, introduit dans la bouche, guide le bouton de l'instrument au travers de la membrane muqueuse. L'aspect seul des figures montre suffisamment la simplicité et la sûreté des procédés de MM. Baudens et Bonnet, de Lyon.

FIGURES 8, 9, 10, 11 *et* 12. PROCÉDÉ DE M. AMUSSAT.—FIGURE 8 : section avec des ciseaux *b* du bord antérieur des muscles génio-glosses, le filet de la langue étant saisi avec une pince *a*.—FIGURE 9 : décollement de la cicatrice comme l'opère M. Amussat à mesure qu'elle tend à se former. La langue étant soulevée avec le doigt indicateur gauche *a*, de la main droite *b*, armée du petit bistouri mousse (figure 10), il décolle la cicatrice pour obtenir la formation d'une fausse membrane muqueuse qui empêche à l'avenir la réunion des parties divisées.—FIGURE 11 : aspect de la fausse membrane organisée, copiée d'après nature sur une jeune fille, neuf mois après l'opération.

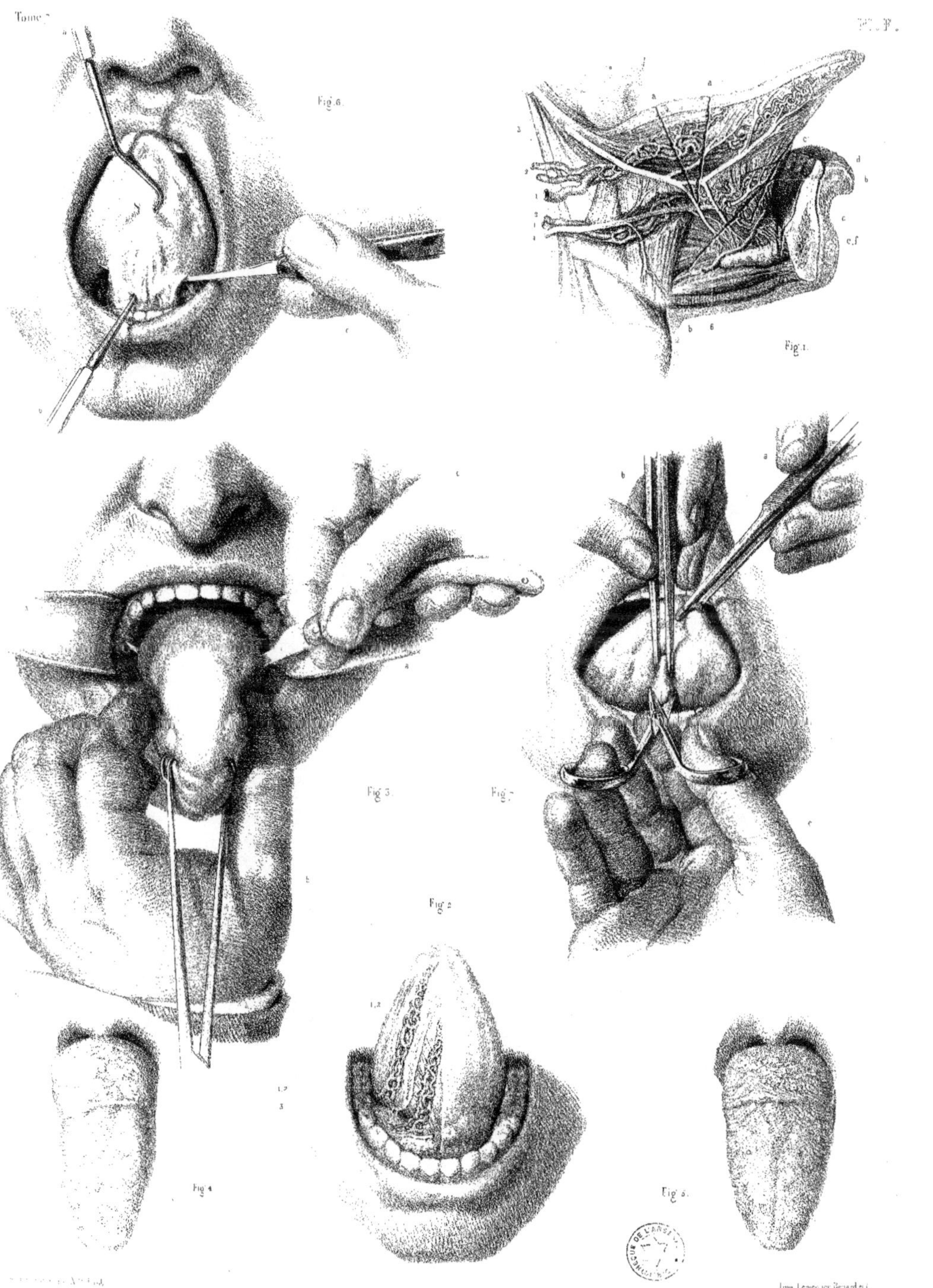

Tome
Pl. V.
Fig. 6.
Fig. 1.
Fig. 3.
Fig. 7.
Fig. 2.
Fig. 4.
Fig. 5.
Imp. Lemercier Benard et C.

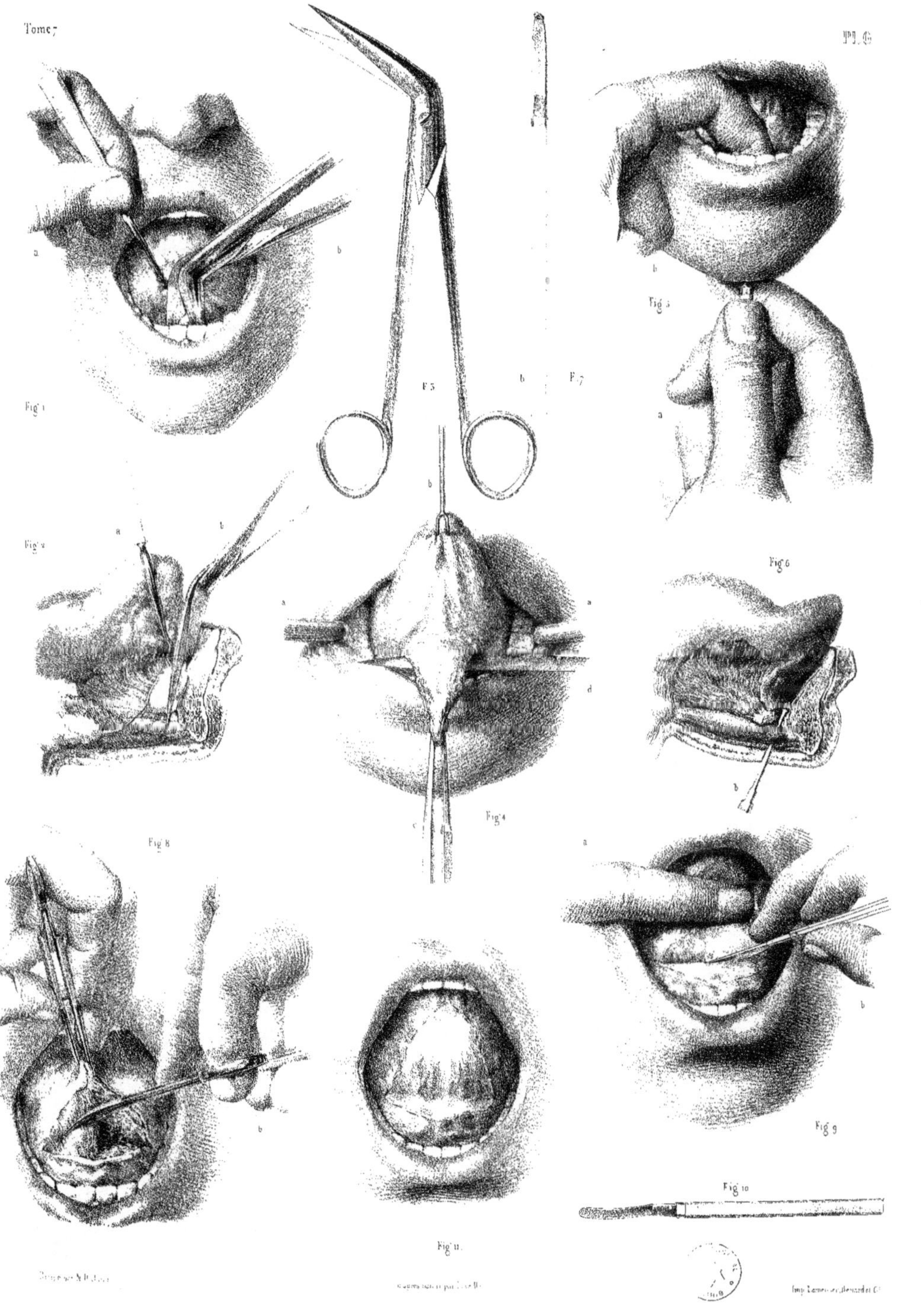
Tome 7
291
Fig 1
Fig 5
Fig 7
Fig 2
Fig 4
Fig 6
Fig 3
Fig 8
Fig 9
Fig 10
Fig 11
Imp. Lemercier, Benard et C.

# OPÉRATIONS SUR LE PIED-BOT.

Ces quatre planches sont entièrement consacrées au pied-bot. Les cas de difformités, dessinés d'après nature, nous ont été donnés par M. J. Guérin, et les procédés opératoires sont ceux de cet habile ténotomiste qui a posé lui-même pour faire dessiner ces opérations.

Pour chaque genre de difformité, nous avons représenté les cas qui en donnent la meilleure idée, avec une opération sur chaque espèce de pied. Toutefois, ayant disposé la matière de façon à dessiner toutes les variétés de sections, chacune des opérations ne signifie pas qu'elle est la seule à pratiquer pour le cas où elle est représentée, mais seulement qu'elle s'y applique plus particulièrement.

## PLANCHE H.

FIGURES 1 et 2. MÉTHODE GÉNÉRALE DE TÉNOTOMIE SOUS-CUTANÉE de M. J. Guérin. *Figure 1.* Ponction avec la lancette de l'auteur. Un pli à la peau est pratiqué par la main droite d'un aide (a) et la main gauche de l'opérateur (b); de sa main droite ce dernier perfore les tégumens. — *Figure 2.* Section avec le ténotome. La lame de l'instrument se montre en relief sous les tégumens, le doigt indicateur gauche dirigeant la pression.

FIGURES 3, 4, 5. Section du tendon d'Achille dans le pied équin. — *Figure 3.* PIED ÉQUIN SIMPLE représenté posant sur le sol dans la station verticale. — *Figure 4.* Premier temps de la section du tendon d'Achille. Un aide, de ses deux mains (a, b), maintient le pied en appuyant dans le sens de la flexion, prêt à faire subir à cet organe le même mouvement complet lorsque le tendon

aura été divisé. — *Figure 5.* Dissection de la partie sur le cadavre après la section du tendon d'Achille. Un lambeau de peau étant enlevé, la gaine tendineuse est entr'ouverte et relevée en dehors par deux érignes (a, a); dans l'écartement se voient les deux bouts du tendon divisé avec le ténotome encore dans la plaie.

FIGURE 6. Section de l'adducteur du gros orteil en cas de rétraction du bord interne du pied dans le *varus*. Un aide (a) appuie sur le talon pour le ramener en dehors. De sa main gauche (b) le chirurgien tend les orteils et pratique avec sa main droite (c) la section sous-cutanée. Comme on le voit sur la figure, l'instrument est introduit du côté externe; le lieu de la section est en regard du scaphoïde, avant la réunion en arrière du court fléchisseur.

## PLANCHE I.

FIGURES 1 et 2. PIED ÉQUIN avec rétraction du long extenseur propre du gros orteil. La figure 2 représente la section du tendon rétracté un peu en arrière du gros orteil où il se dessine en relief. La ponction est faite par le bord interne. Un aide (a) tient l'extrémité de l'orteil prêt à le ramener dans la flexion dès que le tendon aura été divisé.

FIGURES 3, 4, 5. PIED VARUS. *La figure 3* est un varus simple chez un très jeune enfant. *La figure 4* un varus composé avec rétraction des fléchisseurs, principalement du gros orteil. *Figure 5.* Section du long fléchisseur propre du gros orteil pour le cas de rétraction de la figure 4. Les orteils étant étendus par les mains d'un aide (a, b), le chirurgien pratique la section du tendon un peu en arrière de l'articulation métatarso-phalangienne. La ponction a été pratiquée du bord interne vers l'externe.

FIGURES 6, 7 et 8. PIED ÉQUIN COMPOSÉ. *La figure 6* représente le pied difforme avant le traitement, vu de profil dans la station; *la figure 7* la section de l'aponévrose plantaire et du court fléchisseur des orteils, l'une des opérations qu'il a fallu faire chez cette malade, et *la figure 8*, le résultat après la guérison. Nous avons dessiné, d'après les plâtres soumis à la commission de l'Académie des sciences, ce cas qui est celui de mademoiselle Elisa G..., l'un des plus beaux faits de la pratique de M. J. Guérin. *Figure 7.* a b, mains d'un aide qui pratique l'extension des orteils; (c) main gauche du chirurgien qui rappelle en arrière le calcanéum; (d) main droite armée du ténotome et occupée à pratiquer la section.

## PLANCHE J.

FIGURE 1. Cas de VARUS ÉQUIN avec rétraction des fléchisseurs des orteils. Sous la peau se dessine la saillie (a, b) des tendons des jambiers antérieur et postérieur, et celle du tendon d'Achille (c).

FIGURE 2. Cas de VARUS COMPLIQUÉ. La saillie du jambier postérieur et la rétraction du bord interne du pied incurvé en haut y sont très sensibles. C'est à ces deux cas que s'adressent entre autres les opérations suivantes. *Figures 3, 4, 5.*

FIGURE 3. Section sus-tendineuse du jambier antérieur. Un aide de ses deux mains (a, b) fixe la jambe. Le chirurgien de sa main gauche (c) pèse sur le bord interne du pied, dans le sens de sa direction normale; la main droite, armée du ténotome, pratique la section sur le scaphoïde auprès de l'insertion du tendon.

FIGURE 4. Section sous-tendineuse du tendon du jambier postérieur. Le

doigt indicateur de la main gauche du chirurgien (a) fixe le tendon contre l'angle postérieur et interne du tibia; la main droite (b), armée du ténotome dont le tranchant est tourné en haut, incise le tendon de la profondeur vers la surface.

FIGURE 5. Section sus-tendineuse des tendons du jambier postérieur et du long fléchisseur des orteils. L'opération est faite sur le cas de difformité représentée *figure 1*. (a, b), mains d'un aide qui fixe le pied. La main droite en particulier (a) se dispose à ramener le pied dans l'extension et l'abduction. (c) Main d'un autre aide qui fixe la jambe. (d) Main gauche du chirurgien dont l'extrémité des doigts appuie sur les muscles pour les fixer contre le tibia; l'indicateur en particulier refoule en avant et en dedans les tendons, et présente l'ongle pour recevoir le ténotome après la section terminée, afin qu'il n'aille point, par une échappée en arrière, blesser les vaisseaux tibiaux postérieurs.

## PLANCHE K.

FIGURE 1. PIED VALGUS un peu ÉQUIN sur un jeune homme. On distingue sur ce pied la saillie (a) des tendons des péroniers latéraux et du péronier antérieur.

FIGURE 2. Tiers nature. VALGUS compliqué avec rétraction des fléchisseurs des orteils. C'est au valgus que se rapportent les opérations (figures 3 et 4) représentées sur le pied-bot (figure 1).

FIGURE 3. Section sus-tendineuse des tendons des deux péroniers latéraux au-dessus et en arrière de la malléole externe. Un aide, de ses mains (a, b), fixe le pied tout prêt à abaisser son bord interne; le chirurgien, avec l'indicateur de la main gauche (c), fixe les tendons contre le péroné, tandis que, de sa main droite armée du ténotome dont le tranchant est tourné en bas, il divise d'une seule fois les deux tendons.

FIGURE 4. Section sus-tendineuse du tendon du péronier antérieur sur le cuboïde, à peu de distance de son insertion, au cinquième métatarsien. L'emploi des quatre mains est le même que dans la figure précédente. Les deux mains de l'aide (a, b) tendent à redresser le bord externe du pied; les deux

doigts indicateur et médius de la main gauche du chirurgien (c) pressent sur le tendon que divise la main droite armée du ténotome.

FIGURE 5. PIED TALUS. Le caractère particulier de cette difformité consiste dans la rétraction des extenseurs à laquelle participe, par sa fonction mixte, le péronier antérieur. Très souvent, dans cette variété, la rétraction des fléchisseurs à la plante du pied s'ajoute à celle des extenseurs quoique dominée par elle; c'est ce que l'on remarque, jusqu'à un certain point, dans le cas particulier représenté par la figure.

FIGURE 6. Section sus-tendineuse du tendon de l'extenseur commun des orteils, immédiatement au-dessous du ligament annulaire du tarse. Le pied étant de lui-même à l'état de demi-flexion forcée, les deux mains d'un aide (a, b) le saisissent prêtes à le ramener dans l'extension.

Avec les doigts de sa main gauche (c) le chirurgien appuie sur le tendon de l'extenseur commun au-dessus du ligament annulaire, et la main droite (d) en pratique la section sous-cutanée. Pour couper le tendon de l'extenseur propre du gros orteil, la section sous-tendineuse est préférable afin de ne pas léser les vaisseaux et le nerf tibiaux antérieurs.

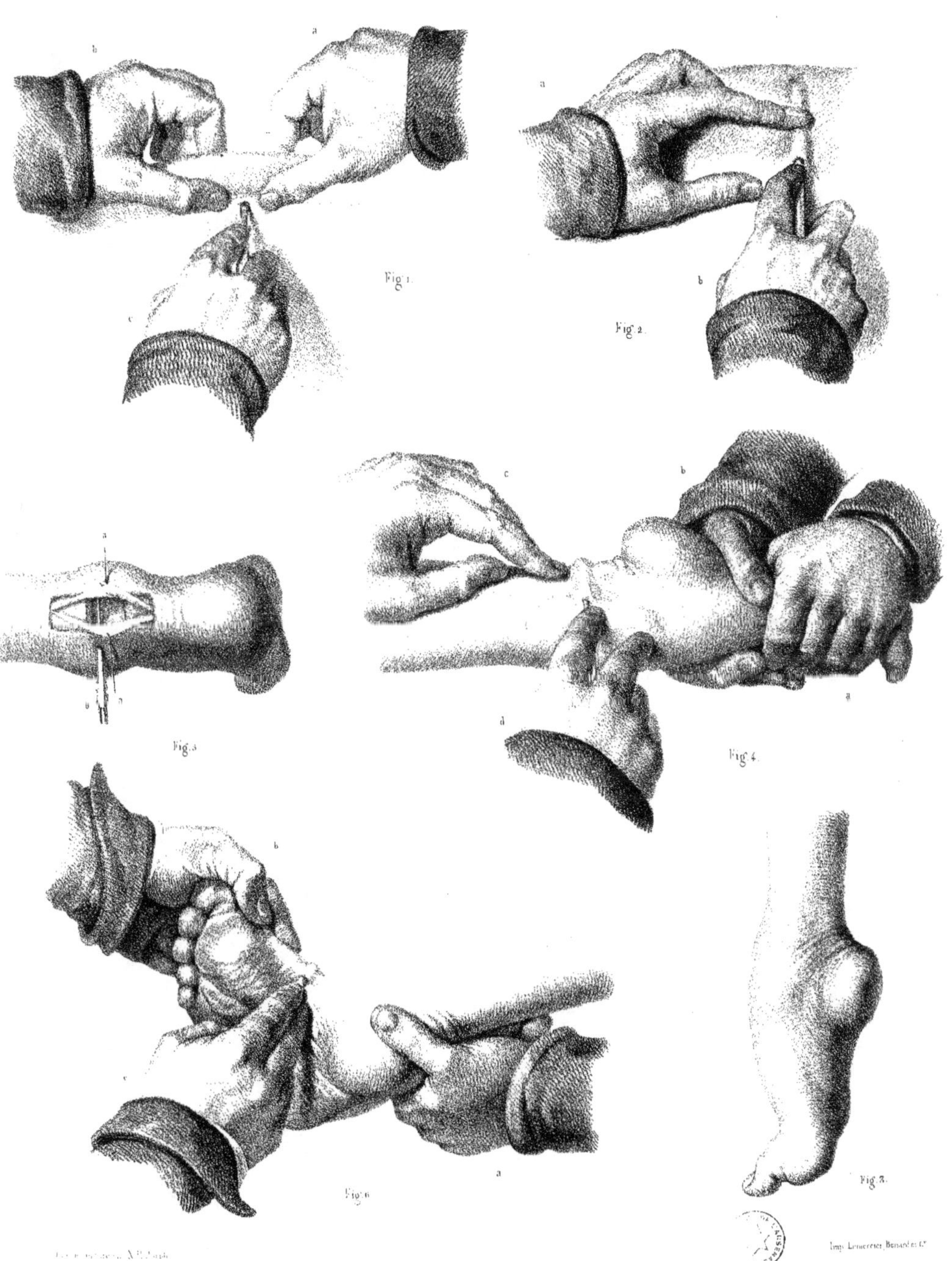

Fig. 1.
Fig. 2.
Fig. 3.
Fig. 4.
Fig. 5.
Fig. 6.

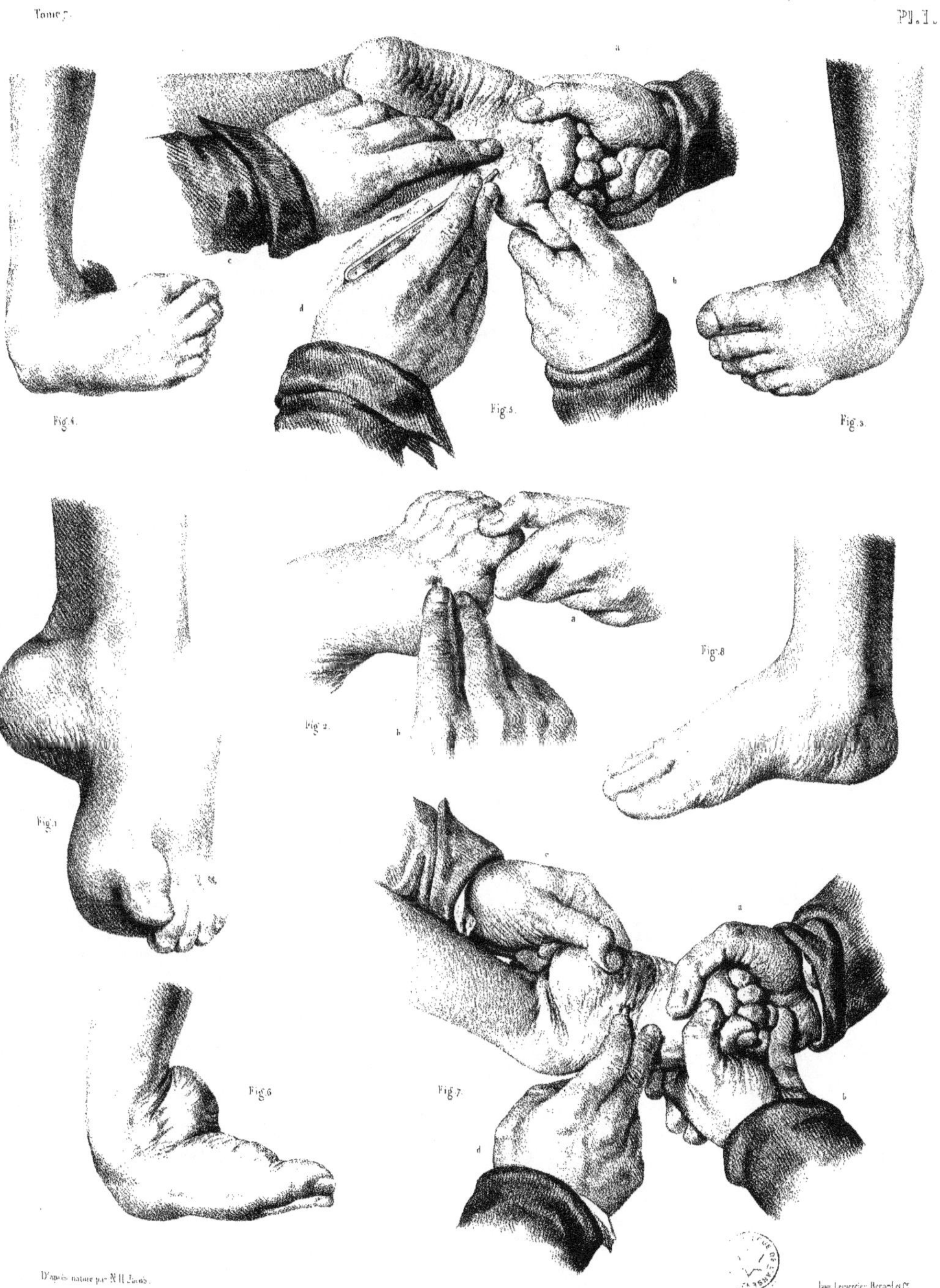

Tome 7.
Pl. 1.
Fig. 4.
Fig. 5.
Fig. 3.
Fig. 1.
Fig. 2.
Fig. 8.
Fig. 6.
Fig. 7.
D'après nature par N. H. Jacob.
Imp. Lemercier, Bénard et Cie.

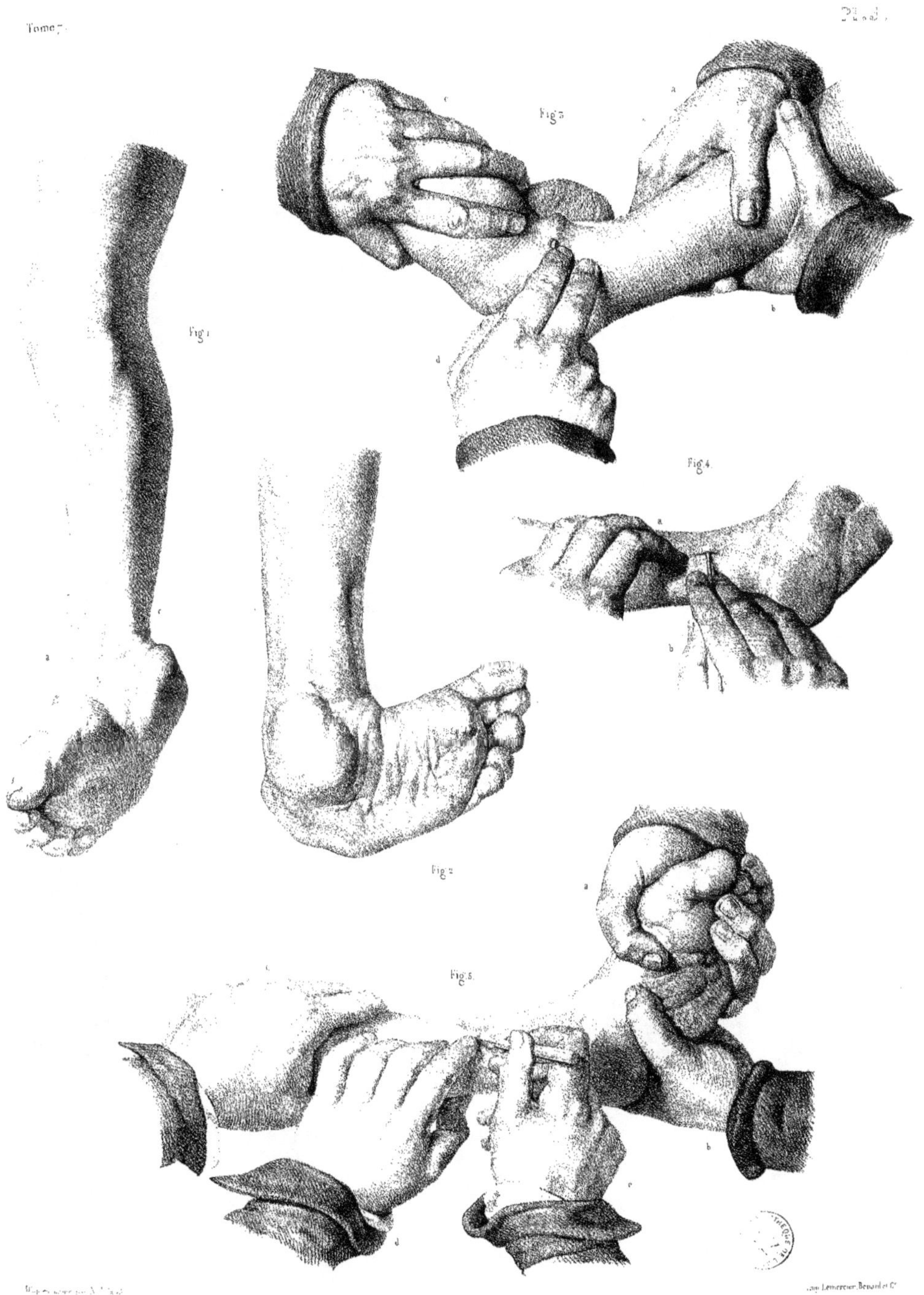

Fig. 1.
Fig. 2.
Fig. 3.
Fig. 4.
Fig. 5.

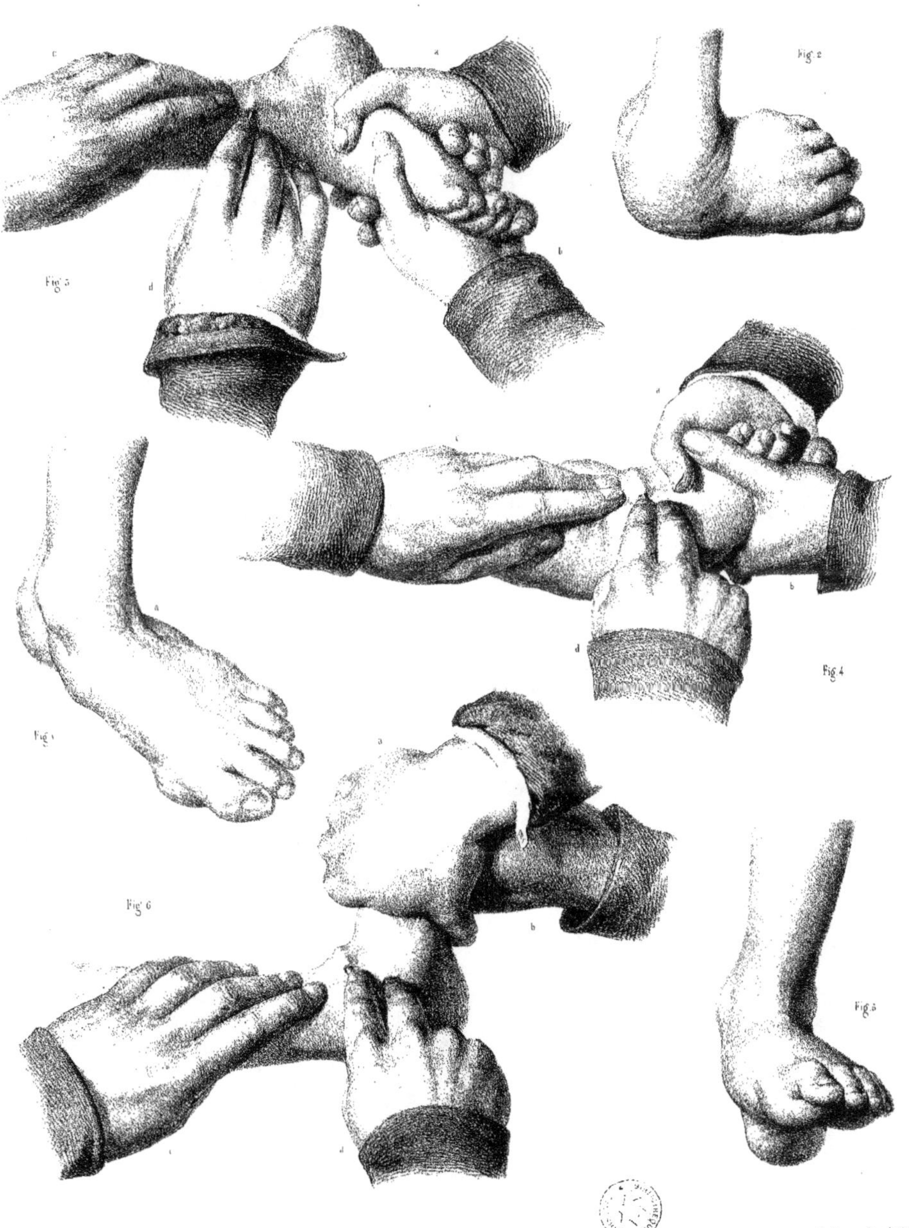


N. H. Jacob del.          D'après nature par Léveillé.          Imp. Lemercier Bénard et Cie.

# INSTRUMENS DE TÉNOTOMIE DE M. J. GUÉRIN.

(GRANDEUR RÉELLE).

## PLANCHE L.

FIGURES 1, 2, 3. Ténotomes de grandeurs différentes : Ils se composent d'une lame en croissant, convexe sur le tranchant, portée à l'extrémité d'une longue tige arrondie qui remplit le trajet sous-cutané.

FIGURES 4 et 5. Lancettes à ponction en forme de petites spatules tranchantes de grandeurs différentes.

### RÉTRACTION DES MUSCLES DU JARRET.

FIGURE 6. (a) Face externe du membre montrant la rétraction du tendon fémoro-tibial de l'aponévrose fascia lata, dont la tension est commandée par le fessier supérieur. (b) Rétraction du tendon du biceps.

FIGURE 7. Le même membre, vu par sa face interne, (b), montre la rétraction du biceps et (c) la saillie sous-cutanée des tendons internes demi tendineux, demi membraneux, couturier et droit interne. La traction plus forte en dehors a produit une subluxation avec inclinaison de la rotule vers la face externe. On remarquera que sur le même membre la rétraction du triceps sural donne lieu à un *pied équin*, avec un redressement des orteils qui résulte du tiraillement des extenseurs.

FIGURE 8. Section sus-tendineuse du tendon de l'aponévrose fascia lata (a fig. 6), la piqûre faite d'arrière en avant. La main gauche d'un aide (a) faisant point d'appui en dedans, la pareille main du chirurgien, dont l'indicateur presse sur l'insertion du tendon, combine son mouvement avec celui de l'aide pour obtenir le redressement du membre incurvé sur sa face externe. La main droite de l'opérateur, armée du ténotome, pratique la section du tendon aponévrotique.

FIGURE 9. Section des tendons demi tendineux et demi membraneux; la piqûre faite d'avant en arrière; un aide dont la main gauche (a), forme point d'appui sous la rotule, tandis que sa main droite (b) pèse en bas sur la face postérieure de la jambe, combine ses mouvemens pour opérer le redressement vertical du membre par l'extension. Le chirurgien, de sa main gauche (c), réagit en sens inverse sur la face postérieure de la cuisse, et de sa main droite (b), pratique la section sus-tendineuse.

# TORTICOLIS.

## PLANCHE M.

Les exemples des torticolis, dessinés d'après nature, nous ont été fournis par M. J. Guérin. Les opérations représentent les procédés de l'auteur posés par lui-même.

FIGURES 1, 2, 3. Divers cas de torticolis congénial. On remarque sur ces figures l'arrêt de développement de la moitié de la face du côté de la rétraction.

FIGURE 4. Ponction pour les divers procédés sous-cutanés, avec la position du malade commune à toutes les opérations. Les deux mains ( a, b ) d'un aide, placé debout derrière le malade, fixent la tête prête à subir le mouvement de torsion inverse à la rétraction. Dans le moment de l'opération, la tête est présentée relevée en arrière et tournée dans le sens même de la rétraction, l'apophyse mastoïde étant située à-peu-près dans la ligne verticale de l'attache sternale, pour mettre le muscle qui doit être coupé en état de tension. Le temps représenté de l'opération est la ponction sous-cutanée; un pli à la peau est formé par la main droite d'un second aide (c) agissant de concert avec la main gauche du chirurgien (d), tandis que ce dernier pratique la ponction sous-cutanée avec sa main droite (e) armée du petit bistouri (fig. 8).

FIGURE 5. Section sus-tendineuse isolée du faisceau sternal avec le myotome (fig. 9).

FIGURES 6 et 7. Section complète du sterno-mastoïdien avec le myotome à double tranchant (figure 10).

*Figure 6. Premier temps.* Le doigt médius de la main gauche (a) étant insinué, revêtu de la peau, sous le bord interne du muscle, la face palmaire tournée en avant; de sa main droite, armée d'un myotome, tenu comme une plume à écrire, le chirurgien fait la ponction de la peau et glisse à plat en arrière au plus près du muscle, jusque vers le doigt médius de l'opérateur dont l'interposition éloigne les parties situées sur le plan profond; puis ce doigt s'éloignant à mesure que l'instrument pénètre, la pointe qui le suit perfore de nouveau la peau de dedans en dehors, et en continuant de faire glisser l'instrument, la seconde lame vient se loger à plat derrière le muscle.

*Figure 7. Deuxième temps.* La lame étant en position, par un mouvement de quart de rotation imprimé au manche, le tranchant est tourné en avant, la largeur de la lame maintenant l'écartement des parties profondes; puis, en retirant l'instrument parallèlement en sens inverse, suivant le premier trajet parcouru, et appuyant vers soi de manière à soulever le muscle et à le détacher des parties profondes, le glissement de la lame opère la section de la face interne vers l'externe; et si, comme il arrive, cette section n'est pas complète, surtout sur le bord interne, la seconde lame l'opère en parcourant de nouveau la plaie de dedans en dehors.

FIGURE 8. Bistouri concave pour la section du faisceau sternal.

FIGURES 9 et 10. Myotomes à une et à deux lames.

FIGURES 11, 12, 13. Petits ténotomes pour pratiquer les sections tendineuses sur les jeunes enfans.

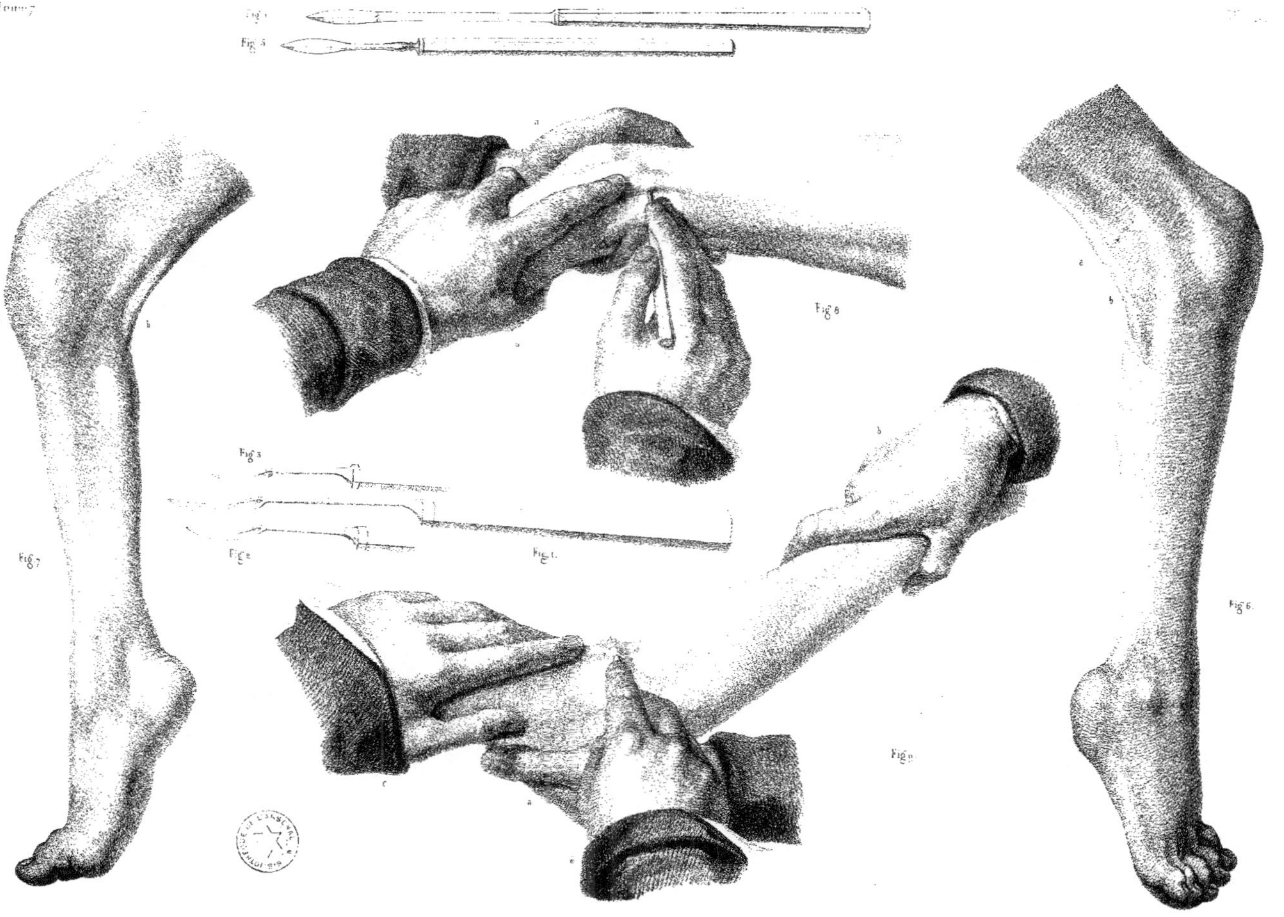

Fig. 96.

Fig. 95.

Fig. 88.

Fig. 94.

Fig. 91.

Fig. 90.

Fig. 93.

Fig. 92.

Fig. 87.

Imp. Lemercier, Benard et C.ie

D'après nature par N. H. Jacob

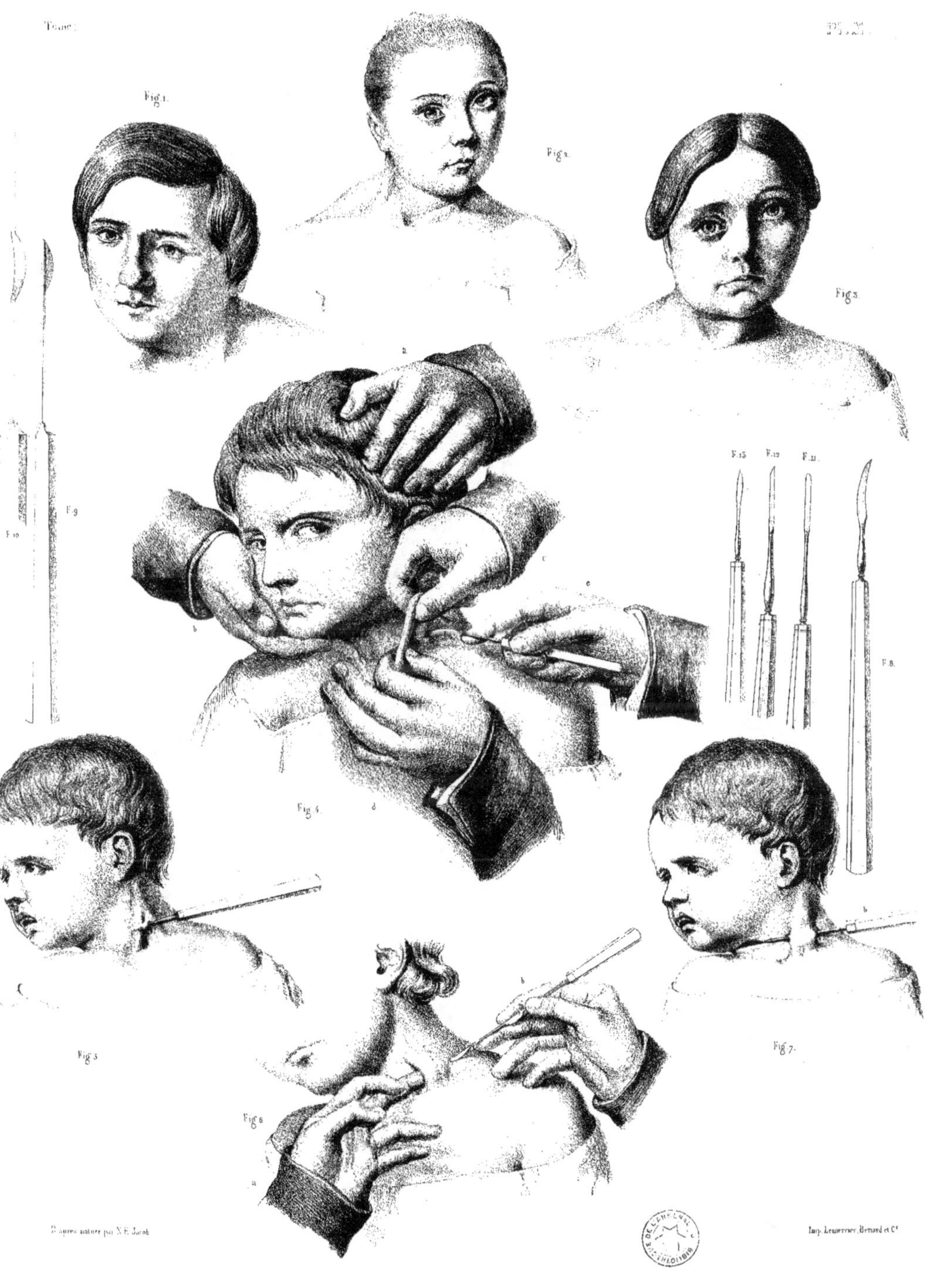

Tome
PL. XV
Fig. 1.
Fig. 2.
Fig. 3.
F. 13. F. 12. F. 11.
F. 9.
F. 10.
F. 8.
Fig. 4.
Fig. 5.
Fig. 6.
Fig. 7.
D'après nature par N. E. Jacob
Imp. Lemercier, Bernard et Cie

Cette planche se compose d'un certain nombre de cas variés de ténotomie, empruntés de la pratique de M. Bouvier. Nous devons à ce chirurgien ces faits que nous avons copiés d'après nature.

FIGURES 1 et 2. Valgus chez de très jeunes enfans guéris seulement par l'emploi des appareils sans aucune section de tendons. Le numéro 2 est principalement remarquable en ce que la rétraction allait jusqu'au point d'avoir renversé le pied dont la face dorsale se présente obliquement en haut. On conçoit que des guérisons de cette nature ne peuvent s'obtenir que dans le premier âge, lorsque les os du carpe sont encore cartilagineux, et que tous les tissus sont encore extensibles.

FIGURES 3, 4 et 5. Dissection de divers pieds-bots congéniaux sur des enfans naissans. *Figure* 3, pied équin. *Figure* 4, pied valgus. *Figure* 5, pied talus. Ces figures sont copiées d'après les dessins originaux de M. J. Bouvier.

FIGURE 6. Valgus compliqué chez un adulte. Les cas de cette espèce, à un âge un peu avancé, sont incurables, ou du moins ne permettent, par la sclérotomie, qu'une légère amélioration ; les os de carpe présentant, dans leur configuration, leurs rapports et les dispositions de l'appareil ligamenteux qui les unit, un ensemble de modifications qui ne pourrait permettre le retour des parties à leur état normal, comme on en pourra juger par les dessins suivans.

FIGURES 7, 8, 9, 10. Squelette adulte de pied-bot valgus compliqué, absolument analogue au précédent.

*Figure* 7. Pied vu dans la station verticale, le bord externe de sa face dorsale tourné en bas. Le point d'appui est pris sur l'apophyse du calcanéum, le cuboïde et l'apophyse du cinquième métatarsien, tous trois hypertrophiés.

*Figure* 8. Pied vu dans la station verticale, la face plantaire tournée en haut.

*Figure* 9. Face plantaire montrant la double incurvation que le pied a subie suivant ses deux diamètres antéro-postérieur et transverse.

*Figure* 10. Le même organe vu par sa face externe anormale. Cette face est constituée verticalement par le péroné, en avant par l'astragale, en arrière par le calcanéum. De l'ensemble de cette difformité il résulte les faits suivans : Les deux *malléoles interne* (a) *et externe* (b) sont hypertrophiées ; la seconde surtout pour enchâsser plus bas qu'à l'ordinaire l'astragale dont la position est changée. L'*astragale* (c) se présente à l'état de subluxation, situé verticalement, de sorte qu'il ne touche plus au tibia que par son extrémité postérieure articulaire ; le reste de sa surface de glissement forme une face verticale rugueuse qui ne pourrait plus servir au glissement. La tête de cet os n'est articulée au scaphoïde que par sa portion interne arrondie ; toute la moitié externe, devenue inférieure et aplatie, fait partie de la base de sustentation. Le calcanéum (d) est celui dont les rapports sont les plus changés ; il est toujours bien postérieur, mais au lieu de s'incliner en bas, il remonte vers la face postérieure du tibia. La forme de cette surface articulaire est singulièrement modifiée ; son apophyse est hypertrophiée pour faire, en avant, partie de la base de sustentation. Les os de la seconde rangée du tarse sont beaucoup moins altérés dans leurs formes que ceux de la première. C'est dans l'articulation astragalo-scaphoïdienne et calcanéo-cuboïdienne que s'est opéré le mouvement de torsion du pied ; de telle sorte que, à partir de cette seconde rangée, les modifications que les os ont subies vont en diminuant vers l'extrémité digitale. Le *scaphoïde* (e) n'est qu'un peu écrasé vers son bord externe par l'application de la malléole interne. Le *cuboïde* (f) est élargi sur sa face dorsale pour servir à la sustentation ; il en est de même du cunéiforme moyen et de l'apophyse du cinquième métatarsien avec lequel le cuboïde s'articule. Le *grand cunéiforme* (g) est un peu atrophié vers le bord interne dans le sens de la rétraction du pied. Le petit cunéiforme a presque sa forme habituelle ; enfin les métatarsiens ne sont que

légèrement changés dans leurs articulations tarsiennes et au-delà seulement atrophiés ; il en est de même des orteils.

De cet examen anatomique, il résulte que, dans le varus, c'est principalement aux dépens de l'astragale qui forme la charnière du coude-pied et consécutivement du calcanéum, base ordinaire de sustentation, que s'effectue le renversement du pied par les changemens de formes de ces deux os et les modifications de leurs rapports avec le cuboïde et le scaphoïde. Il est évident que cette disposition nouvelle des os entraîne des changemens proportionnés dans tout l'appareil ligamenteux, comme on peut le voir sur les figures, sans qu'il soit nécessaire d'entrer à cet égard dans des explications qui nous mèneraient trop loin.

FIGURE 11. Dissection du membre après la section de l'aponévrose palmaire et celle des tendons fléchisseurs superficiels ( Copié sur un dessin original de M. Bouvier. )

FIGURE 12. Section du tendon du cubital antérieur. La main d'un aide (a) fixe celle du malade dont elle tend le bord cubital avec le doigt indicateur de sa main gauche (b). Le chirurgien fait saillir le tendon qu'il pousse au-devant de l'instrument, et de sa main droite (c), armée du ténotome, il en fait la section.

FIGURE 13. Section des tendons du fléchisseur superficiel. Cette opération ne se pratique que dans le cas de rétraction des tendons fléchisseurs, comme l'indique la main (figure 12) copiée d'après nature, les doigts étant fléchis sur la paume de la main et cet organe en entier sur l'avant-bras. La section, dans ce cas, doit être pratiquée préalablement sur le premier rang de tendons, les deux palmaires et cubital antérieur qui exigent quelques précautions pour ne pas couper en même temps les veines sous-cutanées. La section du cubital antérieur, en particulier, demande une nouvelle attention pour éviter la lésion des vaisseaux : c'est dans cette intention que la piqûre à la peau est faite, sur le bord externe, pour laisser tout d'abord les vaisseaux, en arrière de l'instrument. Ce n'est donc que dans un second temps que peut être pratiquée la section du tendon du fléchisseur superficiel ; mais, ici, les difficultés sont beaucoup plus grandes. Il s'agit d'éviter non-seulement les faisceaux vasculaires radiaux et cubitaux en dehors et en dedans, mais aussi, au milieu, le tronc du nerf médian et la branche artérielle qui l'accompagne entre les tendons superficiels et profonds. C'est pour cette raison que la section des tendons fléchisseurs ne doit être faite qu'à un, au travers, toutefois, de la même piqûre, en tendant chaque doigt en particulier pour faire saillir la corde tendineuse, et, glissant dessous le ténotome, pour couper ensuite de la profondeur vers la surface. En procédant ainsi avec lenteur et précaution, MM. Bouvier et J. Guérin sont parvenus à pratiquer la section des tendons fléchisseurs ; mais il ne parait pas que jusqu'à présent cette opération ait eu des résultats curatifs satisfaisans.

(a) Main d'un aide qui pratique l'extension en masse de la main (b) ; (b) main droite du chirurgien occupée à couper l'un des tendons que fixe l'indicateur de sa main gauche (c).

FIGURE 14. Rétraction du tendon du biceps brachial sur une femme âgée ( Copiée sur dessin original de M. Bouvier ).

FIGURE 15. Section du tendon du biceps. La piqûre est faite sur le bord interne. Le chirurgien tenant le ténotome de sa main gauche (a) appuie avec les trois derniers doigts sur les parties molles pour déprimer l'artère avec les deux veines et le nerf médian ; avec le doigt indicateur de sa main gauche (b) il déprime également les chairs sur le bord externe, de manière à ce que le tendon fasse une saillie très avancée au devant des parties profondes. Dans le moment choisi de l'opération, le chirurgien tourne, en haut le tranchant du ténotome pour opérer la section sous-tendineuse ou de la profondeur vers la peau.

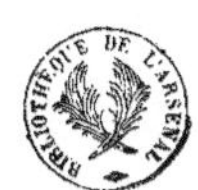

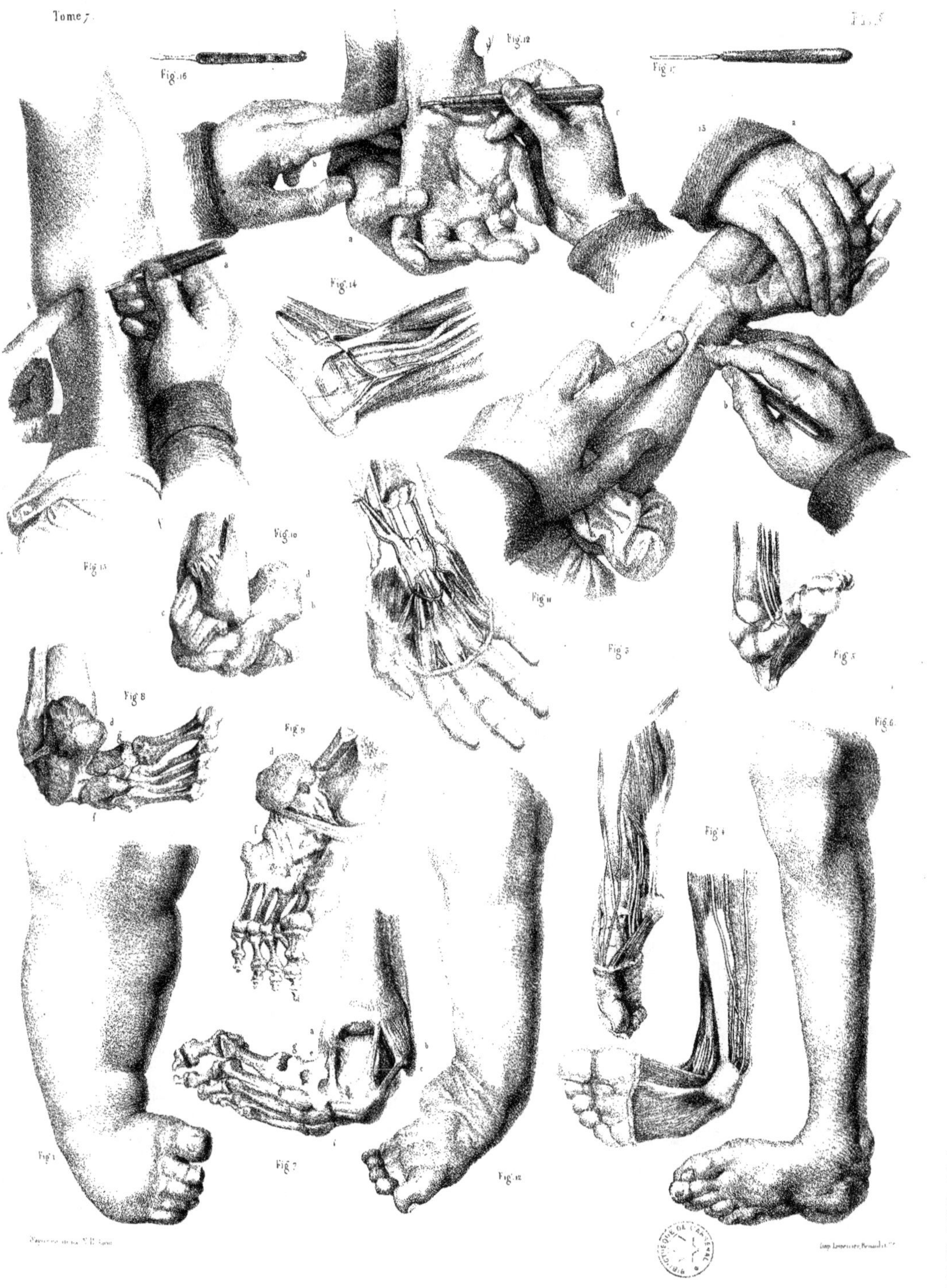

Fig. 16.
Fig. 12.
Fig. 14.
Fig. 13.
Fig. 10.
Fig. 11.
Fig. 3.
Fig. 5.
Fig. 8.
Fig. 9.
Fig. 6.
Fig. 4.
Fig. 1.
Fig. 7.
Fig. 2.
Fig. 17.

# DIVERS CAS DE RÉTRACTION DE MUSCLES DES GOUTTIÈRES VERTÉBRALES TRAITÉS SEULEMENT PAR L'EMPLOI DES MOYENS MÉCANIQUES.

## PLANCHE O.

Ces faits, qui nous ont été communiqués par M. Bouvier, proviennent de la pratique de ce ténotomiste; ils sont au nombre de quatre choisis parmi un grand nombre et tous copiés sur les plâtres avant et après le traitement. Il est remarquable, en comparant les deux pièces d'un même sujet, de voir que c'est celle des deux épaules qui était primitivement déprimée et comme atrophiée, qui, après le redressement, se trouve généralement la plus haute et la plus musclée.

FIGURE 1. Incurvation dorsale avec dépression de l'épaule gauche et saillie de l'épaule droite.

FIGURE 2. La même jeune fille quatre ans plus tard. La forme et la dimension du tronc s'expliquent et par l'effet du traitement et par le bénéfice de l'accroissement.

FIGURES 3 et 4. Le même sujet avant et après le traitement, chez une personne dont la crue était accomplie; il reste une petite incurvation sacro-lombaire, mais qui ne s'aperçoit que sur le nu.

FIGURES 5 et 6. Les deux torses d'un même sujet, avant et après le traitement, pour une incurvation dorso-lombaire. Le résultat ici est très satisfaisant, seulement l'épaule du côté malade est un peu exhaussée.

FIGURES 7 et 8. Deux torses d'un même sujet pour une incurvation dorsale avec dépression très forte de l'épaule droite. Sur le torse redressé, cette épaule au contraire est saillante et fortement musclée.

## PLANCHE P.

# MÉTHODE DE PONCTION SOUS-CUTANÉE DE M. J. GUÉRIN.

INSTRUMENS. Deux sortes d'instrumens sont employés par M. J. Guérin : 1° une sonde cannelée à fer de lance (fig. 6) qui sert à-la-fois d'instrument d'exploration et de ponction; 2° un grand trocart à tige droite ou courbe, suivant le besoin (fig. 4 et 5). Cet instrument se compose de deux parties : (a) une tige plate terminée par un fer de lance et fixée sur un manche dont le talon forme un pas de vis; (b) une canule également plate présentant, vers son extrémité libre au lieu du pavillon ordinaire, une boîte à vis à laquelle s'adapte le talon du manche, et, auprès, un robinet qui la ferme hermétiquement. Pour s'adapter à la forme et au volume des parties, il y a des trocarts droits (fig. 4) et courbes (fig. 5).

### PONCTION DE L'EMPYÈME.

FIGURE 1. (a) Main gauche d'un aide qui fixe l'extrémité supérieure du pli cutané dont l'extrémité inférieure est tenue par la main gauche du chirurgien (b).

(c) Main droite du chirurgien, armée du trocart courbe et occupée à perforer l'espace intercostal.

FIGURE 2. Disposition de l'instrument dont la tige est revêtue par la peau et la seringue vissée sur la canule pour pratiquer la succion.

FIGURE 3. Même disposition du trocart droit, garni de la seringue, pour l'évacuation d'un abcès profond de la face externe de la cuisse. Le retrait des parties molles indique que la succion vient d'être opérée.

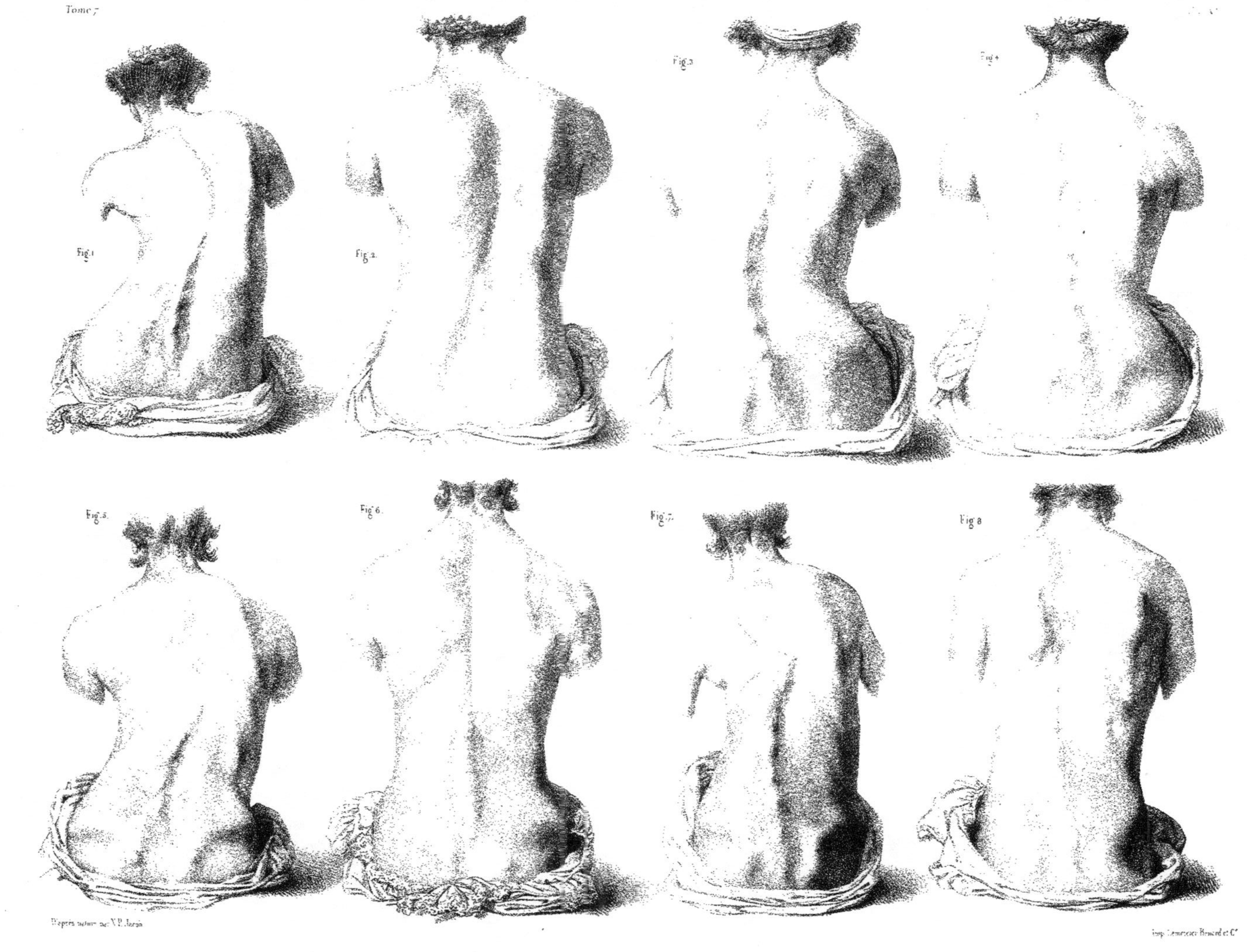

Tome 7
Fig. 1.
Fig. 2.
Fig. 3
Fig. 4
Fig. 5.
Fig. 6.
Fig. 7.
Fig. 8.
D'après nature par V.P. Jargin
Imp. Lemercier Benard et C.

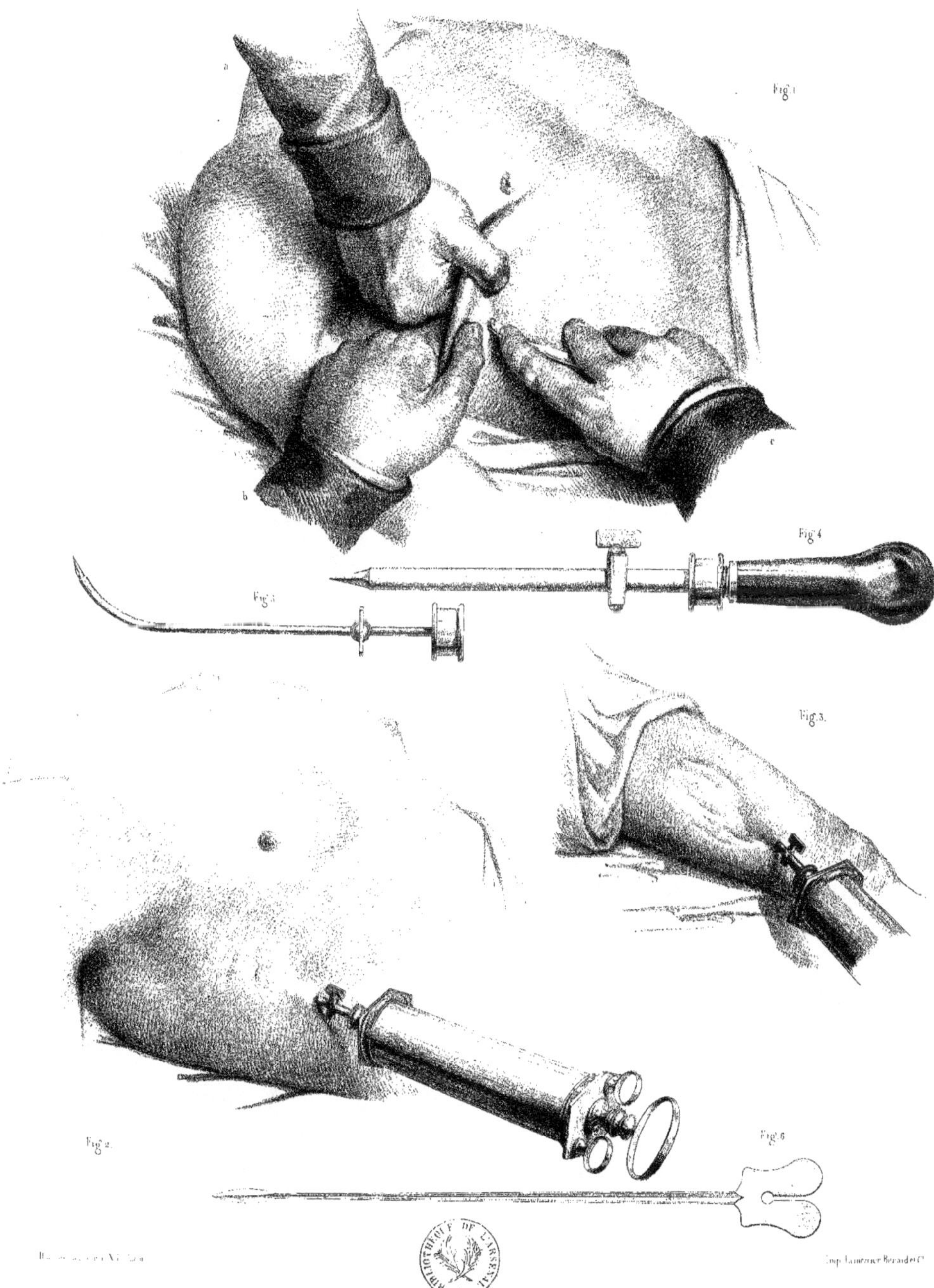




Imp. Lemercier Bénard et C.ie